恶性胸膜间皮瘤

——发病机制、诊断和治疗进展

Maligant Pleural Mesothelioma:
Advances in Pathogenesis, Diagnosis, and Treatments

主编　［日］Takashi Nakano（中野孝司）

　　　［日］Takashi Kijima（木岛贵志）

主译　陈天辉

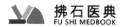

辽宁科学技术出版社　　拂石医典
LIAONING SCIENCE AND TECHNOLOGY PUBLISHING HOUSE　　FU SHI MEDBOOK

图书在版编目（CIP）数据

恶性胸膜间皮瘤 /（日）中野孝司（Takashi Nakano），（日）木岛贵志（Takashi Kijima）主编；陈天辉主译 . — 沈阳：辽宁科学技术出版社，2022.12
ISBN 978-7-5591-2795-2

Ⅰ . ①恶… Ⅱ . ①中… ②木… ③陈… Ⅲ . ①胸膜瘤 — 诊疗 Ⅳ . ① R734.3

中国版本图书馆 CIP 数据核字（2022）第 212921 号

First published in English under the title

Malignant Pleural Mesothelioma: Advances in Pathogenesis, Diagnosis, and Treatments

edited by Takashi Nakano and Takashi Kijima

Copyright © Springer Nature Singapore Pte Ltd., 2021

This edition has been translated and published under licence from

Springer Nature Singapore Pte Ltd.

著作权号：06-2022-23

出版发行：辽宁科学技术出版社
　　　　　北京拂石医典图书有限公司
　　　　　地址：北京海淀区车公庄西路华通大厦 B 座 15 层
联系电话：010-57262361/024-23284376
E-mail：fushimedbook@163.com
印 刷 者：北京天恒嘉业印刷有限公司
经 销 者：各地新华书店

幅面尺寸：185mm×260mm
字　　数：512 千字　　　　　　　　　印　　张：20.75
出版时间：2022 年 12 月第 1 版　　　　印刷时间：2022 年 12 月第 1 次印刷

责任编辑：李俊卿　　　　　　　　　　责任校对：梁晓洁
封面设计：潇　潇　　　　　　　　　　封面制作：潇　潇
版式设计：天地鹏博　　　　　　　　　责任印制：丁　艾

如有质量问题，请速与印务部联系　　　联系电话：010-57262361

定　　价：188.00 元

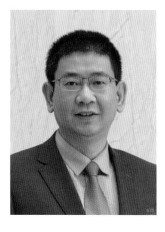

陈天辉教授，浙江省"万人计划"科技创新领军人才。现任浙江省肿瘤医院 PI、防治科副主任，中科院医学所双聘 PI& 中科院医学所 – 澳门大学联合培养博士生导师。1998 年获浙江医科大学本科学历及医学学士学位，2006 年获浙江大学博士研究生学历及医学博士学位，德国哥廷根大学访问学者（2004—2005 年；国家留学基金委公派）及博士后（2006—2007 年），以研究科学家（Research Scientist）身份在海德堡的德国国家癌症研究中心（DKFZ）工作七年，2016 年正式回国工作并于同年晋升研究员职称（分子流行病学）。

致力于肿瘤临床流行病学、分子流行病学研究。累计发表 SCI 论文 80 篇，其中 42 篇通讯作者 / 第一作者（平均 IF=5.8 分 / 篇），包括 3 篇 JAMA 子刊。他在德国 DKFZ 工作期间主参两项 NIH–R01 项目（乳腺癌和卵巢癌），回国后主持国家重点研发计划"政府间国际科技创新合作"重点专项项目（首席）、十四五国家重点研发计划"常见慢性病防治研究"重点专项课题等；作为联合申报人主参欧盟地平线 2020（Horizon 220）计划"COST"重点专项项目（胰腺癌）于 2022 年 5 月获批立项。主编出版专著《肿瘤长期生存的精准评估与预测：周期法理论及实践》。担任 Frontiers in Oncology "肿瘤流行病学与预防"栏目 Associate Editor、Hereditary Cancer in Clinical Practice 编委、中国抗癌协会肿瘤流行病学专委会常委兼肿瘤标志专委会委员、国家人才计划会评专家、国自然医学部一审专家、浙江省科学技术奖行业评审专家兼省"尖兵领雁"研发攻关计划项目会评专家、宁波大学兼职教授等。

2015 年至今在"恶性间皮瘤和 BAP1 癌症综合征"主攻方向取得系列成果（8 篇 SCI 论文，其中 6 篇为中科院医学一区 TOP& 肿瘤学一区：Cancer Letters 2016；FEBS Open Bio 2017；IJC 2018；EJC 2018，被推荐进 F1000;Genome Medicine 2019；JAMA Oncology 2019；JAMA Network Open 2021;BMC Cancer 2021），代表性成果概述如下：① 率先提出理论模型证明石棉消耗量与恶性间皮瘤预期发病关联，并建议全球全面禁止使用石棉（JAMA Oncology 2019），BioArt 专业平台率先全文报道随后媒体转载，为我国相关部门出台全面禁止石棉使用法规提供科学依据并奠定舆论基础；该文迄今已被欧洲 ESMO 临床指南、NEJM 等正面引用。②首次报道全球近 30 年来间皮瘤发病和死亡持续增长（JAMA Network Open 2021），发现全面禁止使用石棉至少 20 年后，间皮瘤的新发病例和发病率出现下降趋势，揭示了全面石棉禁令对间皮瘤预防的重要意义。③首次基于人群队列证明：基因－环境交互作用引起胸膜间皮瘤起重要作用（EJC 2018），被推荐进 F1000，主要结果在国际间皮瘤研究组织（iMig）第 14 次大会交流。④ BAP1 突变导致的 BAP1 缺失可以成为一种很有前景的免疫检查点抑制剂治疗恶性腹膜间皮瘤疗效的预测性生物标志物（Genome Medicine 2019），该杂志编辑部以"研究亮点"发表题为"间皮瘤免疫治疗候选生物标志物 BAP1 缺失"的评论文章推荐该文，该文迄今已被引用 55 次，包括专业顶刊 *Cell, Cancer Discovery* 等正面引用。

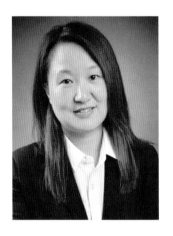

方美玉 医学博士，主任医师。中国科学院大学附属肿瘤医院（浙江省肿瘤医院）罕见病/头颈肿瘤科科主任；德国 Charite 医学院访问学者。中国科学院大学附属肿瘤医院恶性间皮瘤诊治中心骨干；国家卫健委能力建设和继教委肿瘤学专委会委员；中国临床肿瘤学会（CSCO）恶性黑色素瘤专委会常务委员；中国临床肿瘤学会（CSCO）头颈肿瘤专委会常务委员；中国抗癌协会（CACA）多原发和不明原发肿瘤专委会常务委员；浙江省抗癌协会皮肤肿瘤专委会副主任委员；浙江省抗癌协会儿童肿瘤专业委员会常委。

1996 年起从事肿瘤的临床医疗和教学科研工作，2016 年筹备并组建了国内首个专业诊疗罕见肿瘤/头颈肿瘤的亚专科。为全国 MPM 规范诊疗基地骨干；团队专业开展恶性间皮瘤、恶性黑色素瘤和骨与软组织肉瘤的内科治疗及基础研究；作为医院 PI 承担国内和国际 I～IV 期罕见肿瘤相关新药临床研究五十余项；参与编写《浙江省恶性胸膜间皮瘤诊疗共识》和《恶性间皮瘤临床多学科综合诊断和鉴别诊断》。在 *Advanced Science* 和 *Cancer letters* 等期刊发表 SCI 论文二十余篇。

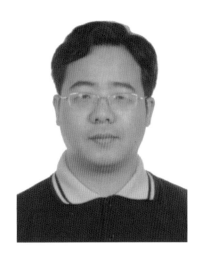

卢红阳　男，医学博士，主任医师，教授。浙江省肿瘤医院胸部肿瘤内科副主任/病区主任，内科教研组副组长，浙江省"151"人才，浙江省医坛新秀，美国纽约州立大学 Upstate Medical University 访问学者，国家自然科学基金同行评议专家。

2002 年 6 月毕业于浙江大学医学院临床医学七年制，获硕士学位，同年至浙江省肿瘤医院肿瘤内科工作至今，2008 年毕业于浙江中医药大学中西医结合临床（肿瘤学方向）专业，获博士学位。长期从事肿瘤的内科治疗，专注于胸部少见/罕见疾病的精准诊治。担任中国抗癌协会肺癌专业委员委员，中国抗癌协会肿瘤标志专业委员委员，中国医药教育协会肺癌医学教育委员会常委，浙江省抗癌协会肺癌专业委员会常委，浙江省抗癌协会肿瘤标志专业委员常委，浙江省抗癌协会肿瘤内科专业委员会委员，浙江省免疫学会临床免疫专业委员会常委等。

主持国家自然科学基金 1 项、浙江省基础公益类项目 5 项，以第一完成人获浙江省科学技术进步奖三等奖 1 项以及浙江省医药卫生科技奖二等奖 1 项，授权国家发明专利 1 项。以第一/通讯作者发表 SCI 论文 40 余篇，共同主编专著《恶性间皮瘤临床多学科综合诊断与鉴别诊断》，在恶性胸膜间皮瘤的内科治疗方面积累了丰富经验，参与了间皮瘤领域的专家共识的制定以及临床试验。

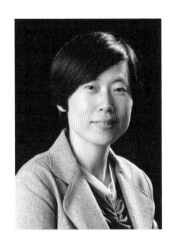

车南颖 教授，研究员，博士研究生导师。现任首都医科大学附属北京胸科医院党委委员、病理科主任、生物样本库副主任。在北京大学生命科学学院完成本科至博士研究生的学习。毕业后来到首都医科大学附属北京胸科医院工作至今。2016年到美国加州大学圣地亚哥分校作为高级访问学者进修学习。

主要从事胸部疾病分子病理诊断工作，主要研究方向为结核病及肺癌的分子病理诊断新技术和新标志物。带领团队首次报到在结核性胸膜炎中存在结核分枝杆菌游离核酸，并通过建立检测结核分枝杆菌游离核酸新技术将结核性胸膜炎确诊率从30%提高到70%。在结核病病理学诊断领域，在国内率先建立了基于形态学、特殊染色、免疫组化、基因检测为一体的系统性结核病病理学诊断技术平台，在临床上实现了病理学确诊结核病、诊断耐药结核病和非结核分枝杆菌病，有效提高了病理学在疑难性结核病诊断中的地位。主持3项国家自然科学基金、2项省部级重点研究课题，第一作者或通讯作者发表30余篇SCI论文，以通讯作者发表《中国结核病病理学诊断专家共识》；第一发明人获得4项发明专利、2项实用新型专利；作为总负责人牵头开展多项国内多中心医疗器械临床注册试验和临床诊断研究。

主要社会任职：中华医学会结核病学分会病理学专业委员会主任委员，中国研究型医院学会超微与分子病理专委会常委，北京肿瘤防治研究会癌症早筛早诊早治分委会副主任委员，北京肿瘤学会病理专业委员会常委，《中国医药导报》、"医学参考报结核病学频道"编委，国家药品监督管理局医疗器械技术审评专家等。

主　译	陈天辉	浙江省肿瘤医院
副主译	方美玉	浙江省肿瘤医院
	卢红阳	浙江省肿瘤医院
	车南颖	首都医科大学附属北京胸科医院
译　者	裘国勤	浙江省肿瘤医院
	赵宏光	浙江省肿瘤医院
	郭振英	浙江省肿瘤医院
	朱　逸	浙江省肿瘤医院
	曹　君	浙江省肿瘤医院
	纪　青	浙江省肿瘤医院
	王悠清	浙江省肿瘤医院
	施　政	浙江省肿瘤医院
	陈徐凯	浙江省肿瘤医院
	张娜娜	首都医科大学附属北京胸科医院
	林海峰	首都医科大学附属北京胸科医院
	陈锦飞	温州医科大学附属第一医院
	张　敏	杭州医学院
	朱丽瑾	杭州医学院
	佘　彬	上海透景生命科技股份有限公司
	孙统达	宁波卫生职业技术学院
	李成辉	金华市中心医院
	樊　滢	丽水市中心医院
	雷慧君	澳门大学（在读博士研究生）
	连莉优	温州医科大学（在读研究生）
	李美慧	温州医科大学（在读研究生）
	龚佳黎	浙江中医药大学（在读研究生）
	郇　馨	杭州师范大学（在读研究生）
	赵小姣	杭州师范大学（在读研究生）

各篇章翻译人员名单

第1篇　赵小姣　郗　馨　朱　逸　孙统达　陈徐凯
　　　　王悠清　陈天辉

第2篇　朱丽瑾　陈天辉

第3篇　张　敏　陈天辉

第4篇　张娜娜　林海峰　佘　彬　车南颖　郭振英

第5篇　郗　馨　赵小姣　陈徐凯　连莉优　陈锦飞
　　　　雷慧君　陈天辉

第6篇　施　政　郗　馨　曹　君　纪　青　方美玉

第7篇　李成辉　樊　滢　李美慧　龚佳黎　卢红阳

第8篇　裘国勤

第9篇　赵宏光

原著编委会

Hiroyuki Nakamura
Ibaraki Medical Center
Tokyo Medical University
Ibaraki, Japan

Kazutetsu Aoshiba
Ibaraki Medical Center
Tokyo Medical University
Ibaraki, Japan

间皮瘤是一种罕见的侵袭性恶性肿瘤，主要发生在胸膜和腹膜腔的间皮细胞层，以及心包和睾丸鞘膜。在整个二十世纪，随着人们广泛暴露于石棉，间皮瘤的全球发病率稳步上升。很多有石棉暴露史的人担心未来会发展为致命间皮瘤的高危群体。石棉暴露是引起间皮瘤的一个众所周知的原因；然而，要理解在未知或相当低剂量暴露环境下暴露的患者的间皮细胞癌变有诸多困难。少数具有家族聚集性的间皮瘤患者发病与组织胚系 BAP1 突变相关，他们也会发生其他肿瘤，如黑色素瘤和透明细胞肾癌。近年来，恶性间皮瘤的基础和临床研究取得了显著进展，阐明了一些与分子发病机制相关的重要证据和潜在治疗方法的前景，从而实现有希望的治疗。

本书旨在提供关于间皮瘤的最新科学研究的概述，包括流行病学、病理学、遗传学、致癌作用、影像学和治疗。间皮瘤是一种复杂的肿瘤，也是一个公共卫生问题；因此，本书也会对这种疾病的法医学方面产生重大的影响。本书所有作者都是各自领域的世界知名专家，他们介绍了间皮瘤研究的最新进展。我们希望本书不仅能鼓励读者了解更多的关于恶性间皮瘤的知识，而且能掌握对快速增长的间皮瘤研究和多学科治疗的科学方法。本书可供呼吸内科医生、病理学家、医学肿瘤学家、放射肿瘤学家、外科肿瘤学家和癌症研究人员以及住院医师和研究员培训使用。

作为本书的主编，我们非常感谢所有从繁忙的日常工作中抽出时间为本书的出版做出贡献的各位编者，特别是在 2020 年 SARS-CoV-2 大流行的情况下。最后，我们还要感谢才华横溢的施普林格出版人员 Chihiro Haraguchi 女士和 Saki Kasai 女士对本书编辑工作的支持。

Osaka, Japan   Takashi Nakano
Hyogo, Japan   Takashi Kijima

　　恶性间皮瘤（malignant mesothelioma, MM）是一种罕见但具有高侵袭性的癌症，治疗选择十分有限。大部分患者在确诊时已为晚期，中位生存时间仅为 9～12 个月，5 年生存率不足 10%，并且非上皮样组织类型 MM 患者的预后更差。MM 主要发生在胸膜和腹膜，其中约 80% 来源于胸膜，称恶性胸膜间皮瘤（malignant pleural mesothelioma, MPM）；其余主要发生于腹膜，称恶性腹膜间皮瘤（malignant peritoneal mesothelioma, MPeM）。MM 发病与石棉暴露高度相关，大量证据表明：所有形式的石棉对人类都有致癌作用，尤其是职业性石棉暴露与 MPM 发病紧密相关，石棉暴露致 MM 潜伏期可达 20～50 年。虽然 MM 目前仍属于罕见肿瘤，但是，随着数十年来全球工业化的迅速发展和石棉制品的广泛使用，其发病率正在悄然升高。本人团队首次报道近 30 年来全球 MM 发病持续增长（其中我国 2017 年新发约 2900 例，是 1990 年的 2.2 倍），并发现实施全面石棉禁令至少 20 年后，MM 新发病例和发病率才出现下降趋势，揭示了全面石棉禁令对 MM 预防有重要意义。尽管许多国家已经减少或禁止开采和使用石棉，但仍有一些国家继续生产和 / 或消费石棉，因此呼吁各国政府结合本国实际，制订有效可行的石棉替代政策，发展中国家需立即全面禁止使用所有形式的石棉（包括温石棉）。

　　虽然 MM 是一种主要由职业或环境暴露石棉引起的癌症，但是，仅 5% 的石棉暴露者会发生 MM。因此，除了石棉暴露这一环境因素以外，可能遗传因素以及基因 - 环境交互作用也发挥了重要作用。系列研究发现，MM 的遗传易感性在部分家庭中以孟德尔遗传方式分布，尤其是在携带 BRCA1 相关蛋白 1（BAP1）胚系突变的杂合子家族中高发。超过 60% 的 MM 存在 BAP1 失活突变或拷贝数丢失，使 BAP1 成为 MM 最常见的基因突变（包括胚系突变和体细胞突变）。BAP1 定位于人类染色体 3p21.3，编码的 BAP1 蛋白既存在于细胞核中，也存在于细胞质：BAP1 定位于细胞核调节染色质重塑和维持基因组的完整性；BAP1 定位于内质网调节钙流量，促进细胞凋亡。因此，细胞核和胞浆中 BAP1 活性的降低会导致 DNA 损伤细胞的积累，并更容易发生癌症。

　　由于 BAP1 具有强大的肿瘤抑制活性及其在调节癌症"基因 - 环境"交互作用中的作用，BAP1 胚系突变和体细胞突变的生物学机制和医学意义已成为研究热点。自 2011 年以来，超过 600 多篇文章证实并扩展了 BAP1 胚系突变在 MM 和其他癌症中的致病作用，这些 BAP1 胚系突变相关癌症被称为"BAP1 癌症综合征"。BAP1 体细胞突变被认为是驱动突变，分别在 23% ～ 36% 的 MPM 患者和 32% 的 MPeM 患者中被发现。免疫组化（Immunohistochemistry, IHC）检测到细胞核 BAP1 表达缺失是诊断 MM 的可靠标志物：在约 60% ～ 70%MM 中 IHC 检测到 BAP1 核染色阴性是鉴定双等位基因 BAP1 失活突变的一种可靠、快速和经济的方法；相反，BAP1 核染色阳性是野生型 BAP1 的证据。

包括手术治疗在内的多学科模式治疗仅适用于早期疾病和临床表现良好的 MM 患者。不可手术患者的标准治疗方法是顺铂和培美曲塞进行全身化疗，这是过去 15 年中唯一被批准的有证据延长 MM 患者总生存期的方案。然而，采用该方案治疗的患者中位总生存期仅为 12 个月。因此，寻找新的 MM 治疗策略是近年来的热点。免疫治疗在各种类型癌症的治疗中已取得显著进展，特别是基于免疫检查点抑制剂（immune checkpoint inhibitor, ICI）的免疫治疗可显著改善各类实体肿瘤预后。ICI 免疫疗法开启了 MM 治疗的新纪元，已经进行了一些临床试验来评估 ICI 的抗肿瘤活性。2021 年 6 月百时美施贵宝宣布，欧狄沃［抗 PD-1 抗体纳武利尤单抗（nivolumab）注射液］联合逸沃［抗 CTLA-4 抗体伊匹单抗（ipilimumab）注射液］获我国国家药品监督管理局批准用于不可手术切除的、初治的非上皮样 MPM 成人患者。这是双免疫联合治疗在国内获批的第一个适应证。最新发布的"中国临床肿瘤学会（CSCO）免疫检查点抑制剂临床应用指南 2021"中，欧狄沃联合逸沃一线治疗非上皮样和上皮样 MPM 成为唯一获得 I 级（1 类证据）和 II 级推荐（2 A 类证据）的治疗方案。ICI 免疫疗法有可能成为为 MM 患者预后带来重大突破性改善的关键治疗手段，但是需要为 ICI 免疫疗法治疗 MM 选择合适的候选人群。

本书原作者都是恶性间皮瘤研究领域的国际知名专家。全书由前后关联的九部分组成，即：流行病学、发病机制、筛查和早期发现、病理学与诊断学、分子遗传学、临床特征与管理、治疗方法、放射治疗、手术治疗。本书翻译团队特别邀请了浙江省肿瘤医院从事恶性胸膜间皮瘤流行病学、基础研究和病理诊断、临床一线治疗（内外、外科、放疗）的专家学者参与翻译和专业把关，另外，特邀首都医科大学附属北京胸科医院、温州医科大学附属第一医院、杭州医学院、上海透景生命科技股份有限公司、宁波卫生职业技术学院、金华市中心医院、丽水市中心医院的相关专家学者参与把关，此外，来自澳门大学、温州医科大学、浙江中医药大学、杭州师范大学的六位在读研究生也参与了翻译工作，对此一并致谢。

本书力求翻译保留原著作者的本意，同时结合中文表述习惯尽量让语言简洁通顺，以便于中文读者理解。在本书翻译过程中可能存在对原著理解的偏差，希望读者提出宝贵意见，以便我们再版时加以修正，谢谢。

陈天辉

2022 年 11 月 25 日

目 录

第 9 篇　外科干预：现状与未来展望

第 1 篇

流行病学

第 1 章

间皮瘤的全球发病趋势：石棉监管和禁令实施后有变化吗？

Diana Arachi, Matthew Soeberg, Odgerel Chimed-Ochir, Ro-Ting Lin, and Ken Takahashi

【摘要】"石棉禁令会减少恶性间皮瘤的发生吗？"这并不是一个看似简单的问题。这在很大程度上因为"石棉禁令"一词会因迥异的国情和不同的进程而有不同的界定。它还指出，无论是通过了禁令，还是独立于禁令之外，各国在减少石棉消耗的速度上差别很大。因此，石棉禁令与间皮瘤发病率之间的关联研究较少且难以分析。第一项直接针对该问题的研究比较了一系列国家胸膜间皮瘤死亡率变化与石棉使用的变化；作者发现了这些变化之间的相关性，并提出可能存在早期影响的假设。第二项研究是在瑞典进行的出生队列分析，结果显示，与早期出生队列相比，较晚出生队列（在石棉使用减少后活跃在劳动生产岗位的劳动者）患胸膜间皮瘤的风险降低且与性别无关。这些研究暗示了一种因果关系：即石棉禁令导致间皮瘤发病率的降低。鉴于间皮瘤的潜伏期很长，可以预期，在早期禁止石棉的国家中间皮瘤发病降低，很快就会产生更明显的效果。此外，鉴于许多国家在工业化进程中对石棉的持续使用，也有必要提出一种设想："间皮瘤发病率的增加是否会促使部分国家通过石棉禁用令？"

【关键词】间皮瘤；发病率；死亡率；石棉；全球疾病负担（GBD）

D. Arachi · M. Soeberg · K. Takahashi（✉）
Asbestos Diseases Research Institute, Rhodes, NSW, Australia
e-mail: ken.takahashi@adri.org.au

O. Chimed-Ochir
Department of Environmental Epidemiology, Institute of Industrial Ecological Sciences,
University of Occupational and Environmental Health, Kitakyushu, Japan
Asbestos Diseases Research Institute, Rhodes, NSW, Australia

R.-T. Lin
Department of Occupational Safety and Health, College of Public Health, China Medical
University, Taichung, Taiwan
Asbestos Diseases Research Institute, Rhodes, NSW, Australia

3

1 概述

1.1 发病率和死亡率

在国际癌症研究署（International Agency for Research on Cancer，IARC）发表的专著系列中，汇编了恶性间皮瘤和其他癌症的发病率数据[1]，用于描述发病率的指标包括每 10 万人年的病例数、粗率和年龄调整率（按性别及 5 年周期分组）。利用这个数据集，Soeberg 和 van Zandwijk[2] 确定了世界上间皮瘤（2003-2007 年）年龄标准化发病率（age-standardized incidence rate，SIR）最高的地区：不来梅（德国）6.0/10 万人年，热那亚（意大利）为 5.6/10 万人年，西澳大利亚（澳大利亚）为 4.5/10 万人年（男性）。他们还指出，人群水平的间皮瘤发病率很少超过 1.0/10 万（或 / 百万）人年。该数据集的一个主要不足之处为数据仅限于各癌症登记处的覆盖地区（大多区域性，部分全国性），并且每 5 年才更新一次。尽管如此，向全球癌症登记机构报告并由其汇编的实际数据提供了额外的见解。例如，尽管中国缺乏全国范围内的间皮瘤死亡率统计数据，据报道，北京市男性和女性间皮瘤（2003—2007 年）的 SIR 分别为 0.3/10 万人年和 0.2/10 万人年[1]。

报告的数据如发病率和死亡率的数据，应与估计值明确区分开来。例如，Zhao 等人[3] 报告了 2013 年中国所有间皮瘤的估计数如下：2041 例新发病例和 1659 例死亡病例；1.50/ 百万人年（粗发病率）；1.22/ 百万人年（粗死亡率）。虽然这些数据可能被低估了，但该报告是厘清中国间皮瘤发病情况的重要的第一步。

间皮瘤是所有癌症类型中生存率最差的癌种之一，5 年生存率 < 10%，中位生存时间 < 1 年。因此，发病率近似于死亡率，可以用死亡率数据替代发病率。死亡率数据通常比发病率数据更容易获得，特别是对于间皮瘤。因此间皮瘤的全球情况（或"负担"）通常用死亡率（死亡人数）来表示。

1.2 世界卫生组织死亡率数据库

世界卫生组织（WHO）死亡率数据库是每年从各国（即世界卫生组织成员国）的民事登记系统报告中按年龄、性别和死因编制的死亡率数据[4]。一般来说，发达国家的数据最为完整（尽管年份的覆盖范围是可变的），而发展中国家的数据往往不完整或缺失[5]。

Delgermaa 等人[6] 对世界卫生组织死亡率数据库中的所有间皮瘤死亡病例进行了描述性分析，该数据库记录了 1994—2008 年期间 83 个国家的 92 253 例间皮瘤死亡病例。粗死亡率和年龄调整死亡率（age-adjusted mortality rates，AAMR）分别为 6.2/ 百万人年和 4.9/ 百万人年；15 年期间 AAMR 每年增长 5.4%。各大洲的 AAMR 趋势有很大不同：AAMR 在欧洲（每年 3.7%，$P < 0.05$）和亚洲（每年 3.4%，$P < 0.05$）显著增长，但

在美洲［每年 7.9%，不显著（NS）］和大洋洲［每年 –0.5%，不显著（NS）］没有增加。AAMR 在高收入群体的国家中显著增加（每年 5.5%，$P < 0.05$），但在中和低收入群体的国家没有增加［每年 2.2%，不显著（NS）］。间皮瘤平均死亡年龄为 70 岁，男女比例为 3.6 ∶ 1。死亡人数最高的三个国家是美国、英国和日本，AAMR 最高的国家是英国（17.8/ 百万人年），澳大利亚（16.5/ 百万人年）和意大利（10.3/ 百万人年）。

在查看全球死亡率统计数据时，必须考虑到一些限制。一方面，间皮瘤在技术上很难诊断：恶性胸膜间皮瘤（malignant pleural mesothelioma，MPM）易误诊为周围型肺癌，女性腹膜间皮瘤与卵巢癌很难鉴别。另一方面，《国际疾病分类》第 10 版（ICD–10，1994）将恶性间皮瘤首次分类为 C45，但基于 ICD–10 的间皮瘤报告各国差异很大：发展中国家通常缺乏诊断间皮瘤的基础设施和 / 或专业知识；发达国家只是逐渐建立了准确诊断间皮瘤的专业知识，与其他类型的癌症相比，误诊仍然很常见。这成为了偏差的一个来源，特别是关于较早年份的数据和报告年份较少的国家。

利用世界卫生组织死亡率数据库编制的两份报告显示，亚洲[7] 和欧洲[8] 的间皮瘤情况形成了明显的对比。向世界卫生组织报告间皮瘤死亡的有亚洲 47 个国家中的 17 个（36%）和欧洲 53 个国家中的 37 个（70%）（观察期分别为亚洲 1994—2008 年和欧洲 1994—2012 年）。如果将因石棉导致的间皮瘤与石棉肺结合起来计算，亚洲和欧洲大陆因石棉相关死亡（asbestos-related deaths，ARDs）造成的负担分别为全球的 13% 和 60%[7, 8]。

1.3　间皮瘤的 GBD 估计

全球疾病负担（Global Burden of Disease，GBD）研究是一项综合性的地区和全球研究项目，旨在评估主要疾病、伤害和风险因素造成的死亡和伤残[9]，是世界上最大的科学合作项目之一。GBD 数据库被广泛且经常引用，为全球公共卫生数据和趋势的可靠来源。

较早的一项 GBD 研究（于 2010 年进行）估计有 33 160 例癌症死亡是由职业性石棉暴露引起的，但没有间皮瘤具体数据的报道[10]。在后来的 GBD 研究中，间皮瘤被估计为 “所有类型的间皮瘤” 或 “职业性石棉暴露引起的间皮瘤”。2013 年的 GBD 研究大幅上调了估计数字，将因职业性石棉暴露引起的癌症死亡人数估计为 194 000 例[11]，其中 33 700 例死于各种类型的间皮瘤[12]（表 1.1）。

关于全国性趋势的一些报告 / 研究表明，间皮瘤的发病率可能已经在几个发达国家达到峰值（或正在达到峰值），但没有提供证据表明这些国家的间皮瘤负担大幅减少[19-21]。即使在发病率没有实际增加的情况下，间皮瘤的诊断和报告制度在发达国家和一些工业化国家中也在得到广泛改善。因此，仅由于报告制度本身的改进，至少名义上的增长应该是可以观察到的。因此，本章的作者认为，表明间皮瘤发病率 / 死亡率全球下降的 GBD 估计（表 1.1）不太可能是正确的。

表 1.1　全球疾病负担（GBD）研究对间皮瘤的估测

GBD 研究年份	所有间皮瘤（A）	由于职业接触石棉（B）导致的间皮瘤	其他因素导致的间皮瘤（C）
2013	33 700[12]	找不到数据	不适用
2015	32 400[13]	23 000[14]	9400
2016	30 200[15]	27 600[16]	2600
2017	29 900[17]	27 000[18]	2900

A：GBD 协同死因（Causes of Death Collaboration）；B：GBD 协同风险因素（Risk Factors Collaboration）；C：本章节作者计算为 A-（减）B

本章作者进一步推测，间皮瘤的 GBD 估计被低估和 / 或有偏差，因为：（1）考虑到中国和印度使用石棉的时间相对较长且大量使用石棉，中国和印度（此处未显示数据）估计的率和数字较低，这将大大降低全球估计数，因为它们的人口规模（低估）；（2）在大多数 GBD 估计中发现的男女比例（此处未显示数据）远高于常识（偏倚）；（3）另一项预测 2016—2040 年 GBD 估计的研究，预测间皮瘤死亡人数将从每年的 30 200 例大幅增加到 50 600 例[22]（未列于表 1.1）。然而，2017—2019 年的年度 GBD 估计显示稳步下降（表 1.1），这与长期预测相矛盾。

1.4　其他的间皮瘤全球估计

2005 年，在 GBD 研究之前，Driscoll 等人[23]估计，每年全球间皮瘤负担为 43 000 例死亡（表 1.2）。这是通过将暴露工人的比例和暴露水平的估计数［基于劳动力数据和致癌物暴露（CAREX）数据库］与间皮瘤的绝对风险评估相结合得出的。这项研究提供了按世卫组织区域分组的估计值，但没有按国家或大洲分组。许多研究以及世卫组织和其他联合国各机构的立场文件都引用了这一数据。

最近，Odgerel 等人[25]通过推算死亡率和石棉使用数据的国家级“高质量数据”，估计全球间皮瘤每年的死亡负担为 38 400 人（表 1.2）。这一估计值低于 Driscoll 等人的估计值，但大大高于最近 GBD 研究的估计值（表 1.1）。Odgerel 等人应用客观标准来判断世界卫生组织死亡率数据库中间皮瘤数据的“质量”，其中“不足”的数据定义为：（1）粗死亡率为 0.5/ 百万人年及以下（即不到普遍接受的本底水平的一半）；（2）报告了两年或更短的数据；（3）或整个期间报告的死亡总数在 10/ 百万人年或以下。在所研究的 230 个国家中，104 个国家（45%）报告了数据，126 个国家（55%）没有报告数据；对于前者，59 个国家（57%）的数据质量足够，45 个国家（43%）的数据质量不足。

因此，关于间皮瘤死亡报告的全球状况及其数据质量可以保守地概括如下：只有不到一半的国家有全国性统计数据，且其中只有一半有足够的质量。

表 1.2　除 GBD 研究以外的研究对间皮瘤的全球评估

作者	估计的全球间皮瘤死亡人数	年 / 期
Driscoll 等（2005）[23]	每年有 4.3 万例死亡	2000
Park 等人（2011）[24]	有数据的 56 个国家死亡 174 300 例 没有数据的 33 个国家死亡 38 900 例	1994–2008
Odgerel 等人（2017）[25]	每年 38 400 例死亡，每年每百万人中有 9.9 例死亡	1994–2014

2　石棉与间皮瘤发病率的相关性

2.1　石棉禁令的全球情况

根据 Kazan–Allen[26] 数据，自从冰岛在 1983 年完全禁止石棉以来，共有 67 个国家 / 地区实行了全面石棉禁令（而不是"部分"）。表 1.3 显示，5 个欧洲国家，特别是北欧国家（芬兰是个显著的例外，它在 2005 年才禁用石棉）在 20 世纪 80 年代独立禁止石棉使用，其次是 1990 年列支敦士登和 1997 年波兰。到 2000 年第一个十年结束时，所有欧盟成员国都必须遵守欧盟 1999/77/EC[27] 号指令：从 2005 年 1 月开始禁用所有类型的石棉。

表 1.3　1982–2019 年期间采用全面石棉禁令的国家 [26]

大陆/洲	直到 1989 年	1990–1999	2000–2009	2010–2019	合计
欧洲	丹麦，冰岛，挪威，瑞典，瑞士	波兰	欧盟 ª：奥地利、比利时、保加利亚、克罗地亚ᵇ、塞浦路斯ᵇ、捷克共和国ᵇ、爱沙尼亚、芬兰、法国、德国、希腊ᵇ、匈牙利ᵇ、爱尔兰、意大利、拉脱维亚ᵇ、立陶宛ᵇ、卢森堡、马耳他ᵇ、荷兰、葡萄牙、罗马尼亚、斯洛伐克ᵇ、斯洛文尼亚、西班牙。 非欧盟：直布罗陀、列支敦士登、新喀里多尼亚ᶜ、英国	以色列，马其顿北部，摩纳哥，塞尔维亚，土耳其	39
中东		巴林，科威特，沙特阿拉伯	埃及，约旦，阿曼	伊拉克，卡塔尔	8

大陆 / 洲	直到 1989 年	1990–1999	2000–2009	2010–2019	合计
亚洲 / 大洋洲		文莱	澳大利亚，日本，韩国	新西兰，中国台湾	6
美洲			智利，洪都拉斯，乌拉圭	阿根廷，巴西 b，加拿大，哥伦比亚	7
非洲		吉布提	阿尔及利亚，加蓬 b，毛里求斯 b，塞舌尔 b，南非	莫桑比克	7
合计	5	6	42	14	67

本章的作者基于 Kazan-Allen 的数据构建此表 [26]

a 在 2005 年以前，几个欧洲国家部分通过了石棉禁令；如果没有关于全面禁令的信息，请注意到 2005 年欧盟范围内的全面石棉禁令年

b 全面禁令遵守情况未经核查或未严格执行：巴西、克罗地亚、塞浦路斯、捷克共和国、希腊、加蓬、匈牙利、立陶宛、马耳他、毛里求斯、葡萄牙、斯洛伐克、塞舌尔

c 新喀里多尼亚是位于大洋洲的法国领土

　　非欧盟的欧洲、亚洲 / 大洋洲和美洲的一系列国家大多在世纪之交之后也纷纷效仿，除了加拿大（2018 年的禁令）和美国（目前没有禁令）是值得注意的例外。俄罗斯、哈萨克斯坦、中国、津巴布韦和巴西仍在开采石棉（即"石棉生产"），而亚洲 / 大洋洲、非洲和中东的大多数工业化国家没有对石棉实施全面禁令。此外，即使在"全面"禁令下，某些项目和 / 或情况也可以豁免；禁令的实施情况可能因国家而异，执行和遵守情况也不同（表 1.3，脚注）。

　　这种"禁令"定义的差异使得人们很难评估石棉禁令与间皮瘤发病率之间可能存在的相关性关系。此外，随着时间的推移，各国减少石棉消费的速度随着时间的推移而增加，这与采取禁令相关或独立于禁令有关 [28]。因此，为了数据分析的目的，将石棉消费量减少的速度作为一个连续变量，而不是一个二项变量或分类变量，可以更充分地反映禁令的状况。

2.2 石棉禁令是否会导致间皮瘤发病率的减少？

　　通过应用一个直接的生态学研究设计，Lin 等人 [29] 表示，石棉使用水平与随后的间皮瘤发病率之间存在明显的相关性，这意味着使用更多 (更少) 石棉的国家随后将承担更高 (更低) 的间皮瘤负担。利用传统的统计步骤 [即从评估横截面相关性转向增量（Δ；随时间的变化）相关性]，Nishikawa 等人 [30] 对 Lin 等人的研究进行了自然延伸，通过调查研究来分析石棉使用的大幅减少（通常是由石棉禁令引起的）是否影响了间皮瘤负担的减轻。

　　具体来说，Nishikawa 等人 [30] 评估了胸膜间皮瘤的死亡率与在全球范围内采用国家禁令之间的相关性。计算了 1996—2005 年 31 个国家男性胸膜间皮瘤的年龄调整死亡

率（mortality rates，MRs）。"趋势"的特征是计算 MRs 的年度百分比变化（annual percent changes，APCs）。APCs 进一步按它们是否反映"增加（↑）"、"稳定（→）"或"减少（↓）"分组，然后与石棉使用的历史模式和国家禁令现状进行比较。死亡率趋势显示，五个国家的死亡率趋势显著上升（↑），两个国家的死亡率趋势略有增长（↑），24 个国家的死亡率趋势维持稳定（→）。尽管全球 APC 中位数为 4.5%/ 年，但北欧和西欧的五个国家的 APC 值均为非显著负值：奥地利（APC，–5.9%/ 年，1990 年）、芬兰（–0.3%/ 年，1992 年）、法国（–1.0%/ 年，1996 年）、冰岛（–1.4%/ 年，1983 年）和挪威（–2.7%/ 年，1984 年）。

重要的是，1970—1985 年石棉使用的变化是胸膜间皮瘤男性 APC 死亡率的一个重要预测因子，调整后的 R^2 值为 0.47（$P < 0.0001$）。此外，绘制了 x 轴上的石棉使用变化（Δ）和 y 轴上的 APC（也是"Δ"）的图表显示，上述所有国家都记录了石棉使用量的减少，因此对总体相关性有很大贡献。虽然这项研究不能确定禁令的直接影响，但它表明石棉禁令会导致间皮瘤发病率的降低。

作者保守地指出，由于研究时间不够（即太短），无法描述许多国家的趋势，而观察到的关系可能只反映了禁令对间皮瘤发病率的早期影响。考虑到间皮瘤所需的潜伏期较长，这种影响的全部后果将需要更长的观察期。然而，这项研究最早利用来自一系列国家的全国性数据来分析这种关系。

Jarvholm 和 Burdorf[31] 认为，很难根据人群间皮瘤死亡率的趋势来评估石棉禁令的影响，而且这种评估必须考虑连续出生队列的特定年龄死亡率。因此，他们利用瑞典的数据（瑞典已较早采用全国性石棉禁令）来评估一项禁令如何随着时间的推移影响不同年龄组的死亡率。作者指出，虽然瑞典在 1982 年才禁止使用石棉，但该国在 20 世纪 70 年代中期已经大幅减少了石棉的使用。因此，作者比较了在 20 世纪 70 年代中期前后开始工作的出生队列中胸膜间皮瘤的发病率。假定开始工作的年龄为 15 ～ 20 岁，由于随着时间的推移移民人数增加，出生队列分析仅限于在瑞典出生的人。

分析显示，较晚出生队列（在石棉使用减少后才活跃在劳动生产中）男性和女性患胸膜间皮瘤的风险均低于出生较早的人群：1955—1979 年出生的男性和女性与 1940—1949 年出生的男性和女性的相对危险度（RR）分别为 0.16（95% CI：0.11 ～ 0.25）和 0.47（95% CI：0.23 ～ 0.97）。通过显示发病率（y 轴）与年龄（x 轴）的折线图清楚地说明了这一趋势：同年龄组相比，早出生队列的直线位置几乎总是高于晚出生队列。相比之下，描述总体发病率（y 轴）随时间（x 轴）变化趋势的线形图显示出只有很小的变化。作者强调，减少实际暴露比禁令本身更重要，得出了以下结论：尽管他们的研究是基于瑞典的数据，但其他国家类似的干预措施也将减少胸膜间皮瘤的发生。

2.3 在某些国家高间皮瘤发病率是否导致石棉禁令？

当考虑石棉禁令与间皮瘤发病率之间的关系时，人们应该记住间皮瘤的长潜伏期（几十年左右）可能产生的各种影响。例如，采取石棉禁令国家和不禁止的国家进行直接比较，往往会发现，采取石棉禁令国家的间皮瘤发病率相对于不禁止的国家更高。这一趋势在亚洲[7]和欧洲[8]间皮瘤死亡率的研究中很明显。

这可能反映出间皮瘤发病率高的国家因此采用了石棉禁令，这一过程花费了一些时间。反过来，通过石棉禁令之后，间皮瘤发病率的预期降低只有在几十年后才能显现出来。同时，目前使用石棉（即不禁用石棉）的国家之所以继续这样做，也主要是因为使用石棉对健康的影响（例如，间皮瘤发病率的增加）要到几十年后才能观察到。

因此，以下两个相反的问题并不相互矛盾或自相矛盾：

- Q_A：石棉禁令是否会降低间皮瘤的发病率？
- Q_B：间皮瘤的高发病率是否会导致石棉禁令？

Q_A 通过第 2.2 节中介绍的研究进行了检验，尽管要在全球性分析中观察到全部效果还为时过早。然而，Q_B 仍有待通过全球性数据分析和国家级数据分析中调查得以解答。

3 结论：开展国际合作的必要性

一个广泛的共识是，间皮瘤是由石棉暴露引起的。尽管研究人员还在继续研究其他可能的病因和促成因素，包括遗传学因素，但间皮瘤有别于其他癌种，已有一个明确的病因。石棉接触是通过职业暴露、非职业暴露于建筑/工业/自然来源和家庭暴露而发生的。如果可以通过禁止石棉来消除石棉暴露，这自然意味着通过石棉禁令将来有望消灭间皮瘤，或至少可以大幅减少间皮瘤发生。

鉴于大约有 70 个国家已经禁止使用石棉（最早的是 1983 年的冰岛）[26]，理论上有可能构建一个分析框架来检查这种影响。然而，在现实中，只有少数分析研究讨论了石棉禁令与间皮瘤发病率的关系，因为研究人员可能认为很难发现这种关联。反过来，这可能反映出：（1）考虑到间皮瘤的潜伏期长，现在观察全部效果可能还为时过早；（2）尚不确定石棉禁令如何与消除暴露有关；（3）"石棉禁令"一词涵盖了广泛的不同国情和进程；（4）石棉使用量可因石棉禁令而减少，或与石棉禁令无关。然而，两项研究[30,31]表明，石棉禁令导致间皮瘤发病率的降低。

今天，尽管有关 ARDs 的科学研究已很丰富，但许多工业化国家还有继续使用石棉。因此，分享石棉禁用国家的经验和专业知识很重要。回答尚未解决的问题也很重要，如"间皮瘤发病率的增加是否导致了一些国家的石棉禁令？"在与发展中国家的国际合作计划中，应高度重视促进石棉禁令，同时提高间皮瘤的诊断水平。

参考文献

1. Forman D, Bray F, Brewster DH, Gombe MC, Kohler B, Piñeros M. Cancer incidence in five continents, vol. X. Lyon: International Agency for Research on Cancer; 2013.

2. Soeberg MJ, van Zandwijk N. Incidence of malignant mesothelioma in New Zealand and Australia: a global snapshot. N Z Med J. 2015;128(1427):68. https://www.nzma.org.nz/__data/assets/pdf_file/0007/46339/Soeberg-2020FINAL1427.pdf.

3. Zhao J, Zuo T, Zheng R, Zhang S, Zeng H, Xia C, et al. Epidemiology and trend analysis on malignant mesothelioma in China. Chin J Cancer Res. 2017;29(4):361. https://doi.org/10.21147/j.issn.1000-9604.2017.04.09.

4. World Health Organization (WHO). Mortality database health statistics and information systems. WHO: Geneva; 2018. https://www.who.int/healthinfo/mortality_data/en/.

5. Ajdacic-Gross V, Weiss MG, Ring M, Hepp U, Bopp M, Gutzwiller F, et al. Methods of suicide: international suicide patterns derived from the WHO mortality database. Bull World Health Organ. 2008;86:726–32. https://doi.org/10.2471/BLT.07.043489.

6. Delgermaa V, Takahashi K, Park EK, Le GV, Hara T, Sorahan T. Global mesothelioma deaths reported to the World Health Organization between 1994 and 2008. Bull World Health Organ. 2011;89:716–24. https://doi.org/10.2471/BLT.11.086678.

7. Le GV, Takahashi K, Park EK, Delgermaa V, Oak C, Qureshi AM, et al. Asbestos use and asbestos-related diseases in Asia: past, present and future. Respirology. 2011;16(5):767–75. https://doi.org/10.1111/j.1440-1843.2011.01975.x.

8. Kameda T, Takahashi K, Kim R, Jiang Y, Movahed M, Park EK, et al. Asbestos: use, bans and disease burden in Europe. Bull World Health Organ. 2014;92:790–7. https://doi.org/10.2471/BLT.13.132118.

9. Wikipedia, Global Disease Burden (GBD). https://en.wikipedia.org/wiki/Global_Burden_of_Disease_Study. Accessed 15 Oct 2019.

10. Lim SS, Vos T, Flaxman AD, Danaei G, Shibuya K, Adair-Rohani H, et al. A comparative risk assessment of burden of disease and injury attributable to 67 risk factors and risk factor clusters in 21 regions, 1990–2010: a systematic analysis for the Global Burden of Disease Study 2010. Lancet. 2012;380(9859):2224–60. https://doi.org/10.1016/S0140-6736(12)61766-8.

11. GBD 2013 Risk Factors Collaborators, Forouzanfar MH, Alexander L, Anderson HR, Bachman VF, Biryukov S, et al. Global, regional, and national comparative risk assessment of 79 behavioural, environmental and occupational, and metabolic risks or clusters of risks in 188 countries, 1990–2013: a systematic analysis for the Global Burden of Disease Study 2013. Lancet. 2015;386(10010):2287–323. https://doi.org/10.1016/S0140-6736(15)00128-2.

12. GBD 2013 Mortality and Causes of Death Collaborators. Global, regional, and national age-sex specific all-cause and cause-specific mortality for 240 causes of death, 1990–2013: a systematic analysis for the Global Burden of Disease Study 2013. Lancet. 2015;385(9963):117–71. https://doi.org/10.1016/S0140-6736(14)61682-2.

13. GBD 2015 Mortality and Causes of Death Collaborators. Global, regional, and national life expectancy, all-cause mortality, and cause-specific mortality for 249 causes of death, 1980–2015: a systematic analysis for the Global Burden of Disease Study 2015. Lancet. 2016;388:1459–544. https://doi.org/10.1016/S0140-6736(16)31012-1.

14. GBD 2015 Risk Factors Collaborators. Global, regional, and national comparative risk assessment of 79 behavioural, environmental and occupational, and metabolic risks, 1990–2015: a systematic analysis for the Global Burden of Disease Study 2015. Lancet. 2016;388(10053):1659–724. https://doi.org/10.1016/S0140-6736(16)31012-1.

15. GBD 2016 Causes of Death Collaborators. Global, regional, and national age-sex specific mortality for 264 causes of death, 1980–2016: a systematic analysis for the Global Burden of Disease Study 2016. Lancet. 2017;390(10100):1151–210. https://doi.org/10.1016/S0140-6736(17)32152-9.

16. GBD 2016 Risk Factors Collaborators. Global, regional, and national comparative risk assessment of 84 behavioural, environmental and occupational, and metabolic risks or clusters of risks, 1990–2016: a systematic analysis for the Global Burden of Disease Study 2016. Lancet. 2017;390(10100):1345–422. https://doi.org/10.1016/S0140-6736(17)32366-8.

17. GBD 2017 Causes of Death Collaborators. Global, regional, and national age- sex- specific mortality for 282 causes of death in 195 countries and territories, 1980–2017: a systematic analysis for the Global Burden of Disease Study 2017. Lancet. 2018;392(10159):1736–88. https://doi.org/10.1016/S0140-6736(18)32203-7.

18. GBD 2017 Risk Factor Collaborators. Global, regional, and national comparative risk assessment of 84 behavioural, environmental and occupational, and metabolic risks or clusters of risks for 195 countries and territories, 1990–2017: a systematic analysis for the Global Burden of Disease Study 2017. Lancet. 2018;392(10159):1923–94. https://doi.org/10.1016/S0140-6736(18)32225-6.

19. Health and Safety Executive. Mesothelioma in Great Britain: Mesothelioma mortality in Great Britain 1968–2017. www.hse.gov.uk/statistics/causdis/mesothelioma/mesothelioma.pdf. Accessed 27 Oct 2019.

20. Mazurek JM, Syamlal G, Wood JM, Hendricks SA, Weston A. Morbidity and Mortality Weekly Report (MMWR): Malignant Mesothelioma Mortality—United States, 1999–2005. 2017. https://www.cdc.gov/mmwr/volumes/66/wr/mm6608a3.htm.

21. Soeberg MJ, Creighton N, Currow DC, Young JM, van Zandwijk N. Patterns in the incidence, mortality and survival of malignant pleural and peritoneal mesothelioma, New South Wales, 1972–2009. Aust N Z J Public Health. 2016;40(3):255–62. https://doi.org/10.1111/1753-6405.12503.

22. Foreman KJ, Marquez N, Dolgert A, Fukutaki K, Fullman N, McGaughey BA, et al. Forecasting life expectancy, years of life lost, and all-cause and cause-specific mortality for 250 causes of death: reference and alternative scenarios for 2016–40 for 195 countries and territories. Lancet. 2018;392(10159):2052–90. https://doi.org/10.1016/S0140-6736(18)31694-5.

23. Driscoll T, Nelson DI, Steenland K, Leigh J, Concha-Barrientos M, Fingerhut M, et al. The global burden of disease due to occupational carcinogens. Am J Ind Med. 2005;48(6):419–31. https://doi.org/10.1002/ajim.20209.

24. Park EK, Takahashi K, Hoshuyama T, Cheng TJ, Delgermaa V, Le GV, et al. Global magnitude of reported and unreported mesothelioma. Environ Health Perspect. 2011;119(4):514–8. https://doi.org/10.1289/ehp.1002845.

25. Odgerel CO, Takahashi K, Sorahan T, Driscoll T, Fitzmaurice C, Yoko-o M, et al. Estimation of the global burden of mesothelioma deaths from incomplete national mortality data. Occup Environ Med. 2017;74(12):851–8. https://doi.org/10.1136/oemed-2017-104298.

26. Kazan-Allen L. List of national asbestos bans by country. http://www.ibasecretariat.org/alpha_ban_list.php. Accessed 19 Oct 2019.

27. Commission Directive 1999/77/EC of 26 July 1999 adapting to technical progress for the sixth time Annex I to Council Directive 76/769/EEC on the approximation of the laws, regulations and administrative provisions of the Member States relating to restrictions on the marketing and use of certain dangerous substances and preparations (asbestos), OJ L 207, 6.8.1999, E. Union. 1999. https://eur-lex.europa.eu/legal-content/EN/TXT/?uri=CELEX%3A31999L0077. Accessed 19 Oct 2019.

28. Allen L, Baez J, Stern M, Takahashi K, George F. Trends and the economic effect of asbestos bans and decline in asbestos consumption and production worldwide. Int J Environ Res Public Health. 2018;15(3):531. https://doi.org/10.3390/ijerph15030531.

29. Lin RT, Takahashi K, Karjalainen A, Hoshuyama T, Wilson D, Kameda T, et al. Ecological association between asbestos-related diseases and historical asbestos consumption: an international analysis. Lancet. 2007;369(9564):844–9. https://doi.org/10.1016/S0140-6736(07)60412-7.

30. Nishikawa K, Takahashi K, Karjalainen A, Wen CP, Furuya S, Hoshuyama T, et al. Recent mortality from pleural mesothelioma, historical patterns of asbestos use, and adoption of bans: a global assessment. Environ Health Perspect. 2008;116(12):1675–80. https://doi.org/10.1289/ehp.11272.

31. Järvholm B, Burdorf A. Emerging evidence that the ban on asbestos use is reducing the occurrence of pleural mesothelioma in Sweden. Scand J Public Health. 2015;43(8):875–81. https://doi.org/10.1177/1403494815596500.

第 2 篇

发病机制

第 2 章

石棉与间皮瘤：石棉诱导的分子致癌研究的最新进展有哪些？

Marie–Claude Jaurand, Clément Meiller, and Didier Jean

【摘要】石棉暴露与恶性间皮瘤的关系自 20 世纪中期开始确立。从那时起，科学家开始研究石棉对间皮细胞的作用机制，并在 21 世纪初对间皮瘤的分子变化进行了更深入的分析。事实上，据报道，石棉纤维可诱导哺乳动物细胞的染色体和遗传损伤。间皮瘤的特征是染色体改变，包括大量染色体重排、基因突变和基因缺失。最近的研究加强了我们对间皮瘤分子表征的认识，强调了正常细胞与间皮瘤之间特异性肿瘤抑制基因的靶向突变、差异基因表达、非编码 RNA 的表达和调控通路的改变。研究还提供了恶性间皮瘤家族的易感因素以及与石棉接触的关系的知识。现在是时候回顾石棉诱导与间皮癌变相关的分子变化的最新进展了。

【关键词】石棉；遗传损伤；遗传易感性；分子异质性；胸膜间皮瘤

1 概述

石棉暴露在人类间皮瘤发生中的作用已被证实，但我们对间皮癌变机制的认识，以及恶性间皮瘤（MM）分子变化与石棉对间皮细胞作用机制之间的联系有待加强。近十年来，在 MM 分子表征领域取得了进展，确定了一些病理和分子变化及其他变化。这些发现鼓励我们回顾石棉诱导与间皮癌变相关的分子变化的最新进展。

M.–C. Jaurand (✉) · C. Meiller · D. Jean

Centre de Recherche des Cordeliers, Inserm, Sorbonne Université, Université de Paris,

Functional Genomics of Solid Tumors laboratory, Paris, France

e-mail: marie–claude.jaurand@inserm.fr

2 恶性间皮瘤的研究

2.1 恶性间皮瘤的分子特征

我们对 MM 的分子特征及其胸膜形态的认识最近有了进展。早些时候，染色体重排和肿瘤抑制基因突变在 MPM 中被报道。重排涉及许多染色体，特别是 9（9p21）、3（3p21）和 22q 染色体，其缺失的频率高于增加。基因突变，特别是肿瘤抑制基因 CDKN2A、CDKN2B 和 NF2 主要通过部分或完全缺失发生，在 TP53 中检测到的突变率较低，该基因在其他癌症中经常发生突变[1, 2]。进一步的研究证实了这些发现，并增加了频繁突变基因的列表，特别是增加了 BAP1（BRCA1- 相关基因）和其他突变率较低的基因，如 SETD2（SET 结构域 2）和 LATS2（大肿瘤抑制激酶 2）[3-6]。还有另一些基因也被报道与间皮瘤发生相关，但结论并不一致，例如 CUL1[7] 或发生率更低的 DDX3X，ULK2，RYR2，CFAP45，SETDB1 和 DDX51，或来自 SMARC 家族的基因（SWI/SNF 相关，基质相关，染色质的肌动蛋白依赖调节因子，C 亚家族），PBRM1，COPG1，MLRP1，INPP4A，SDK1 和 SEMA5B[4, 8-10]。

MPM 中的基因表达谱揭示了特定基因与正常间皮细胞或肺组织或其他胸部癌症相比的差异表达，并提供了有关间皮瘤致癌机制和特定基因表达水平的预后价值的各种信息[4, 11-15]。

最近，三项综合基因组研究证明了 MPM 的分子异质性，并允许根据其基因表达谱区分 MPM 的分子亚型[4, 6, 16]。分子亚型与组织学类型部分相关。尽管 MPM 在组织学水平上经典定义为上皮样、混合型和肉瘤样类型，但通过基因表达谱可以进行非组织学依赖或部分依赖亚型的鉴别，特别是在上皮样形态中的鉴别。因为分子亚型与患者生存相关[4, 6, 16]。

去卷积方法转录组分析进一步研究了 MPM 的异质性[17]。这种方法可以定义一组上皮样和 / 或肉瘤样 MPM 类型的基因。然后，MPM 肿瘤可以被分解为上皮样和肉瘤样成分，可以通过 E- 评分和 S- 评分来定义，即这些成分的比例。有趣的是，研究发现 S- 评分与预后密切相关[17]。此外，本研究还揭示了适应性免疫反应的标记物在高 S- 评分的肿瘤中占优势，而先天免疫反应的标志物存在于具有高 E- 分数的肿瘤中，这与肿瘤微环境对生存的影响一致[17]。后来一篇综述提出了应将分子研究和组织学分析联系起来，建议通过更多的多学科方法来更新 MPM 的组织学分类，以支持临床实践、研究调查和临床试验[18]。使用基于 MPM 组织学切片的深度学习进一步提示微环境对患者预后有影响[19]。组蛋白甲基转移酶的作用可以通过 EZH2 的过度表达来说明，EZH2 是多梳复合物 PRC-2 的一个组成部分，它通过三甲基化使组蛋白 H3 沉默[20]。最近的研究强调了在 MPM 中通过 DNA 甲基化或 miRNA 表达调控的表观遗传调控的强大作用。miRNome 和 methylome 数据的整合揭示了在肿瘤的上皮样和肉瘤样成分中的表观遗传调节作用 [17, 21]。一些基因，如 *WT1* 和 *PI3KR1*，或 *RUNX1* 和 *PBRM1*，分别在高 E- 分或 S- 分的肿瘤中高甲基化和低表达 [17]。二代测序分析将组蛋白甲基化途径的改变与组蛋白赖氨酸甲基转移酶的失活联系起来，主要是 *SETD2* 和 *SETDB1* [4]。

长链非编码 RNAs（LncRNAs）也在表观遗传调控机制中发挥作用。许多 LncRNAs 已被确定为 MPM 的潜在调节因子，其中一些参与 EMT [22]。它们的表达可能被 MPM 中的关键基因调节，如 *NEAT1*，其表达依赖于 *BAP1* 的表达，或 *HOTAIR* 通过募集 PRC2 染色质重塑复合物调节 E- 钙粘蛋白表达 [22]。

关于 MM 中蛋白表达的一些数据是可用的。通过质谱分析可以比较双相性 MM 和良性肿瘤中差异表达的蛋白质 [23]。通路分析显示，在 MM 肿瘤中，活性氧（ROS）、呼吸系统和细胞死亡通路的激活状态降低，吞噬细胞的激活增加 [23]。Großerueschkamp 等使用集成 FTIR（傅里叶变换红外光谱）成像和激光捕获显微切割以及解剖组织的蛋白质组分析的方法比较了上皮样 MM 和肉瘤样 MM，激光捕获非常有用，因为它允许选择肿瘤内的特定区域。上皮样 MM 过表达钙视网膜蛋白（CALB2）和一些细胞角蛋白（CKs），胶原 A1 在肉瘤样 MM 中过表达，与 EMT 一致。CKs 和 CALB2 是上皮样 MM 的标志物 [25]。

蛋白质组学方法也被用来表征 MM 分泌体和外泌体。用 iTRAQ® 质谱法分析 6 个细胞株中 MM 的分泌组，并与非恶性细胞系进行比较。结果表明，参与代谢能量通路的蛋白表达不同，参与肿瘤侵袭和转移的蛋白上调，参与细胞黏附的蛋白下调 [26]。在之前引用的文章中，我们研究了四种 MPM 细胞系中 MM 来源的外泌体的蛋白质含量。检测到的大多数蛋白质在不同类型的癌症中表达，但在 MM 中发现了特定的蛋白质，或者在 MPM 之间与所有 MM 的差异中共享 [27]。蛋白质组学结果与 MPM 转录组学研究中报道的基因表达相关，并确定了免疫组化研究中已知表达的生物标志物，以及免疫调节成分和肿瘤源性抗原 [27]。

2.2　恶性间皮瘤的信号通路状态

在人类 MM 中，一些信号通路被解除调控，导致间皮细胞稳态的不稳定。来自转录组数据的通路分析揭示了细胞增殖、凋亡、分化、细胞迁移和存活的改变 [28, 29]。在癌症中，MAPKs 和 PI3K/AKT/mTOR 通路经常受到这些信号通路相关基因的致癌突变的影响，但这些突变在 MM 中很少见 [30]。在 MM 中，这些通路被激活，如使用特定的抑制剂，可降低细胞生长或细胞活力，它们的激活可能是由于特异性生长因子或受体如 EGFR 和 MET 的过度表达所致 [29, 30]。在最近的综合基因组研究中进行的通路分析强调了 P53 和 mTOR 通路在 MPM [4、6、17] 中被解除调控。根据 E/S– 评分（血管生成、EMT、免疫检查点和代谢途径），其他通路被确定为在 MPM 肿瘤之间存在的差异激活 [17]。

　　MM 的一个突出特征是 Hippo 的失调，这是一种参与器官发育和控制的进化保守通路。当开启时，该通路对细胞增殖起负性控制作用，部分维持细胞间的接触。该通路的蛋白质参与者是 merlin（NF2）、LATS1 和 LATS2，它们通过磷酸化使 YAP 和 TAZ 沉默，从而避免下游基因如 *CTGF*，*CYR61*，或 *c-MYC* 等的转录 [31]。在 MPM 中，Hippo 通路的几个成员（*NF2*，*LATS2*，*LATS1*，*SAV1* 等）由于基因突变和 / 或缺失而失活 [5、32]。该通路与 Hedgehog、Wnt 和 P53 等其他通路交联。最后一个特别有趣的交联是 MM 中 *NF2* 和 *TP53* 的不同突变率，这可能导致另一个通路的改变。最近的一篇综述揭示了 Hippo 和 P53 通路间相互作用，显示了 MPM 中两条通路中突变的成员基因 [33]。YAP 和 P53 可以分别与 *TP53* 和 *YAP* 启动子结合。此外，LATS1/2 与 MDM2 结合，MDM2 是 P53 的负调节因子，YAP1 能与突变型 P53 和 P53 家族成员结合 [33]。最后，这两条通路可以通过调节细胞衰老、凋亡和生长来协调维持基因组对应激反应的稳定性。

2.3　基因易感性因素

　　癌症家族中复发的家族性 MPM 病例表明遗传易感性在 MM 中可能起作用。他们报告了此类人群与石棉接触相关的易感性增加 [34、35]。在参与氧化代谢的基因中发现了一些多态性，例如 *GSTM1* 或参与碱基切除修复（BER）途径的 *XRRCC1* 和 *XRCC3* [36]。现已进行了两项全基因组关联研究，以确定可能导致 MPM 发展的遗传风险因素。澳大利亚的一项研究发现，与没有 MM 的澳大利亚居民对照或石棉暴露对照人群相比，单核苷酸多态性（SNP）不具有统计学意义 [37]。然而，在 *SDK1*、*CRTAM* 和 *RAS-GRF2* 基因以及 2p12 染色体区域 [37] 中发现了 MPM 风险的提示性结果。在意大利的一项具有已知石棉暴露史的病例对照研究中，在 MPM 病例的 *SLC7A14*、*THRB*、*CEBP350*、*ADAMTS2*、*ETV1*、*PVT1* 和 *MMP14* 基因中发现了 *SNPs*，但没有显著的阈值 [38]。所有这些基因似乎都是 MPM 的低风险易感因素，可能与石棉暴露产生协同效应 [39]。相比之下，*BAP1* 被报道为 MPM 的高危遗传因素 [39]。在发展为 MM 的家族中观察到种系 *BAP1* 突变 [40]。这些易感家庭成员也可能并没有职业性接触石棉，但有可能暴露在室内环境的石棉接触中 [40]。

　　通过靶向捕获和 NGS，在 198 名 MM 患者中研究了种系突变的频率。在分析的 85 个癌症易感基因中，12% 的患者和 13 个基因中发现了突变。与非癌症对照人群（外显子组聚合联盟）相比，MM 病例 *BAP1*、*BRCA2*、*CDKN2A*、*TMEM127*、*VHL* 和 *WT1* 的突变频率显著增加 [41]。这项研究收集了腹膜、胸膜和鞘膜的 MM，报告了在没有已知石棉暴露的患者中，腹膜 MM 中有更高的种系突变频率，并伴有第二癌症，类型为上皮样组织学，而胸膜 MM 则为明确暴露，无第二癌症、双相性和肉瘤样组织学。其他研究确定了 MPM 患者的基因如 *PALB2*，*FANCI*，*ATM*，*SLX4*，*BRCA2*，*FANCC*，*FANCF* 和 *PMS1* 的种系突变[39, 42-44]。

尽管 *BAP1* 中的种系突变是在暴露于石棉的个体中诱发 MM 的易感因素，但在没有暴露的情况下它们似乎不会导致 MM。这一假设得到了使用杂合 Bap1[+/-] 突变小鼠实验研究的支持，未经石棉暴露的突变小鼠显示没有自发性间皮瘤或自发性间皮瘤发生率低，尽管其他类型的恶性肿瘤发病率很高，并且 Bap1[+/-] 小鼠石棉暴露后间皮瘤的发病率较 Bap1[+/+] 小鼠增加[45, 46]。此外，在胸膜腔注射 Adeno–Cre 产生的纯合子条件敲除小鼠也表现为胸膜间皮瘤的低发生率（1/32 只小鼠）[47, 48]。

3　石棉纤维和间皮癌变

文献资料表明，除石棉纤维外，其他类型的纤维，毛沸石或氟代 – 浅闪石由于环境暴露也会诱发 MM[11, 49]。此外，应该提到的是，一些合成纤维被 IARC 分类为可能（碳晶须）或极可能致癌（某些类型的碳纳米管）[50]。

3.1　矿物纤维的整体作用机制

许多文献综述了石棉纤维的作用机制。从理论上讲，他们关注的是石棉的物理化学特性，这些特性可能触发与其纤维化和致癌能力有关的毒性作用，还有些关注的是对细胞状态的细胞毒性（细胞生长，细胞死亡）和遗传毒性（见综述[51-56]）。石棉产生影响的重要物理化学纤维参数是尺寸、表面反应性和生物持久性[56]。

关于解释石棉效应机制的假说是基于体外细胞系统和动物实验的研究。这里将简述如下：在吸入石棉后，首先涉及清除机制，人体的清除机制将一些石棉纤维从气道中清除，而其他未被清除的纤维则沉积在肺中并被转移到胸膜[57-60]。间皮微环境的早期效应被认为与炎症反应有关，如异物[58, 61, 62]。正如一些出版物所报道的，炎症反应产生对细胞及其微环境有害的分子，并可能致癌，如 ROS 和氮氧簇（NOS）。内源性 ROS 也可由正常细胞代谢产生[63]。石棉纤维还可引起基因组损伤，如 DNA 和染色体的改变、染色体的错误分离和有丝分裂损伤[15]。因此，石棉暴露涉及石棉纤维摄取、炎症、DNA 修复和细胞死亡，这些因素各自在这些过程中起着重要作用，并调节了石棉 – 细胞相互作用对细胞稳态的影响和后果。目前，人们一直有个疑问，在 MPM 中鉴定出的分子特征与石棉的作用机制有何关联？这里我们将简要提供一些线索。

3.2 MPM 的分子特征可能与矿物纤维的作用机制有关

3.2.1 MPM 中的遗传损伤

请记住，致癌作用是一个多步骤的过程，在细胞培养和短期动物实验中观察到的影响，可以提示我们石棉纤维造成的初始损伤，它们来自石棉纤维的早期效应、细胞的炎症反应和遗传毒性。在这种情况下，ROS 和 NOS 的产生通过诱导碱基氧化和硝化产生作用[53]。由于巨噬细胞和中性粒细胞产生 ROS，炎症被认为在遗传毒性中起关键作用。基于动物肺中颗粒的剂量依赖性炎症和遗传毒性之间关系的研究，没有直接的实验证据表明炎症是肺 DNA 氧化损伤的先决条件，但研究提示 DNA 氧化损伤可能与使用了高剂量的颗粒相关[53]。在 MPM 中，C > A 是由 ROS 未修复的 8-oxo-7，8- 二氢鸟嘌呤（8-oxoGua）氧化引起的病变，并不是最常见的病变，但 C > T 转变是通过 CpG 岛 5- 甲基胞嘧啶脱氨而发生的[4]。这并不能证明 ROS 在诱发基因改变中的主要作用。值得注意的是，在 MPM 中经常失活的基因如 *BAP1*，*CDKN2A*，*CDKN2B*，*SETD2* 的改变往往是外显子部分或完全的大缺失，可能与其他类型的损伤和修复系统有关[6, 32]。作为慢性炎症的结果，DNA 改变可能发生在后期阶段，这可以由许多物理和化学物质引起[64]。

DNA 双链断裂（DSB）是其他形式的 DNA 损伤，可由不同种类的致断裂剂、染色体上的机械应力或复制应力引起，也可由异常有丝分裂诱发[65, 66]。对不同类型的培养细胞（包括间皮细胞）进行的几项实验表明，石棉可能会干扰有丝分裂[67-69]。有丝分裂异常可以通过各种观察来揭示，包括非整倍体的发生、染色体和染色质损伤、纺锤体形成缺陷、落后染色体、中心体扩增、多极有丝分裂和胞质分裂的改变[36, 51, 70-74]。细胞周期研究表明，经石棉处理的细胞在细胞周期的 G2/M 期累积，与有丝分裂的延长一致[75-77]。众所周知，有丝分裂损伤可能会促进染色体错误分离、重排和非整倍体，而延迟有丝分裂可能会促进 DNA 断裂，如与微管动力学和其他不同条件相互作用的药物所示[66]。因此，由于纤维内化和与细胞的相互作用，石棉对有丝分裂的影响也是石棉致癌机制中需要考虑的重要因素。

修复过程对解决 DNA 损伤非常重要，它们包括可能导致易错修复的同源和非同源重组[78]，它们可能在 MPM 的发生中发挥作用。一方面，石棉诱导 DNA 断裂，如实验分析中的遗传毒性数据所示；另一方面，一些出版物报道了 DNA 修复系统的致病变异，包括重组修复基因[39, 42]。

3.2.2 MPM 的细胞和分子异质性

第二个 MPM 特征是其在细胞和分子水平的异质性。MPM 的病理观察显示，肿瘤在形态学上有很大的异质性[79]。这可能反映了细胞分化或不同的肿瘤细胞起源，因为扁平和立方这两种主要类型的正常间皮细胞在胸膜上有不同的分布部位[80, 81]。同样的，最近的数据表明肿瘤可以由上皮样和肉瘤样成分组成，即所谓的组织分子梯度，包括肿瘤形态和分子特异性[17]。这将符合正常间皮细胞的原位差异。需要进一步的分析来确定原位正常间皮细胞异质性在多大程度上与解释肿瘤异质性的起源有关。

MPM 的分子异质性可以通过突变和信号通路的失调来证实。就突变而言，分子异质性可能与肿瘤细胞的多克隆和亚克隆进化有关，如肿瘤内异质性所示[82-84]。Hippo 通路失活是某些 MPM 的特征。Hippo 通路的作用可能与胸膜的结构和石棉纤维的作用机制有关。首先，正常间皮细胞在浆膜表面形成单层细胞，并通过连接结合，这保证了细胞 – 细胞和细胞 – 基底膜的接触[85, 86]。Hippo 通路的活性由机械传导和细胞 – 细胞黏附调节，并调控紧密连接[31, 87]。它的失活可能会取消对 claudins 的控制，claudins 在紧密连接处表达，其在上皮样 MPM 与非上皮样 MPM 中有差异表达，在 MPM 与健康组织中有差异表达[4, 17, 88–90]。其次，石棉纤维引起染色体数量的改变和有丝分裂的改变，特别是胞质分裂的消除，导致出现非整倍体细胞包括四倍体细胞。有趣的是，Hippo 通路调节四倍体细胞的增殖并阻断其增殖。石棉纤维可阻止细胞脱落，在经石棉处理的间皮细胞和 MPM 中可观察到四倍体和近四倍体细胞[91, 92]。因此，去除增殖控制可能促进染色体不稳定和出现亚四倍体或超二倍体细胞，并导致肿瘤进化。非暴露患者的 *NF2* 突变似乎比暴露患者更频繁，但石棉暴露细胞的 *NF2* 突变会导致灾难性的有丝分裂[32]。

相反，*BAP1* 是 MPM 中最常见的突变基因，它的功能是可能通过调节 *BAP1* 野生型细胞的 γ– 微管蛋白泛素化，阻止染色体不稳定。

4 结论

MPM 确定与人类接触石棉纤维相关。为了有效治疗 MPM，人们已经对人类 MPM 进行了大量的分子研究，以确定信号通路的基因组改变和激活状态。还在基因敲除小鼠中进行了实验研究，以评估人类 MPM 基因改变的作用。*BAP1* 已被确定为石棉暴露患者的易感基因，Hippo 通路是 MPM 中值得注意的通路，也是其他癌症中经常改变的通路。

对人类肿瘤的研究表明，MPM 肿瘤之间的共同特征是染色体重排率高，并且在有限数量的基因中反复发生突变。相反，在形态学和分子水平上，MPM 之间存在异质性。转录组学和蛋白质组学研究通过识别个体 MPM 特征来定义 MPM 异质性，这些特征突出了 EMT 等公认的肿瘤进化，但到目前为止还没有明确的进展。尽管如此，令人欣慰的是，已经基于与免疫学背景和患者结果相关的转录组数据的从组织到分子的连续性的描述已初步建立[21]。

毒理学研究已经证明了与石棉接触有关的染色体损伤和潜在 DNA 损伤炎症过程的发生。MPM 与石棉的作用机制之间的因果关系通过人类 MPM 暴露基因缺失的小鼠中 MPM 的发生而得到确认。

我们目前的知识水平使我们能够提出假设，将已识别的 MPM 特征与石棉的作用机制联系起来。在遗传学方面，经石棉处理的细胞中产生异常有丝分裂可能占优势。随着我们对肿瘤细胞炎症微环境的认识的提高，应该可以明确炎症在 MPM 进化中的作用。关于异质性，除了肿瘤演变之外，胸膜解剖可能解释形态异质性。就信号通路的改变而言，Hippo 通路的参与可能与其在调节膜动力学和生长中的作用有关[95, 96]。至少应考虑两个要素：首先，Hippo 通路成分位于细胞连接处，这是由紧密连接的单层间皮细胞形成的间皮的重要结构；其次，Hippo 通路控制膜连接和细胞骨架动力学以及生长。间皮细胞内部或附近存在固体物质会损害有丝分裂过程中的染色体和膜动力学。目前还需要进一步研究以澄清石棉作用机制与间皮癌变分子机制的关系。

参考文献

1. Musti M, Kettunen E, Dragonieri S, Lindholm P, Cavone D, Serio G, et al. Cytogenetic and molecular genetic changes in malignant mesothelioma. Cancer Genet Cytogenet. 2006;170(1):9–15.
2. Toyooka S, Kishimoto T, Date H. Advances in the molecular biology of malignant mesothelioma. Acta Med Okayama. 2008;62:1):1–7.
3. Bott M, Brevet M, Taylor BS, Shimizu S, Ito T, Wang L, et al. The nuclear deubiquitinase BAP1 is commonly inactivated by somatic mutations and 3p21.1 losses in malignant pleural mesothelioma. Nat Genet. 2011;43(7):668–72. https://doi.org/10.1038/ng.855.
4. Bueno R, Stawiski EW, Goldstein LD, Durinck S, De Rienzo A, Modrusan Z, et al. Comprehensive genomic analysis of malignant pleural mesothelioma identifies recurrent mutations, gene fusions and splicing alterations. Nat Genet. 2016;48(4):407–16. https://doi.org/10.1038/ng.3520.
5. Tranchant R, Quetel L, Tallet A, Meiller C, Renier A, de Koning L, et al. Co-occurring mutations of tumor suppressor genes, LATS2 and NF2, in malignant pleural mesothelioma. Clin Cancer Res. 2017;23(12):3191–202. https://doi.org/10.1158/1078-0432.ccr-16-1971.
6. Hmeljak J, Sanchez-Vega F, Hoadley KA, Shih J, Stewart C, Heiman D, et al. Integrative molecular characterization of malignant pleural mesothelioma. Cancer Discov. 2018;8(12):1548–65. https://doi.org/10.1158/2159-8290.cd-18-0804.
7. Guo G, Chmielecki J, Goparaju C, Heguy A, Dolgalev I, Carbone M, et al. Whole exome sequencing reveals frequent genetic alterations in BAP1, NF2, CDKN2A and CUL1 in malignant pleural mesothelioma. Cancer Res. 2015;75(2):264–9. https://doi.org/10.1158/0008-5472.can-14-1008.
8. Carbone M, Yang H. Mesothelioma: recent highlights. Ann Transl Med. 2017;5(11):238. https://doi.org/10.21037/atm.2017.04.29.
9. Maki-Nevala S, Sarhadi VK, Knuuttila A, Scheinin I, Ellonen P, Lagstrom S, et al. Driver gene and Novel mutations in Asbestos-exposed lung adenocarcinoma and malignant meso-

thelioma detected by exome sequencing. Lung. 2016;194(1):125–35. https://doi.org/10.1007/s00408-015-9814-7.

10. Ahadi MS, Gill AJ. SMARCA4 loss is very rare in thoracic mesothelioma. Am J Surg Pathol. 2019;43(8):1154–5. https://doi.org/10.1097/pas.0000000000001262.

11. Andujar P, Lacourt A, Brochard P, Pairon JC, Jaurand MC, Jean D. Five years update on relationships between malignant pleural mesothelioma and exposure to asbestos and other elongated mineral particles. J Toxicol Environ Health B Crit Rev. 2016;19(5–6):151–72. https://doi.org/10.1080/10937404.2016.1193361.

12. Bueno R, De Rienzo A, Dong L, Gordon GJ, Hercus CF, Richards WG, et al. Second generation sequencing of the mesothelioma tumor genome. PLoS One. 2010;5(5):e10612. https://doi.org/10.1371/journal.pone.0010612.

13. Gordon GJ. Transcriptional profiling of mesothelioma using microarrays. Lung Cancer (Amsterdam, Netherlands). 2005;49(Suppl 1):S99–S103.

14. Dong L, Jensen RV, De Rienzo A, Gordon GJ, Xu Y, Sugarbaker DJ, et al. Differentially expressed alternatively spliced genes in malignant pleural mesothelioma identified using massively parallel transcriptome sequencing. BMC Med Genet. 2009;10:149. https://doi.org/10.1186/1471-2350-10-149.

15. Kane AB, Jean D, Knuutila S, Jaurand MC. Malignant Mesothelioma: Mechanism of Carcinogenesis. In: Anttila S, Boffetta P. (eds). Occupational Cancers. Springer, Cham; 2020, p. 343–62. https://doi-org.proxy.insermbiblio.inist.fr/10.1007/978-3-030-30766-0_19.

16. de Reynies A, Jaurand MC, Renier A, Couchy G, Hysi I, Elarouci N, et al. Molecular classification of malignant pleural mesothelioma: identification of a poor prognosis subgroup linked to the epithelial-to-mesenchymal transition. Clin Cancer Res. 2014;20(5):1323–34. https://doi.org/10.1158/1078-0432.CCR-13-2429.

17. Blum Y, Meiller C, Quetel L, Elarouci N, Ayadi M, Tashtanbaeva D, et al. Dissecting heterogeneity in malignant pleural mesothelioma through histo-molecular gradients for clinical applications. Nat Commun. 2019;10(1):1333. https://doi.org/10.1038/s41467-019-09307-6.

18. Nicholson AG, Sauter JL, Nowak AK, Kindler HL, Gill RR, Remy-Jardin M, et al. EURACAN/IASLC proposals for updating the histologic classification of pleural mesothelioma: towards a more multidisciplinary approach. J Thorac Oncol. 2020;15(1):29–49. https://doi.org/10.1016/j.jtho.2019.08.2506.

19. Courtiol P, Maussion C, Moarii M, Pronier E, Pilcer S, Sefta M, et al. Deep learning-based classification of mesothelioma improves prediction of patient outcome. Nat Med. 2019;25(10):1519–25. https://doi.org/10.1038/s41591-019-0583-3.

20. McLoughlin KC, Kaufman AS, Schrump DS. Targeting the epigenome in malignant pleural mesothelioma. Transl Lung Cancer Res. 2017;6(3):350–65. https://doi.org/10.21037/tlcr.2017.06.06.

21. Blum Y, Jaurand MC, Reynies D, Jean D. Unraveling the cellular heterogeneity of malignant pleural mesothelioma through a deconvolution approach. Mol Cell Oncol. 2019; https://doi.org/10.1080/23723556.2019.1610322.

22. Singh AS, Heery R, Gray SG. In Silico and in vitro analyses of LncRNAs as potential regulators in the transition from the Epithelioid to Sarcomatoid Histotype of malignant pleural mesothelioma (MPM). Int J Mol Sci. 2018;19(5) https://doi.org/10.3390/ijms19051297.

23. Giusti L, Ciregia F, Bonotti A, Da Valle Y, Donadio E, Boldrini C, et al. Comparative proteomic analysis of malignant pleural mesothelioma: focusing on the biphasic subtype. EuPA Open Proteom. 2016;10:42–9. https://doi.org/10.1016/j.euprot.2016.01.006.

24. Grosserueschkamp F, Bracht T, Diehl HC, Kuepper C, Ahrens M, Kallenbach-Thieltges A, et al. Spatial and molecular resolution of diffuse malignant mesothelioma heterogeneity by integrating label-free FTIR imaging, laser capture microdissection and proteomics. Sci Rep. 2017;7:44829. https://doi.org/10.1038/srep44829.

25. Panou V, Vyberg M, Weinreich UM, Meristoudis C, Falkmer UG, Roe OD. The established and

future biomarkers of malignant pleural mesothelioma. Cancer Treat Rev. 2015;41(6):486–95. https://doi.org/10.1016/j.ctrv.2015.05.001.

26. Creaney J, Dick IM, Leon JS, Robinson BW. A proteomic analysis of the malignant mesothelioma Secretome using iTRAQ. Cancer Genomics Proteomics. 2017;14(2):103–17. https://doi.org/10.21873/cgp.20023.

27. Greening DW, Ji H, Chen M, Robinson BW, Dick IM, Creaney J, et al. Secreted primary human malignant mesothelioma exosome signature reflects oncogenic cargo. Sci Rep. 2016;6:32643. https://doi.org/10.1038/srep32643.

28. Chapel DB, Churg A, Santoni-Rugiu E, Tsujimura T, Hiroshima K, Husain AN. Molecular pathways and diagnosis in malignant mesothelioma: a review of the 14th international conference of the international mesothelioma interest group. Lung Cancer (Amsterdam, Netherlands). 2019;127:69–75. https://doi.org/10.1016/j.lungcan.2018.11.032.

29. Jaurand MC, Jean D. Biomolecular pathways and malignant pleural mesothelioma. In: Mineo TC, editor. Malignant pleural mesothelioma: present status and future directions. Bentham: Science Publishers; 2016. p. 169–92.

30. Sekido Y. Molecular pathogenesis of malignant mesothelioma. Carcinogenesis. 2013;34(7):1413–9. https://doi.org/10.1093/carcin/bgt166.

31. Meng Z, Moroishi T, Guan KL. Mechanisms of hippo pathway regulation. Genes Dev. 2016;30(1):1–17. https://doi.org/10.1101/gad.274027.115.

32. Quetel L, Meiller C, Assie JB, Blum Y, Imbaud S, Montagen F, et al. Genetic alterations of malignant mesothelioma: association to tumor heterogeneity and overall survival. Mol Oncol. 2020;(6):1207–23. https://doi.org/10.1002/1878-0261.12651.

33. Raj N, Bam R. Reciprocal crosstalk between YAP1/hippo pathway and the p53 family proteins: mechanisms and outcomes in Cancer. Frontiers Cell Dev Biol. 2019;7:159. https://doi.org/10.3389/fcell.2019.00159.

34. Ugolini D, Neri M, Ceppi M, Cesario A, Dianzani I, Filiberti R, et al. Genetic susceptibility to malignant mesothelioma and exposure to asbestos: the influence of the familial factor. Mutat Res. 2008;658(3):162–71. https://doi.org/10.1016/j.mrrev.2007.08.001.

35. Melaiu O, Gemignani F, Landi S. The genetic susceptibility in the development of malignant pleural mesothelioma. J Thorac Dis. 2018;10(Suppl 2):S246–s52. https://doi.org/10.21037/jtd.2017.10.41.

36. Neri M, Ugolini D, Dianzani I, Gemignani F, Landi S, Cesario A, et al. Genetic susceptibility to malignant pleural mesothelioma and other asbestos-associated diseases. Mutat Res. 2008;659(1–2):126–36. https://doi.org/10.1016/j.mrrev.2008.02.002.

37. Cadby G, Mukherjee S, Musk AW, Reid A, Garlepp M, Dick I, et al. A genome-wide association study for malignant mesothelioma risk. Lung Cancer (Amsterdam, Netherlands). 2013;82(1):1–8. https://doi.org/10.1016/j.lungcan.2013.04.018.

38. Matullo G, Guarrera S, Betti M, Fiorito G, Ferrante D, Voglino F, et al. Genetic variants associated with increased risk of malignant pleural mesothelioma: a genome-wide association study. PLoS One. 2013;8(4):e61253. https://doi.org/10.1371/journal.pone.0061253.

39. Betti M, Aspesi A, Sculco M, Matullo G, Magnani C, Dianzani I. Genetic predisposition for malignant mesothelioma: a concise review. Mutat Res. 2019;781:1–10. https://doi.org/10.1016/j.mrrev.2019.03.001.

40. Testa JR, Cheung M, Pei J, Below JE, Tan Y, Sementino E, et al. Germline BAP1 mutations predispose to malignant mesothelioma. Nat Genet. 2011;43(10):1022–5. https://doi.org/10.1038/ng.912.

41. Panou V, Gadiraju M, Wolin A, Weipert CM, Skarda E, Husain AN, et al. Frequency of Germline mutations in Cancer susceptibility genes in malignant mesothelioma. J Clin Oncol. 2018;36(28):2863–71. https://doi.org/10.1200/jco.2018.78.5204.

42. Bertelsen B, Tuxen IV, Yde CW, Gabrielaite M, Torp MH, Kinalis S, et al. High frequency of pathogenic germline variants within homologous recombination repair in patients with

advanced cancer. NPJ Genom Med. 2019;4:13. https://doi.org/10.1038/s41525-019-0087-6.

43. Guo R, DuBoff M, Jayakumaran G, Kris MG, Ladanyi M, Robson ME, et al. Brief report: novel Germline mutations in DNA damage repair in patients with malignant pleural mesotheliomas. J Thorac Oncol. 2019; https://doi.org/10.1016/j.jtho.2019.12.111.

44. Pastorino S, Yoshikawa Y, Pass HI, Emi M, Nasu M, Pagano I, et al. A subset of mesotheliomas with improved survival occurring in carriers of BAP1 and other Germline mutations. J Clin Oncol. 2018;Jco2018790352. https://doi.org/10.1200/jco.2018.79.0352.

45. Xu J, Kadariya Y, Cheung M, Pei J, Talarchek J, Sementino E, et al. Germline mutation of Bap1 accelerates development of asbestos-induced malignant mesothelioma. Cancer Res. 2014;74(16):4388–97. https://doi.org/10.1158/0008-5472.can-14-1328.

46. Kadariya Y, Cheung M, Xu J, Pei J, Sementino E, Menges CW, et al. Bap1 is a Bona fide tumor suppressor: genetic evidence from mouse models carrying heterozygous Germline Bap1 mutations. Cancer Res. 2016;76(9):2836–44. https://doi.org/10.1158/0008-5472.can-15-3371.

47. Kukuyan AM, Sementino E, Kadariya Y, Menges CW, Cheung M, Tan Y, et al. Inactivation of Bap1 cooperates with losses of Nf2 and Cdkn2a to drive the development of pleural malignant mesothelioma in conditional mouse models. Cancer Res. 2019;79(16):4113–23. https://doi.org/10.1158/0008-5472.can-18-4093.

48. Napolitano A, Pellegrini L, Dey A, Larson D, Tanji M, Flores EG, et al. Minimal asbestos exposure in germline BAP1 heterozygous mice is associated with deregulated inflammatory response and increased risk of mesothelioma. Oncogene. 2016;35(15):1996–2002. https://doi.org/10.1038/onc.2015.243.

49. Attanoos RL, Churg A, Galateau-Salle F, Gibbs AR, Roggli VL. Malignant mesothelioma and its non-Asbestos causes. Arch Pathol Lab Med. 2018;142(6):753–60. https://doi.org/10.5858/arpa.2017-0365-RA.

50. Grosse Y, Loomis D, Guyton KZ, Lauby-Secretan B, El Ghissassi F, Bouvard V, et al. Carcinogenicity of fluoro-edenite, silicon carbide fibres and whiskers, and carbon nanotubes. Lancet Oncol. 2014;15(13):1427–8. https://doi.org/10.1016/s1470-2045(14)71109-x.

51. Toyokuni S. Mechanisms of asbestos-induced carcinogenesis. Nagoya J Med Sci. 2009;71:1–2):1-10.

52. Huang SX, Jaurand MC, Kamp DW, Whysner J, Hei TK. Role of mutagenicity in asbestos fiber-induced carcinogenicity and other diseases. J Toxicol Environ Health B Crit Rev. 2011;14(1–4):179–245. https://doi.org/10.1080/10937404.2011.556051.

53. Moller P, Danielsen PH, Jantzen K, Roursgaard M, Loft S. Oxidatively damaged DNA in animals exposed to particles. Crit Rev Toxicol. 2013;43(2):96–118. https://doi.org/10.3109/10408444.2012.756456.

54. Solbes E, Harper RW. Biological responses to asbestos inhalation and pathogenesis of asbestos-related benign and malignant disease. J Investig Med. 2018;66(4):721–7. https://doi.org/10.1136/jim-2017-000628.

55. Ospina D, Villegas VE, Rodriguez-Leguizamon G, Rondon-Lagos M. Analyzing biological and molecular characteristics and genomic damage induced by exposure to asbestos. Cancer Manag Res. 2019;11:4997–5012. https://doi.org/10.2147/cmar.s205723.

56. Kane A, Jean D, Knuutila S, Jaurand MC. Malignant mesothelioma: mechanism of carcinogenesis. In: Anttila S, Boffetta P, editors. Occupational cancers. London: Springer; 2014. p. 299319.

57. Miserocchi G, Sancini G, Mantegazza F, Chiappino G. Translocation pathways for inhaled asbestos fibers. Environ Health. 2008;7:4. https://doi.org/10.1186/1476-069x-7-4.

58. Broaddus VC, Everitt JI, Black B, Kane AB. Non-neoplastic and neoplastic pleural endpoints following fiber exposure. J Toxicol Environ Health B Crit Rev. 2011;14(1–4):153–78. https://doi.org/10.1080/10937404.2011.556049.

59. Asgharian B, Owen TP, Kuempel ED, Jarabek AM. Dosimetry of inhaled elongate mineral particles in the respiratory tract: the impact of shape factor. Toxicol Appl Pharmacol.

2018;361:27–35. https://doi.org/10.1016/j.taap.2018.05.001.

60. Oberdörster G. Lung Dosimetry: pulmonary clearance of inhaled particles. Aerosol Sci Technol. 1993;18:279–89.

61. Batra H, Antony VB. Pleural mesothelial cells in pleural and lung diseases. J Thorac Dis. 2015;7(6):964–80. https://doi.org/10.3978/j.issn.2072-1439.2015.02.19.

62. Mutsaers SE, Prele CM, Brody AR, Idell S. Pathogenesis of pleural fibrosis. Respirology (Carlton, Vic). 2004;9(4):428–40. https://doi.org/10.1111/j.1440-1843.2004.00633.x.

63. Tubbs A, Nussenzweig A. Endogenous DNA damage as a source of genomic instability in Cancer. Cell. 2017;168(4):644–56. https://doi.org/10.1016/j.cell.2017.01.002.

64. Kawanishi S, Ohnishi S, Ma N, Hiraku Y, Murata M. Crosstalk between DNA damage and inflammation in the multiple steps of carcinogenesis. Int J Mol Sci. 2017;18(8) https://doi.org/10.3390/ijms18081808.

65. Mehta A, Haber JE. Sources of DNA double-strand breaks and models of recombinational DNA repair. Cold Spring Harb Perspect Biol. 2014;6(9):a016428. https://doi.org/10.1101/cshperspect.a016428.

66. Ganem NJ, Pellman D. Linking abnormal mitosis to the acquisition of DNA damage. J Cell Biol. 2012;199(6):871–81. https://doi.org/10.1083/jcb.201210040.

67. Jaurand MC. Mechanisms of fiber-induced genotoxicity. Environ Health Perspect. 1997;105(Suppl 5):1073–84.

68. Jean D, Jaurand MC. Causes and pathophysiology of malignant pleural mesothelioma. Lung Cancer Manage. 2015;4(5):219–29.

69. Felley-Bosco E, MacFarlane M. Asbestos: modern insights for toxicology in the era of engineered Nanomaterials. Chem Res Toxicol. 2018;31(10):994–1008. https://doi.org/10.1021/acs.chemrestox.8b00146.

70. Wang NS, Jaurand MC, Magne L, Kheuang L, Pinchon MC, Bignon J. The interactions between asbestos fibers and metaphase chromosomes of rat pleural mesothelial cells in culture. A scanning and transmission electron microscopic study. Am J Pathol. 1987;126:343–9.

71. Yegles M, Saint-Etienne L, Renier A, Janson X, Jaurand MC. Induction of metaphase and anaphase/telophase abnormalities by asbestos fibers in rat pleural mesothelial cells in vitro. Amer J Respir Cell Mol Biol. 1993;9(2):186–91.

72. Jensen CG, Watson M. Inhibition of cytokinesis by asbestos and synthetic fibres. Cell Biol Intl. 1999;23(12):829–40.

73. Cortez BA, Rezende-Teixeira P, Redick S, Doxsey S, Machado-Santelli GM. Multipolar mitosis and aneuploidy after chrysotile treatment: a consequence of abscission failure and cytokinesis regression. Oncotarget. 2016;7(8):8979–92. https://doi.org/10.18632/oncotarget.6924.

74. MacCorkle RA, Slattery SD, Nash DR, Brinkley BR. Intracellular protein binding to asbestos induces aneuploidy in human lung fibroblasts. Cell Motil Cytoskeleton. 2006;63(10):646–57.

75. Levresse V, Renier A, Fleury-Feith J, Levy F, Moritz S, Vivo C, et al. Analysis of cell cycle disruptions in cultures of rat pleural mesothelial cells exposed to asbestos fibres. Amer J Respir Cell Mol Biol. 1997;17:660–71.

76. Cortez Bde A, Quassollo G, Caceres A, Machado-Santelli GM. The fate of chrysotile-induced multipolar mitosis and aneuploid population in cultured lung cancer cells. PLoS One. 2011;6(4):e18600. https://doi.org/10.1371/journal.pone.0018600.

77. Liu W, Ernst JD, Broaddus VC. Phagocytosis of crocidolite asbestos induces oxidative stress, DNA damage, and apoptosis in mesothelial cells. Am J Respir Cell Mol Biol. 2000;23(3):371–8. https://doi.org/10.1165/ajrcmb.23.3.4094.

78. Rodgers K, McVey M. Error-prone repair of DNA double-Strand breaks. J Cell Physiol. 2016;231(1):15–24. https://doi.org/10.1002/jcp.25053.

79. Galateau-Salle F, Churg A, Roggli V, Travis WD. The 2015 World Health Organization classification of Tumors of the pleura: advances since the 2004 classification. J Thorac Oncol. 2016;11(2):142–54. https://doi.org/10.1016/j.jtho.2015.11.005.

80. Michailova KN, Usunoff KG. Serosal membranes (pleura, pericardium, peritoneum). Normal structure, development and experimental pathology. Adv Anat Embryol Cell Biol. 2006;183:i–vii, 1–144, back cover

81. Wang NS. Anatomy of the pleura. Clin Chest Med. 1998;19(2):229–40.

82. Oehl K, Vrugt B, Opitz I, Meerang M. Heterogeneity in malignant pleural mesothelioma. Int J Mol Sci. 2018;19(6) https://doi.org/10.3390/ijms19061603.

83. Oey H, Daniels M, Relan V, Chee TM, Davidson MR, Yang IA, et al. Whole-genome sequencing of human malignant mesothelioma tumours and cell lines. Carcinogenesis. 2019; https://doi.org/10.1093/carcin/bgz066.

84. Comertpay S, Pastorino S, Tanji M, Mezzapelle R, Strianese O, Napolitano A, et al. Evaluation of clonal origin of malignant mesothelioma. J Transl Med. 2014;12:301. https://doi.org/10.1186/s12967-014-0301-3.

85. Markov AG, Amasheh S. Tight junction physiology of pleural mesothelium. Front Physiol. 2014;5:221. https://doi.org/10.3389/fphys.2014.00221.

86. Plouffe SW, Hong AW, Guan KL. Disease implications of the hippo/YAP pathway. Trends Mol Med. 2015;21(4):212–22. https://doi.org/10.1016/j.molmed.2015.01.003.

87. Halder G, Dupont S, Piccolo S. Transduction of mechanical and cytoskeletal cues by YAP and TAZ. Nat Rev Mol Cell Biol. 2012;13(9):591–600. https://doi.org/10.1038/nrm3416.

88. Soini Y. Claudins in lung diseases. Respir Res. 2011;12:70. https://doi.org/10.1186/1465-9921-12-70.

89. Soini Y, Kinnula V, Kahlos K, Paakko P. Claudins in differential diagnosis between mesothelioma and metastatic adenocarcinoma of the pleura. J Clin Pathol. 2006;59(3):250–4. https://doi.org/10.1136/jcp.2005.028589.

90. Rouka E, Vavougios GD, Solenov EI, Gourgoulianis KI, Hatzoglou C, Zarogiannis SG. Transcriptomic analysis of the Claudin Interactome in malignant pleural mesothelioma: evaluation of the effect of disease phenotype, Asbestos exposure, and CDKN2A deletion status. Front Physiol. 2017;8:156. https://doi.org/10.3389/fphys.2017.00156.

91. Hagemeijer A, Versnel MA, Van Drunen E, Moret M, Bouts MJ, Van der Kwast TH, et al. Cytogenetic analysis of malignant mesothelioma. Cancer Genet Cytogenet. 1990;47:1–28.

92. Pyrhonen S, Tiainen M, Rautonen J, Tammilehto L, Laasonen A, Mattson K, et al. Comparison of DNA and karyotype ploidy in malignant mesothelioma. Cancer Genet Cytogenet. 1992;60(1):8–13.

93. Peng J, Ma J, Li W, Mo R, Zhang P, Gao K, et al. Stabilization of MCRS1 by BAP1 prevents chromosome instability in renal cell carcinoma. Cancer Lett. 2015;369(1):167–74. https://doi.org/10.1016/j.canlet.2015.08.013.

94. Zarrizi R, Menard JA, Belting M, Massoumi R. Deubiquitination of gamma-tubulin by BAP1 prevents chromosome instability in breast cancer cells. Cancer Res. 2014;74(22):6499–508. https://doi.org/10.1158/0008-5472.can-14-0221.

95. Karaman R, Halder G. Cell junctions in hippo Signaling. Cold Spring Harb Perspect Biol. 2018;10(5) https://doi.org/10.1101/cshperspect.a028753.

96. Misra JR, Irvine KD. The hippo Signaling network and its biological functions. Annu Rev Genet. 2018;52:65–87. https://doi.org/10.1146/annurev-genet-120417-031621.

第 3 章

石棉纤维与免疫效应：免疫效应在石棉相关疾病中起作用吗？

Yasumitsu Nishimura, Naoko Kumagai-Takei, Suni Lee, Kei Yoshitome, Tatsuo Ito, and Takemi Otsuki

【摘要】免疫系统的功能是消除由于各种原因可能出现的异常细胞。这一过程有助于防止肿瘤形成，被称为抗肿瘤免疫。吸入的石棉纤维可积聚在肺的非淋巴器官和引流淋巴结中，使免疫细胞暴露于吸入的石棉中，从而引发潜在的免疫效应。基于这一观点，我们一直在研究各种石棉暴露介导的自然杀伤（NK）、CD4$^+$ T 辅助细胞（Th）、CD8$^+$ 毒性 T 细胞（CTL）的功能改变。巨噬细胞的体外实验研究结果表明，暴露于石棉会降低 NK 和 CTL 细胞的细胞毒性，降低细胞表面活化受体（NKp46，NKG2D）的表达，降低细胞内穿孔素水平和 IFN-γ 的产生。此外，随着细胞表面 CTLA-4 的增加，Th ［调节性 T（Treg）］细胞功能的免疫抑制作用增强，IL-10 和 TGF-β 细胞以及纤维化 / 免疫抑制巨噬细胞的含量增加，TGF-β 的含量持久升高。有趣的是，恶性间皮瘤患者也表现出与外周血单核细胞相似的特征。综上所述，这些数据表明石棉纤维引起免疫抑制潜能，这可能有助于短暂产生的异常间皮细胞的免疫逃逸，促进接触石棉的人恶性间皮瘤的发展。对这些事件的持续调查可能有助于从免疫学角度制定早期干预策略，以减缓间皮瘤的发展。

【关键词】NK；CTL；Th1；Treg；巨噬细胞

1 概述

众所周知，石棉纤维具有细胞毒性和促炎作用，包括致突变性和产生活性氧[1-5]，这被认为是恶性间皮瘤发展的原因。然而，身体有一个免疫系统，它总是在检查异常细胞的存在，并可以消除这些细胞，以避免肿瘤疾病。因此，如果因接触石棉而暂时产生

Y. Nishimura (✉) · N. Kumagai-Takei · S. Lee · K. Yoshitome · T. Ito · T. Otsuki
Department of Hygiene, Kawasaki Medical School, Kurashiki, Japan
e-mail: yas@med.kawasaki-m.ac.jp

了一个异常的间皮细胞，它不应该在免疫系统的反应中存活下来。此外，有趣的是，恶性间皮瘤是由低或中等剂量的石棉暴露引起的，而不是由高剂量暴露引起，并且在石棉暴露后可能需要很长时间才能发展为间皮瘤[6]。这表明间皮瘤的发展可能更复杂，并且不仅仅由石棉的毒性或促炎作用引起。这些发现促使人们提出了进一步的假设，即免疫系统的功能改变可能与接触石棉后恶性间皮瘤的发展有关。实际上，据报道，由于工作相关活动或在一般环境中吸入的石棉纤维会在区域淋巴结中积聚[7, 8]，这表明即使是淋巴细胞也可能受到石棉纤维的影响。在本章中，我们介绍了与石棉诱导的免疫细胞功能改变有关的研究结果，这些改变是通过对恶性间皮瘤患者获得的外周血的检测结果确定的。最后，我们解释了观察到的免疫效应和间皮瘤之间的关系。

2 接触石棉引起的免疫细胞功能改变

2.1 细胞毒性淋巴细胞功能降低

2.1.1 自然杀伤细胞

自然杀伤（NK）细胞在抗肿瘤免疫的背景下，作为对抗异常细胞的第一防御者发挥重要作用，因为它们可在没有任何诱导的情况下迅速对靶标产生自然细胞毒性。事实上，NK 细胞的细胞毒性与肿瘤疾病之间的关系已被明确报道：与具有中等或高细胞毒性的受试者相比，外周血自然细胞毒性水平较低的男性和女性显示出较高的肿瘤发病率[9]。为了选择性地靶向异常细胞并使健康细胞毫发无损，NK 细胞毒性是由细胞表面表达的激活和抑制受体的信号平衡来调节的，这些受体可以识别靶细胞上某些类型的配体[10-16]。

激活和抑制受体分别通过细胞外信号调节激酶（ERK）和 c-jun N 端激酶（JNK）转导促进和抑制信号，导致细胞中毒颗粒脱颗粒，穿孔素和颗粒酶从中释放到损伤靶点[17, 18]。将人 NK 细胞系 YT-A1 用石棉连续培养，培养约 4 个月后，细胞表面 NKG2D 和 2B4 激活受体以及细胞内穿孔素和颗粒酶 A 的表达降低，显示细胞毒性受损[19]。暴露于石棉的 YT-A1 的脱颗粒也减少，这表明通过 NKG2D 刺激 ERK 的磷酸化低于原始细胞系[20]。当人外周血单核细胞（PBMCs）与石棉一起培养时，培养的 NK 细胞也显示出激活受体的表达改变，暴露于石棉后 NKp46（NCR1）激活受体表达减少，而暴露于玻璃棉并没有减少。最后，当分析恶性间皮瘤患者外周血中 NK 细胞的自然细胞毒性和细胞表面活化受体的表达时，与健康人相比，观察到每个细胞的细胞毒性水平均较低。另外尽管 NKG2D 和 2B4 表达水平没有差异，但 NKp46 表达水平较低[19]。这些发现表明，暴露于石棉会导致 NK 细胞细胞毒性的损害，激活受体的表达发生改变，并可能导致暴露于石棉的个体中异常细胞清除不足，从而导致恶性间皮瘤。

2.1.2　CD8⁺T 细胞

CD8⁺T 细胞也称为细胞毒性 T 淋巴细胞（CTLs），这类细胞群通过特异性识别和损伤靶细胞抗原，在抗肿瘤免疫中发挥作用。与 NK 细胞不同之处在于，尽管两种细胞群都利用相同的穿孔素和颗粒酶机制来影响细胞损伤 [21]，但幼稚 CD8⁺T 细胞需要抗原刺激才能产生具有细胞毒性的效应细胞，并产生 IFN-γ 等细胞因子，刺激的部分细胞产生记忆细胞，其功能是维持对靶细胞的细胞毒性 [22, 23]。混合淋巴细胞反应（MLR）是一种体外模型，通过使用来自不同供体的两组完整的免疫细胞作为应答者和刺激物，来模拟 T 淋巴细胞的抗原特异性反应。当作为应答者的人类 PBMCs 与作为 MLR 测定刺激物的同种异体 PBMCs 一起培养时，在培养物中加入石棉会导致诱导的对抗同种异体 PBMCs 的 CD8⁺T 细胞毒性降低，并伴随着细胞增殖减少和 TGF-α 和 IFN-γ 的产生 [24]。此外，CD8⁺T 细胞的表面标记物（CD45RO 和 CD25）效应 / 激活也会减少，而幼稚细胞（CD45RA）增加。为了研究石棉暴露后如何可维持有效 CTL 功能，有研究采用了 EBT-8 人 CD8⁺ 表达 T 细胞系，该细胞系表达 HLA-DR（一种 T 细胞活化的标记物），此细胞系经石棉暴露后在补充有 IL-2 的培养基中连续培养超过 1 个月可以继续维持细胞增殖。石棉暴露会降低穿孔素的细胞内表达，但不会降低颗粒酶 B，并刺激 EBT-8 中 IFN-γ 的产生 [25]。与上述结果一致，与没有肿瘤的健康或胸膜斑个体相比，恶性间皮瘤患者外周血 CD8⁺T 细胞中的细胞内穿孔素水平较低，但颗粒酶 B 水平较低，尽管细胞内 IFN-γ 没有差异 [26]。这些发现表明，石棉暴露抑制了在刺激和维持这些效应器期间对效应 CTL 的诱导，而间皮瘤患者的 CD8⁺T 细胞具有相似的特征。此外，还发现添加 IL-2 的培养基尽管不能恢复表达改变的细胞表面标志物，但可恢复用于 MLR 检测培养中石棉诱导的 CD8⁺ T 细胞低细胞毒性，这表明间皮瘤患者通过适当的治疗可能会恢复受损的 CTL 功能 [27]。

2.2　增强淋巴细胞和髓系细胞的免疫抑制功能

2.2.1　CD4⁺T 细胞

从这里开始，我们介绍石棉暴露对淋巴细胞和髓系细胞抑制功能的影响。CD4⁺T 淋巴细胞是决定刺激后免疫反应方向的最重要的细胞群，从而促进不同类型的免疫反应和免疫抑制。特别是，T 辅助细胞 1（Th1）和调节性 T 细胞（Treg）功能的平衡对于抗原刺激后抗肿瘤免疫的成败至关重要 [28, 29]。Th1 细胞代表了产生 IFN-γ 的主要细胞群，IFN-γ 直接刺激树突状细胞和 CD8⁺T 细胞促进对肿瘤的免疫反应。CXCR3 作为趋化因子受体和 Th1 细胞的代表性标记，在 CD4⁺T 细胞表达。持续暴露于石棉可降低 MT-2 CD4⁺T 细胞系和体外扩增培养的外周血 CD4⁺T 细胞中 CXCR3 的表达和 IFN-γ 的产生 [30, 31]。TGF-β 和 IL-10 是 Treg 细胞产生的典型细胞因子，具有抑制免疫应答的功能 [32]。

MT-2 细胞也具有 Treg 细胞的某些特性，因为 MT-2 是一种 T 细胞系，并显示免疫调节特性，如果被人类 T 细胞白血病病毒 1 型（HTLV-1）永生化，会导致成人 T 细胞白血病（ATL）[33]。将 MT-2 细胞系暴露于石棉会导致 TGF-β 和 IL-10 的产生增加，并增强抑制常规 CD4+T 细胞增殖的能力，而在石棉暴露的 MT-2 细胞中通过敲除 TGF-β 和 IL-10 基因可以减弱该能力。有趣的是，通过比较健康人（H）、胸膜斑（P）的个体和间皮瘤患者（M）的外周血 CD4+T 细胞的特性，发现外周血 CD4+T 细胞 CXCR3 的表达和 IFN-γ 的含量顺序分别为 H > P > M, H = P > M。此外，MT-2 细胞暴露于石棉会导致细胞表面 CTLA-4 表达增加[34]，通过干扰 CD28 与传统 T 细胞的相互作用以及 CD80 和 CD86 对抗原提呈细胞（包括树突状细胞和巨噬细胞）的相互作用而发挥免疫抑制作用[35, 36]。与这一发现相一致的是，与石棉暴露相关的良性疾病如弥漫性胸膜增厚的患者进行比较，间皮瘤患者外周血 CD4+T 细胞中 CTLA-4 的表达较高（未发表的数据）。这些结果表明，石棉暴露可能有助于抑制与恶性间皮瘤发展相关的抗肿瘤免疫。

2.2.2　巨噬细胞

巨噬细胞负责吞噬淋巴和非淋巴器官中的外源性和内源性颗粒和纤维，它还会产生包括 TNF-α、IL-6 和 IL-1β 在内的炎性细胞因子[37, 38]。吸入的石棉纤维也会长期引起巨噬细胞的这些反应，从而导致肺纤维化和肿瘤疾病的发展。因此，除了与石棉相关疾病的治疗有关的研究外，巨噬细胞引起的炎症一直也是研究的目标[1, 39]。然而，我们之前的一项研究发现，在不存在任何其他类型细胞的情况下，低剂量暴露于石棉可诱导肺泡巨噬细胞产生大量且持久的 TGF-β，并且不伴随巨噬细胞的凋亡，而高剂量暴露于石棉会导致巨噬细胞凋亡[40]。此外，随着抗凋亡因子 Bcl-2 的表达增加，这些巨噬细胞显示出较长的存活期。TGF-β 是促进肺纤维化的关键细胞因子，并且也有助于免疫抑制。事实上，产生 TGF-β 的 M2 型巨噬细胞作为髓系细胞群发挥抑制抗肿瘤免疫的作用[41]。总之，这些研究结果表明，暴露于石棉后，具有纤维化和免疫抑制活性的巨噬细胞的功能发生改变，可能通过诱导纤维化反应促进形成石棉沉着症，以及通过免疫抑制促进恶性间皮瘤的发展。

3　结论

上述研究获得的结果表明，暴露于石棉会导致免疫细胞的功能改变，表现为 NK 和 CD8+T 细胞毒性活性降低和 CD4+T 细胞及巨噬细胞免疫抑制活性增强（图 3.1）。此外，恶性间皮瘤患者表现出几种类似于石棉暴露的免疫细胞的基因表达改变。综上所述，这些发现表明石棉纤维具有免疫抑制潜能，这可能有助于免疫逃逸的异常间皮细胞的短暂产生，并随后在接触石棉的人群中发展为恶性间皮瘤。这些知识将有助于从免疫学的角度制定早期干预策略，以延缓间皮瘤的进展。事实上，根据对间皮瘤患者以及接触石棉而无肿瘤个体的综合分析数据，我们提出了一种对恶性间皮瘤和石棉暴露进行免疫学评分的筛查工具（正在申请专利 WO2016-167346）。此外，研究结果提示免疫治疗间皮瘤可能有效，特别关注 Treg 细胞及其因子，包括免疫检查点分子，这些是我们目前正在研究的领域。

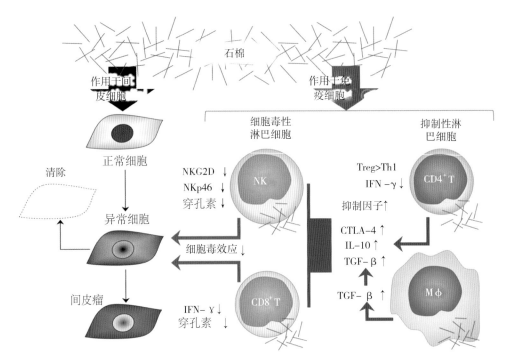

图 3.1　总结图示：石棉诱导的免疫细胞功能改变。暴露于石棉会降低 NK 和 CD8⁺T 细胞的细胞毒性，同时伴有活化受体（NKp46，NKG2D）、穿孔素和 IFN-γ 表达减少，并诱导 Treg 细胞和巨噬细胞（Mφ）的抑制功能增强，同时 CTLA-4、IL-10 和 TGF-β 增加。这些改变有助于暴露于石棉导致的异常间皮细胞短暂的免疫逃逸，并促进恶性间皮瘤的发展。

参考文献

1. Sporn TA, Roggli VL. Mesothelioma. In: Roggli VL, Oury TD, Sporn TA, editors. Pathology of Asbestos-associated diseases. 3rd ed. New York, Berlin, and Heidelberg: Springer; 2014. p. 81–140.
2. Mossman BT, Churg A. Mechanisms in the pathogenesis of asbestosis and silicosis. Am J Respir Crit Care Med. 1998;157(5 Pt 1):1666–80.
3. Mossman BT, Kamp DW, Weitzman SA. Mechanisms of carcinogenesis and clinical features of asbestos-associated cancers. Cancer Investig. 1996;14(5):466–80.
4. Dusinska M, Collins A, Kazimirova A, Barancokova M, Harrington V, Volkovova K, et al. Genotoxic effects of asbestos in humans. Mutat Res. 2004;553(1–2):91–102.

5. Topinka J, Loli P, Georgiadis P, Dusinska M, Hurbankova M, Kovacikova Z, et al. Mutagenesis by asbestos in the lung of lambda-lacI transgenic rats. Mutat Res. 2004;553(1–2):67–78.

6. Bohlig H, Otto H. Asbest unt Mesotheliom : Fakten, Fragen, Umweltprobleme. Stuttgart: G. Thieme; 1975.

7. Dodson RF, Huang J, Bruce JR. Asbestos content in the lymph nodes of nonoccupationally exposed individuals. Am J Ind Med. 2000;37(2):169–74.

8. Dodson RF, Williams MG Jr, Corn CJ, Brollo A, Bianchi C. A comparison of asbestos burden in lung parenchyma, lymph nodes, and plaques. Ann N Y Acad Sci. 1991;643:53–60.

9. Imai K, Matsuyama S, Miyake S, Suga K, Nakachi K. Natural cytotoxic activity of peripheral-blood lymphocytes and cancer incidence: an 11-year follow-up study of a general population. Lancet. 2000;356(9244):1795–9.

10. Moretta A, Bottino C, Vitale M, Pende D, Cantoni C, Mingari MC, et al. Activating receptors and coreceptors involved in human natural killer cell-mediated cytolysis. Annu Rev Immunol. 2001;19:197–223.

11. Moretta L, Moretta A. Unravelling natural killer cell function: triggering and inhibitory human NK receptors. EMBO J. 2004;23(2):255–9.

12. Sivori S, Pende D, Bottino C, Marcenaro E, Pessino A, Biassoni R, et al. NKp46 is the major triggering receptor involved in the natural cytotoxicity of fresh or cultured human NK cells. Correlation between surface density of NKp46 and natural cytotoxicity against autologous, allogeneic or xenogeneic target cells. Eur J Immunol. 1999;29(5):1656–66.

13. Yokoyama WM, Plougastel BF. Immune functions encoded by the natural killer gene complex. Nat Rev Immunol. 2003;3(4):304–16.

14. Endt J, Eissmann P, Hoffmann SC, Meinke S, Giese T, Watzl C. Modulation of 2B4 (CD244) activity and regulated SAP expression in human NK cells. Eur J Immunol. 2007;37(1):193–8.

15. Garni-Wagner BA, Purohit A, Mathew PA, Bennett M, Kumar V. A novel function-associated molecule related to non-MHC-restricted cytotoxicity mediated by activated natural killer cells and T cells. J Immunol. 1993;151(1):60–70.

16. Valiante NM, Trinchieri G. Identification of a novel signal transduction surface molecule on human cytotoxic lymphocytes. J Exp Med. 1993;178(4):1397–406.

17. Chen X, Trivedi PP, Ge B, Krzewski K, Strominger JL. Many NK cell receptors activate ERK2 and JNK1 to trigger microtubule organizing center and granule polarization and cytotoxicity. Proc Natl Acad Sci U S A. 2007;104(15):6329–34.

18. Trapani JA, Smyth MJ. Functional significance of the perforin/granzyme cell death pathway. Nat Rev Immunol. 2002;2(10):735–47.

19. Nishimura Y, Miura Y, Maeda M, Kumagai N, Murakami S, Hayashi H, et al. Impairment in cytotoxicity and expression of NK cell- activating receptors on human NK cells following exposure to asbestos fibers. Int J Immunopathol Pharmacol. 2009;22(3):579–90.

20. Nishimura Y, Maeda M, Kumagai N, Hayashi H, Miura Y, Otsuki T. Decrease in phosphoryla-tion of ERK following decreased expression of NK cell-activating receptors in human NK cell line exposed to asbestos. Int J Immunopathol Pharmacol. 2009;22(4):879–88.

21. Harty JT, Tvinnereim AR, White DW. CD8+ T cell effector mechanisms in resistance to infec-tion. Annu Rev Immunol. 2000;18:275–308.

22. Allan RS, Waithman J, Bedoui S, Jones CM, Villadangos JA, Zhan Y, et al. Migratory dendritic cells transfer antigen to a lymph node-resident dendritic cell population for efficient CTL priming. Immunity. 2006;25(1):153–62.

23. Weninger W, Manjunath N, von Andrian UH. Migration and differentiation of CD8+ T cells. Immunol Rev. 2002;186:221–33.

24. Kumagai-Takei N, Nishimura Y, Maeda M, Hayashi H, Matsuzaki H, Lee S, et al. Effect of asbestos exposure on differentiation of cytotoxic T lymphocytes in mixed lymphocyte reaction of human peripheral blood mononuclear cells. Am J Respir Cell Mol Biol. 2013;49(1):28–36.

25. Kumagai-Takei N, Nishimura Y, Matsuzaki H, Lee S, Yoshitome K, Otsuki T. Decrease in

intracellular Perforin levels and IFN-γ production in human CD8+ T cell line following long-term exposure to Asbestos Fibers. J Immunol Res. 2018;2018:1–10.

26. Kumagai-Takei N, Nishimura Y, Maeda M, Hayashi H, Matsuzaki H, Lee S, et al. Functional properties of CD8(+) lymphocytes in patients with pleural plaque and malignant mesothelioma. J Immunol Res. 2014;2014:10–20.

27. Kumagai-Takei N, Nishimura Y, Matsuzaki H, Lee S, Yoshitome K, Hayashi H, et al. The suppressed induction of human mature cytotoxic T lymphocytes caused by Asbestos is not due to Interleukin-2 insufficiency. J Immunol Res. 2016;2016:10.

28. Povoleri GAM, Scottà C, Nova-Lamperti EA, John S, Lombardi G, Afzali B. Thymic versus induced regulatory T cells—who regulates the regulators? Front Immunol. 2013;4:169.

29. Sakaguchi S. Naturally arising Foxp3-expressing CD25+CD4+ regulatory T cells in immunological tolerance to self and non-self. Nat Immunol. 2005;6(4):345–52.

30. Maeda M, Nishimura Y, Hayashi H, Kumagai N, Chen Y, Murakami S, et al. Decreased CXCR3 expression in CD4+ T cells exposed to Asbestos or derived from Asbestos-exposed patients. Am J Respir Cell Mol Biol. 2011;45(4):795–803.

31. Maeda M, Nishimura Y, Hayashi H, Kumagai N, Chen Y, Murakami S, et al. Reduction of CXC chemokine receptor 3 in an in vitro model of continuous exposure to asbestos in a human T-cell line, MT-2. Am J Respir Cell Mol Biol. 2011;45(3):470–9.

32. Shevach EM. Mechanisms of foxp3+ T regulatory cell-mediated suppression. Immunity. 2009;30(5):636–45.

33. Matsubar Y, Hori T, Morita R, Sakaguchi S, Uchiyama T. Delineation of immunoregulatory properties of adult T-cell leukemia cells. Int J Hematol. 2006;84(1):63–9.

34. Ying C, Maeda M, Nishimura Y, Kumagai-Takei N, Hayashi H, Matsuzaki H, et al. Enhancement of regulatory T cell-like suppressive function in MT-2 by long-term and low-dose exposure to asbestos. Toxicology. 2015;338:86–94.

35. Serra P, Amrani A, Yamanouchi J, Han B, Thiessen S, Utsugi T, et al. CD40 ligation releases immature dendritic cells from the control of regulatory CD4+CD25+ T cells. Immunity. 2003;19(6):877–89.

36. Misra N, Bayry J, Lacroix-Desmazes S, Kazatchkine MD, Kaveri SV. Cutting edge: human CD4+CD25+ T cells restrain the maturation and antigen-presenting function of dendritic cells. J Immunol. 2004;172(8):4676–80.

37. Li XY, Lamb D, Donaldson K. The production of TNF-alpha and IL-1-like activity by bronchoalveolar leucocytes after intratracheal instillation of crocidolite asbestos. Int J Exp Pathol. 1993;74(4):403–10.

38. Lemaire I, Ouellet S. Distinctive profile of alveolar macrophage-derived cytokine release induced by fibrogenic and nonfibrogenic mineral dusts. J Toxicol Environ Health. 1996;47(5):465–78.

39. Roggli VL, Gibbs AR, Attanoos R, Churg A, Popper H, Cagle P, et al. Pathology of asbestosis- an update of the diagnostic criteria: report of the asbestosis committee of the College of American Pathologists and Pulmonary Pathology Society. Arch Pathol Lab Med. 2010;134(3):462–80.

40. Nishimura Y, Nishiike-Wada T, Wada Y, Miura Y, Otsuki T, Iguchi H. Long-lasting production of TGF-beta1 by alveolar macrophages exposed to low doses of asbestos without apoptosis. Int J Immunopathol Pharmacol. 2007;20(4):661–71.

41. Biswas SK, Mantovani A. Macrophage plasticity and interaction with lymphocyte subsets: cancer as a paradigm. Nat Immunol. 2010;11(10):889–96.

第4章

间皮瘤的生物分子途径：间皮瘤的生物分子研究的新视角有哪些？

Giovanni Gaudino, Michael Minaai, Michele Carbone, and Haining Yang

【摘要】接触石棉和其他致癌纤维可引起间皮瘤，这是一种预后不良的侵袭性肿瘤。肿瘤发生源于高迁移率族蛋白1（HMGB1）和炎症因子的激活，诱导分泌肿瘤坏死因子-α（TNF-α）和其他细胞因子。随着时间的推移，慢性炎症过程诱导细胞存活下来，有利于DNA突变的积累，激活几个激活的通路，促进肿瘤生长。BRCA相关蛋白1（*BAP1*）基因的种系杂合子突变，赋予间皮瘤更高的易感性，这源于基因和环境相互作用的研究。一些通路与间皮瘤有关，包括NF2和Hippo，受体酪氨酸激酶如EGFR和MET，细胞内激酶如PI3K，ERK5等。然而，HMGB1和BAP1是间皮瘤中致癌转化和肿瘤进展的最常见和关键的激活因子。因此，这两种蛋白激活通路的特点是在细胞核和细胞质水平具有双重活性，可能为对抗侵袭性和难治性癌如间皮瘤的新治疗方法提供最有希望的前景。

【关键词】间皮瘤；BAP1；HMGB1；慢性炎症；生物分子通路

1 概述

　　恶性间皮瘤是一种罕见但具有侵袭性的癌症，与接触石棉或其他致癌矿物纤维有关，其特点是预后不良和治疗反应有限。胸膜和腹膜内层的间皮细胞暴露于石棉纤维或天然存在的石棉样矿物质（如毛沸石等）会导致慢性炎症的发展和诱导氧自由基的产生。暴露的间皮细胞在活化巨噬细胞的作用下，存活并增殖，积累基因突变，最终经历恶变过程[1, 2]。

　　在通过高密度阵列比较基因组杂交（aCGH）对 3p21 区域的基因组分析中，该区域

G. Gaudino · M. Minaai · M. Carbone · H. Yang (⊠)

Thoracic Oncology Program, University of Hawaii Cancer Center, Honolulu, HI, USA

e-mail: hyang@cc.hawaii.edu

在间皮瘤中大量重排，我们发现了典型的染色体碎裂模式。这一事件发生在由不同肿瘤细胞中的一次灾难性事件引起的许多染色体重排上，即使在几次细胞复制后也会导致大量基因改变。染色体碎裂可能导致原癌基因失调或肿瘤抑制功能丧失，随后被假定为可能增加间皮瘤免疫原性的新抗原表达的潜在来源[2]。

在基因组重排和获得细胞存活过程中，不同的分子通路可能被激活，这有助于间皮细胞对环境致癌纤维和耐药性的敏感性，这是间皮瘤细胞的典型特征[3]。本文综述了基因与环境（GxE）相互作用在间皮瘤发生和发展过程中的分子途径和作用，以及目前对间皮瘤的预防和治疗方法的展望。

2 HMGB1 和石棉的发病机制

人间皮细胞暴露于石棉或其他致癌的石棉样矿物纤维后会导致其死亡，也就是先前已确定的凋亡[4]。我们已明确证明肿瘤坏死因子 – α（TNF-α）和NF-κB这两种炎症介质是细胞应对矿物纤维引起的损伤反应的关键途径[5]。之后，我们发现间皮细胞在暴露于几种纤维，如青石棉[6]、毛沸石[7]和温石棉[8]后大多数会发生程序性坏死。程序性细胞坏死是一个调节过程，涉及高迁移率族蛋白1（HMGB1）的被动释放和分泌，HMGB1是一种损伤相关分子蛋白（DAMP），主要通过与巨噬细胞 RAGE 受体结合而形成促炎微环境[6, 9]。此外，HMGB1与其他途径协同作用，例如由纤维暴露诱导的活性氧（ROS）触发的途径，导致 NLRP3 炎症小体的形成，随后激发几种白细胞介素（IL-1β、IL-18、IL-1α）以及 HMGB1 和 TNF-α 的分泌，建立一个自分泌慢性炎症过程（图 4.1）[10]。暴露于具有生物持久性的致癌矿物纤维，如石棉、毛沸石等，可引起存活间皮细胞的慢性炎症，进一步导致转化和间皮瘤的发展[1]。

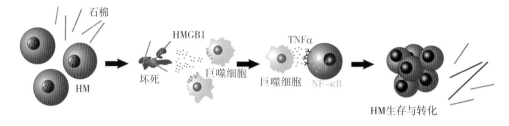

图 4.1　石棉致癌作用的工作假说。石棉引起 HM 的程序性坏死，导致 HMGB1 释放到细胞外。HMGB1 触发巨噬细胞聚集和炎症反应炎症因子，特别是 TNF-α 分泌，并与它们的受体结合，激活细胞信号通路，如 NF-κB，这增加了石棉损伤后 HM 的存活。持续的遗传损伤、HM 存活和慢性炎症，从长远来看导致 HM 的转化和间皮瘤的启动

可以通过不同的方式阻碍这种致癌途径，防止肿瘤发生或干扰间皮瘤的进展：（1）

通过使用显著减少间皮瘤异种移植物生长的 HMGB1 竞争性抑制剂或单克隆抗体来拮抗 HMGB1 [11]；（2）阻断炎症过程，如通过使用阿司匹林，抑制炎症和 HMGB1 活性，可以在间皮瘤异种移植模型中发挥抗增殖活性 [12]；（3）干扰 HMGB1 信号传导，如通过加入丙酮酸乙酯，抑制 HMGB1 释放和下调 RAGE 受体，显著降低间皮瘤侵袭性 [13]。

3　与间皮瘤发生相关的其他途径

Ⅱ型神经纤维瘤病（*NF2*）是由于基因突变导致的，是一种遗传性神经系统肿瘤。*NF2* 在间皮瘤中经常发生突变，在小鼠中杂合子缺失导致肿瘤形成增强 [14]。*NF2* 编码 Merlin 蛋白，它是 Hippo 通路的起始因子，其功能在大约 40% 的恶性间皮瘤中发生改变 [15]，导致 Hippo 通路其他效应器的核积聚。Yes 相关蛋白（YAP）和包含 WW 结构域的转录调节因子（WWTR1 或 TAZ），这些蛋白在细胞核中的不平衡定位增强了多种原癌基因的表达，这些原癌基因有助于维持间皮瘤癌细胞的生存 [16]。Hippo 肿瘤抑制通路调节组织生长、接触抑制、干细胞和组织再生，为间皮瘤的新治疗策略提供了一个模型。

在间皮瘤中，甚至在暴露于石棉纤维的间皮细胞中，一些涉及酪氨酸激酶受体的细胞信号通路经常被激活。研究发现，大鼠间皮细胞暴露于青石棉纤维后，表皮生长因子受体（EGFR）随着细胞外调节激酶 1 和 2（Erk1/2）的激活，发生了自动 / 反式磷酸化。可见，AP-1 被转录激活触发信号与肿瘤的发展和进展有关 [17]。由 *MET* 基因编码的肝细胞生长因子（HGF）受体在许多胸部肿瘤（包括间皮瘤）中已被确定为激活（自动磷酸化）形式 [18]。此外，MET 配体 HGF 的过表达和分泌早已在间皮瘤细胞中被证实 [19]。已建立的自分泌环路导致已知最强大的致癌基因之一的信号调节失调，进而导致不受控制的增殖、存活、迁移和侵袭。间皮瘤的 HGF/MET 轴涉及磷脂酰肌醇 3- 激酶（PI3K）的激活，进而刺激有丝分裂原细胞外信号调节激酶（ERK5）FOS 相关抗原 1（FRA-1），一种促进细胞生长、运动和侵袭的通路。此外，FRA-1 能够积极调节 c-MET 及其共受体 CD44 的表达 [20]，进一步增强 HGF/MET 激活的致癌作用。这一复杂通路的几个因素可作为治疗靶标。小分子抑制剂，如 MET/ALK 激酶抑制剂克唑替尼，I 类 PI3K 抑制剂 BKM120 和 PI3R/mTOR 双重抑制剂 GDC-0980，单独或联合有效，在组织培养和小鼠模型中均抑制间皮瘤细胞的生长和迁移 [21]。

4　间皮瘤中的基因与环境相互作用及 BAP1

在致癌物的研究领域，遗传学和环境研究相结合的方法已成为研究 GxE 相互作用的流行方法，而间皮瘤的癌变是一个典型的例子 [2]。

间皮瘤的遗传易感性首先在卡帕多西亚（土耳其）被发现，家庭成员在环境中暴露于毛沸石后以常染色体方式显性遗传给后代[22]，进而导致间皮瘤的真正的毁灭性的遗传易感性[23]。在美国的某些地区也发现了类似的暴露水平[7]，这表明在未来美国发生类似遗传易感性疾病的风险可能增加[24]。基因和环境的相互作用可能是某些个体发生间皮瘤的原因，这一假说通过 BAP1 基因的种系突变的发现得到了证实，BAP1 基因位于染色体 3p21.3，编码 BRCA1 相关蛋白 1（BAP1）。在间皮瘤和葡萄膜黑色素瘤（UVM）高发的家族成员中发现了遗传突变[25]。之后，在其他不同的家族性恶性肿瘤，如肾透明细胞癌、皮肤黑色素瘤、基底细胞癌、脑膜瘤和胆管癌，也发现癌变与种系突变 BAP1 相关，从而假设存在 BAP1 癌症综合征[26]。BAP1 癌症综合征的遗传倾向被进一步发现的家族成员携带 BAP1 种系突变和易患癌症所证实[27, 28]，这是一个可以追溯到 18 世纪的大家族，这个家族中间皮瘤、UVM 和其他癌症的发病率很高[29]。与美国监测、流行病学和最终结果（SEER）数据库中记录的所有散发间皮瘤患者相比，携带生殖细胞系 BAP1 突变的间皮瘤患者的生存率提高了 7 倍[24]。而且，后来在选择有 BAP1 相关癌症家族史和/ 或年龄在 50 岁以下的间皮瘤患者中进行的一项研究显示，携带 BAP1 或其他癌症相关基因的致病性突变的患者更年轻诊断时，生存率显著提高[30]。进一步类似的大型研究证实，间皮瘤与 BAP1 或其他基因的种系突变有关，频率约为 10%～12%，这些患者的预后和化疗敏感性都比较好[31, 32]。

BAP1 与调节 GxE 相互作用特别相关，是因为它会因在细胞内的定位不同而具有不同的活性。在细胞核中，BAP1 在转录调控和 DNA 修复中起关键作用（综述见参考文献 [33]）。然而，我们发现 BAP1 在细胞核和细胞质中都有双重活性。通过研究 BAP1 杂合子突变家族成员来源的原代成纤维细胞，我们证明 BAP1 水平的降低会使 3 型肌醇 -1，4，5- 三磷酸受体（IP3R3）不稳定，从而降低由环境致癌物包括石棉诱导的线粒体 Ca^{2+} 浓度降低、凋亡受损和细胞死亡，以及对促凋亡药物的敏感性降低[34]，这些都有助于恶性转化和肿瘤的发展。此外，BAP1 突变的原代成纤维细胞表现出 "Warburg 效应"，细胞代谢不平衡，有利于有氧糖酵解，因此，这些癌细胞其实就是携带 BAP1- 突变的正常细胞，有助于其适应肿瘤发生过程中的代谢应激[34]（图 4.2）。

值得注意的是，据报道，BAP1 功能的丧失会增强 zeste 同源物增强子 2（EZH2）的活性，它是催化组蛋白 H3 赖氨酸 27 三甲基化（H3K27Me3）的多梳抑制复合物 2（PRC2）的成员，导致不同基因的表观遗传沉默。间皮瘤细胞依赖 EZH2 来维持转化状态，使该分子（EZH2）成为所有与 BAP1 突变相关的恶性肿瘤的有吸引力的新型治疗靶点[35]。EZH2 抑制剂他泽司他的 II 期研究（临床试验政府标识符 NCT02860286）取得了令人鼓舞的结果，12 周后疾病控制率为 51%[36]。

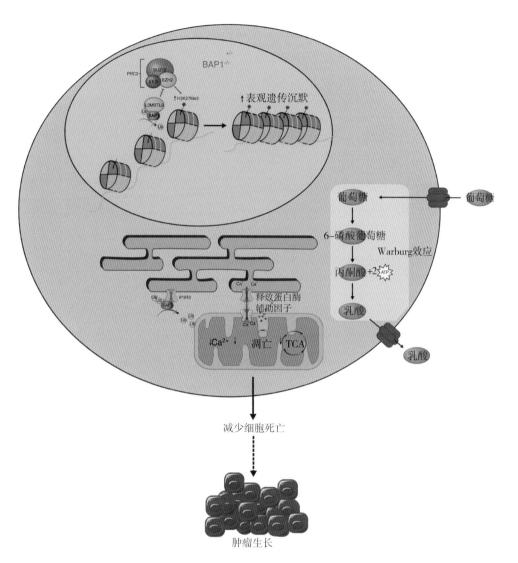

图 4.2　BAP1 缺失导致癌症发展的机制：BAP1 具有多种功能并控制不同的细胞活动。在细胞核中，BAP1 功能的丧失会增强 EZH2 的活性，EZH2 是催化 H3K27Me3 的 PRC2 复合物的一个成员，导致不同基因的表观遗传沉默。在细胞质中，BAP1 去泛素化，从而稳定调节 Ca²⁺ 从内质网转移到细胞质的 IP3R3 受体通道。BAP1 缺失会导致 Ca²⁺ 降低，影响线粒体呼吸（TCA 循环）的浓度，这些细胞转为有氧糖酵解（Warburg 效应）并释放更多的乳酸。此外，缺乏 BAP1 的细胞不能释放足够量的 Ca²⁺ 以启动凋亡过程。因此，这些细胞携带有 DNA 损伤，但细胞凋亡减少了，它们不断分裂，随着时间的推移，可能导致恶性转化和肿瘤的发展

考虑到 BAP1 在间皮瘤肿瘤发生中的多效性功能，并且在散发性间皮瘤中也经常观察到 *BAP1* 的体细胞突变（41% ～ 64%）[37-39]，其相关通路可能成为治疗的新靶点。

5　结论

与许多其他侵袭性癌症一样，在间皮瘤中有许多通路被触发激活，如受体和细胞内

激酶（EGFR、MET、PI3K等）、发育/形态发生通路（NF2、Hippo）以及其他通路。然而，HMGB1和BAP1所涉及的通路具有显著的相关性。

HMGB1和炎症因子是矿物纤维致癌的关键触发因素，通过诱导生物分子通路激活导致慢性炎症和细胞存活。HMGB1还有助于间皮瘤的进展和恶性疾病的维持。因此，直接通过使用拮抗剂或间接干扰炎症过程来靶向HMGB1通路，可能为间皮瘤的预防或治疗提供新的有效策略。

*BAP1*作为家族性间皮瘤和其他癌症的一个易感基因，是遗传学和环境研究联合阐明的基因和环境相互作用的产物。间皮瘤是一种严重突变的癌症，尽管研究发现其受影响的基因数量相对较少。*BAP1*是间皮瘤中最常见的突变基因，包括种系和体细胞改变。BAP1具有多效性，在细胞核和细胞质水平激活多种不同的途径，使其成为一个有吸引力的治疗靶点。

值得注意的是，HMGB1和BAP1具有双重活性的特性，取决于其活性显示的细胞中的位置（即细胞核与细胞质），提出了暗示假说，即这两种蛋白之间可能的直接相互作用可能与间皮瘤细胞中至少一些失调功能有关，但这些功能可能尚未被发现。

财政支持和披露　这项工作得到了以下研究资助：国防部W81XWH-16-1-0440；国家环境卫生科学研究所（NIEHS）1R01ES030948-01；国家癌症研究所（NCI）1R01CA237235-01A1和R01 CA198138；夏威夷大学基金会接受梅隆家族基金会、霍尼韦尔国际公司、杰曼霍普·布伦南基金会（Germaine Hope Brennan Foundation）无限制的捐赠，以支持癌症和间皮瘤研究，以及莫里斯和乔安娜沙利文家庭基金会支持"恶性间皮瘤的发病机制"研究；里维埃拉联合治疗基金；早期检测研究网络基金NCI 5U01CA214195-04。M.C和H.Y.已为HMGB1颁发了专利。M.C.是一名董事会认证的病理学家，为间皮瘤的专业知识和诊断提供咨询，包括付费咨询。

参考文献

1. Carbone M, Yang H. Mesothelioma: recent highlights. Annals of translational medicine. 2017;5(11):238. https://doi.org/10.21037/atm.2017.04.29.
2. Carbone M, Adusumilli PS, Alexander HRJ, Baas P, Bardelli F, Bononi A, et al. Mesothelioma: scientific clues for prevention, diagnosis, and therapy. CA Cancer J Clin. 2019;69(5):402–9. https://doi.org/10.3322/caac.21572.
3. Carbone M, Amelio I, Affar EB, Brugarolas J, Cannon-Albright LA, Cantley LC, et al. Consensus report of the 8 and 9th Weinman Symposia on gene x environment interaction in carcinogenesis: novel opportunities for precision medicine. Cell Death Differ.

2018;25(11):1885–904. https://doi.org/10.1038/s41418-018-0213-5.

4. Broaddus VC, Yang L, Scavo LM, Ernst JD, Boylan AM. Asbestos induces apoptosis of human and rabbit pleural mesothelial cells via reactive oxygen species. J Clin Invest. 1996;98(9):2050–9. https://doi.org/10.1172/JCI119010.

5. Yang H, Bocchetta M, Kroczynska B, Elmishad AG, Chen Y, Liu Z, et al. TNF-alpha inhibits asbestos-induced cytotoxicity via a NF-kappaB-dependent pathway, a possible mechanism for asbestos-induced oncogenesis. Proc Natl Acad Sci U S A. 2006;103(27):10397–402.

6. Yang H, Rivera Z, Jube S, Nasu M, Bertino P, Goparaju C, et al. Programmed necrosis induced by asbestos in human mesothelial cells causes high-mobility group box 1 protein release and resultant inflammation. Proc Natl Acad Sci U S A. 2010;107(28):12611–6. https://doi.org/10.1073/pnas.1006542107.

7. Carbone M, Baris YI, Bertino P, Brass B, Comertpay S, Dogan AU, et al. Erionite exposure in North Dakota and Turkish villages with mesothelioma. Proc Natl Acad Sci U S A. 2011;108(33):13618–23. https://doi.org/10.1073/pnas.1105887108.

8. Qi F, Okimoto G, Jube S, Napolitano A, Pass HI, Laczko R, et al. Continuous exposure to chrysotile asbestos can cause transformation of human mesothelial cells via HMGB1 and TNF-alpha signaling. Am J Pathol. 2013;183(5):1654–66. https://doi.org/10.1016/j.ajpath.2013.07.029.

9. Kadariya Y, Menges CW, Talarchek J, Cai KQ, Klein-Szanto AJ, Pietrofesa RA, et al. Inflammation-related IL-1beta/IL-1R Signaling promotes the development of Asbestos-induced malignant mesothelioma. Cancer Prev Res (Phila). 2016;9(5):406–14. https://doi.org/10.1158/1940-6207.capr-15-0347.

10. Thompson JK, Shukla A, Leggett AL, Munson PB, Miller JM, MacPherson MB, et al. Extracellular signal regulated kinase 5 and inflammasome in progression of mesothelioma. Oncotarget. 2018;9(1):293–305. https://doi.org/10.18632/oncotarget.22968.

11. Jube S, Rivera ZS, Bianchi ME, Powers A, Wang E, Pagano I, et al. Cancer cell secretion of the DAMP protein HMGB1 supports progression in malignant mesothelioma. Cancer Res. 2012;72(13):3290–301. https://doi.org/10.1158/0008-5472.CAN-11-3481.

12. Yang H, Pellegrini L, Napolitano A, Giorgi C, Jube S, Preti A, et al. Aspirin delays mesothelioma growth by inhibiting HMGB1-mediated tumor progression. Cell Death Dis. 2015;6(6):e1786. https://doi.org/10.1038/cddis.2015.153.

13. Pellegrini L, Xue J, Larson D, Pastorino S, Jube S, Forest KH, et al. HMGB1 targeting by ethyl pyruvate suppresses malignant phenotype of human mesothelioma. Oncotarget. 2017;8(14):22649–61. https://doi.org/10.18632/oncotarget.15152.

14. Altomare DA, Vaslet CA, Skele KL, De Rienzo A, Devarajan K, Jhanwar SC, et al. A mouse model recapitulating molecular features of human mesothelioma. Cancer Res. 2005;65(18):8090–5. https://doi.org/10.1158/0008-5472.CAN-05-2312.

15. Sato T, Sekido Y. NF2/Merlin inactivation and potential therapeutic targets in mesothelioma. Int J Mol Sci. 2018;19(4) https://doi.org/10.3390/ijms19040988.

16. Rehrauer H, Wu L, Blum W, Pecze L, Henzi T, Serre-Beinier V, et al. How asbestos drives the tissue towards tumors: YAP activation, macrophage and mesothelial precursor recruitment, RNA editing, and somatic mutations. Oncogene. 2018;37(20):2645–59. https://doi.org/10.1038/s41388-018-0153-z.

17. Heintz NH, Janssen-Heininger YM, Mossman BT. Asbestos, lung cancers, and mesotheliomas: from molecular approaches to targeting tumor survival pathways. Am J Respir Cell Mol Biol. 2010;42(2):133–9. https://doi.org/10.1165/rcmb.2009-0206TR.

18. Cipriani NA, Abidoye OO, Vokes E, Salgia R. MET as a target for treatment of chest tumors. Lung Cancer. 2009;63(2):169–79. https://doi.org/10.1016/j.lungcan.2008.06.011.

19. Harvey P, Warn A, Dobbin S, Arakaki N, Daikuhara Y, Jaurand MC, et al. Expression of HGF/SF in mesothelioma cell lines and its effects on cell motility, proliferation, and morphology. Br J Cancer. 1998;77(7):1052–9. https://doi.org/10.1038/bjc.1998.176.

20. Ramos-Nino ME, Scapoli L, Martinelli M, Land S, Mossman BT. Microarray analysis and RNA silencing link fra-1 to cd44 and c-met expression in mesothelioma. Cancer Res. 2003;63(13):3539–45.

21. Kanteti R, Riehm JJ, Dhanasingh I, Lennon FE, Mirzapoiazova T, Mambetsariev B, et al. PI3 kinase pathway and MET inhibition is efficacious in malignant pleural mesothelioma. Sci Rep. 2016;6:32992. https://doi.org/10.1038/srep32992.

22. Roushdy-Hammady I, Siegel J, Emri S, Testa JR, Carbone M. Genetic-susceptibility factor and malignant mesothelioma in the Cappadocian region of Turkey. Lancet. 2001;357(9254):444–5. https://doi.org/10.1016/S0140-6736(00)04013-7.

23. Carbone M, Emri S, Dogan AU, Steele I, Tuncer M, Pass HI, et al. A mesothelioma epidemic in Cappadocia: scientific developments and unexpected social outcomes. Nat Rev Cancer. 2007;7(2):147–54. https://doi.org/10.1038/nrc2068.

24. Baumann F, Ambrosi JP, Carbone M. Asbestos is not just asbestos: an unrecognised health hazard. Lancet Oncol. 2013;14(7):576–8. https://doi.org/10.1016/S1470-2045(13)70257-2.

25. Testa JR, Cheung M, Pei J, Below JE, Tan Y, Sementino E, et al. Germline BAP1 mutations predispose to malignant mesothelioma. Nat Genet. 2011;43(10):1022–5. https://doi.org/10.1038/ng.912.

26. Carbone M, Ferris LK, Baumann F, Napolitano A, Lum CA, Flores EG, et al. BAP1 cancer syndrome: malignant mesothelioma, uveal and cutaneous melanoma, and MBAITs. J Transl Med. 2012;10:179. https://doi.org/10.1186/1479-5876-10-179.

27. Abdel-Rahman MH, Pilarski R, Cebulla CM, Massengill JB, Christopher BN, Boru G, et al. Germline BAP1 mutation predisposes to uveal melanoma, lung adenocarcinoma, meningioma, and other cancers. J Med Genet. 2011;48(12):856–9. https://doi.org/10.1136/jmedgenet-2011-100156.

28. Pilarski R, Cebulla CM, Massengill JB, Rai K, Rich T, Strong L, et al. Expanding the clinical phenotype of hereditary BAP1 cancer predisposition syndrome, reporting three new cases. Genes Chromosomes Cancer. 2014;53(2):177–82. https://doi.org/10.1002/gcc.22129.

29. Carbone M, Flores EG, Emi M, Johnson TA, Tsunoda T, Behner D, et al. Combined genetic and genealogic studies uncover a large BAP1 Cancer syndrome kindred tracing Back nine generations to a common ancestor from the 1700s. PLoS Genet. 2015;11(12):e1005633. https://doi.org/10.1371/journal.pgen.1005633.

30. Pastorino S, Yoshikawa Y, Pass HI, Emi M, Nasu M, Pagano I, et al. A subset of mesotheliomas with improved survival occurring in carriers of BAP1 and other Germline mutations. J Clin Oncol. 2018;36:3485–94. https://doi.org/10.1200/jco.2018.79.0352.

31. Hassan R, Morrow B, Thomas A, Walsh T, Lee MK, Gulsuner S, et al. Inherited predisposition to malignant mesothelioma and overall survival following platinum chemotherapy. Proc Natl Acad Sci U S A. 2019;116(18):9008–13. https://doi.org/10.1073/pnas.1821510116.

32. Panou V, Gadiraju M, Wolin A, Weipert CM, Skarda E, Husain AN, et al. Frequency of Germline mutations in Cancer susceptibility genes in malignant mesothelioma. J Clin Oncol. 2018;36(28):2863–71. https://doi.org/10.1200/jco.2018.78.5204.

33. Carbone M, Yang H, Pass HI, Krausz T, Testa JR, Gaudino G. BAP1 and cancer. Nat Rev Cancer. 2013;13(3):153–9.

34. Bononi A, Yang H, Giorgi C, Patergnani S, Pellegrini L, Su M, et al. Germline BAP1 mutations induce a Warburg effect. Cell Death Differ. 2017;24(10):1694–704. https://doi.org/10.1038/cdd.2017.95.

35. LaFave LM, Béguelin W, Koche R, Teater M, Spitzer B, Chramiec A, et al. Loss of BAP1 function leads to EZH2-dependent transformation. Nat Med. 2015;21(11):1344–9. https://doi.org/10.1038/nm.3947.

36. McCambridge AJ, Napolitano A, Mansfield AS, Fennell DA, Sekido Y, Nowak AK, et al. Progress in the Management of Malignant Pleural Mesothelioma in 2017. J Thorac Oncol. 2018;13(5):606–23. https://doi.org/10.1016/j.jtho.2018.02.021.

37. Nasu M, Emi M, Pastorino S, Tanji M, Powers A, Luk H, et al. High incidence of somatic BAP1 alterations in sporadic malignant mesothelioma. J Thorac Oncol. 2015;10(4):565–76. https://doi.org/10.1097/jto.0000000000000471.

38. Guo G, Chmielecki J, Goparaju C, Heguy A, Dolgalev I, Carbone M, et al. Whole-exome sequencing reveals frequent genetic alterations in BAP1, NF2, CDKN2A, and CUL1 in malignant pleural mesothelioma. Cancer Res. 2015;75(2):264–9. https://doi.org/10.1158/0008-5472.can-14-1008.

39. Lo Iacono M, Monica V, Righi L, Grosso F, Libener R, Vatrano S, et al. Targeted next-generation sequencing of cancer genes in advanced stage malignant pleural mesothelioma: a retrospective study. J Thorac Oncol. 2015;10(3):492–9. https://doi.org/10.1097/jto.0000000000000436.

第 3 篇

筛查和早期检测

第 5 章

间皮瘤筛查的生物标志物：如何在石棉接触高危人群中确定间皮瘤患者？

Okio Hino, Masaaki Abe, Masataka Kojima, and Kazunori Kajino

【关键词】遗传性肿瘤；环境肿瘤；石棉；间皮瘤；临床肿瘤护理理念

1　概述

　　Alfred G Knudson（1922—2016）是一个对肿瘤遗传学有深刻见解的人，也是作者的导师。他提出了二次突变假说[1, 2]。根据这一假设，引出了抑癌基因的概念。1954 年，一名挪威病理学家 R.Eker 创建了一个遗传性肿瘤的动物模型 Eker 大鼠[3]。Eker 大鼠发生了双侧多发的显性遗传性肾肿瘤[4]。利用人和大鼠之间的基因同源性，在结节性硬化症综合征（TSC）2 基因（Tsc2）的同源物中发现了一个胚系插入，同样在 Eker 大鼠中也发现了这种肿瘤易感突变。在研究 Eker 大鼠的遗传性肾癌时发现，Erc 基因的产物在血液中分泌，从而为血液诊断中提供了一种可能的方法。Erc 基因在进行性肿瘤中出现的频率很高。我们报道了 N-ERC/ 间皮素可以作为间皮瘤和其他肿瘤的一种有用的血清肿瘤标志物，并开发了一个 ELISA 试剂盒（IBL. Co., Ltd. Gunma, Japan）。1775 年，英国外科医生 Percival Pott 在《Cancer Stimulated by Chimney Soot》一书中报道了与烟囱清扫有关的阴囊癌，由此揭示了"环境致癌物"。

O. Hino (✉)
Department of Pathology and Oncology, Juntendo University, Tokyo, Japan
Nitobe Inazo Memorial Center, Tokyo, Japan
e-mail: ohino@juntendo.ac.jp

M. Abe · K. Kajino
Department of Pathology and Oncology, Juntendo University, Tokyo, Japan

M. Kojima
Department of Otorhinolaryngology, Juntendo University, Tokyo, Japan

2　间皮瘤是一种环境肿瘤

间皮瘤是一种具有高侵袭性的肿瘤。据估计，全世界每年有多达 4.3 万人死于这种疾病[6]。1935 年，Gloyne 在英国首次提出间皮瘤是由职业暴露石棉造成的[7]。自此，对间皮瘤及其病因的研究取得了进展。国际肿瘤研究机构（IARC）在 1977 年评估了石棉，并指出了其对人类的致癌风险。随后，Hodgson 和 Darnton 在 2000 年详细介绍了石棉暴露与间皮瘤（和肺癌）风险[8]。虽然报告的发病率主要来自发达国家，但在发展中国家，这些报告预计将显著增加，因为作为引导间皮瘤主要病因的石棉仍在发展中国家广泛生产和使用。仅在日本，就有超过 10900 名暴露于石棉的人群患上间皮瘤、肺癌、石棉肺或弥漫性胸膜增厚（DPT），并在 2015 年得到确认和补偿[9]。在这些患者中，大多数人有在生产石棉相关产品的工厂工作的经历。由于间皮瘤的潜伏期在最初暴露石棉后长达 20～40 年，而且肿瘤最初主要沿着胸膜或腹膜表面发展，而不形成肿块，因此在早期诊断该疾病并进行手术切除一直是一个挑战。间皮瘤诊断后的中位生存时间约为 12 个月。

3　间皮瘤早期诊断系统的建立及研究进展

目前，尽管已经有许多间皮瘤的早期诊断工具，但大多数间皮瘤患者被诊断为晚期。在本章中，我们回顾了最近在诊断策略方面的进展，这些策略可能在不久的将来有助于间皮瘤的早期发现。研究进展重点集中在：①呼气分析；②胸腔积液的细胞学研究；③间皮瘤患者的血清生物标志物。

3.1　间皮瘤患者呼气的分析法

呼出的气体由液体（水蒸气）和气体部分组成[11]。后者包括挥发性有机化合物（VOCs），其中部分来自内源。内源性 VOCs 是通过组织中的生物反应形成的，它们被输送到肺部并释放到气体中。一个呼吸样本包含大约 200 种不同的 VOCs[12]。多种 VOCs 的整合模式可作为生物标志物提供信息，据报道其与传染性疾病和肿瘤等病理状况相关[13, 14]。间皮瘤起源于与石棉相关的炎症性变化，其特征是在"受损的巨噬细胞"或与铁有关的化学反应中产生的活性氧（ROS）。其独特的诱导机制可能产生间皮瘤特有的 VOCs 模式。

用几种技术对呼出空气中的 VOCs 进行了分析。其中，气相色谱 – 质谱（GC-MS）被认为是金标准，因为它可以高灵敏度地鉴定和定量单个化合物[11]。分析无症状石棉暴露（AEx）者、良性石棉相关疾病（ARD）患者和间皮瘤患者的 VOCs。对于间皮瘤与 AEx、ARD 或（AEx+ARD）的鉴别，GC-MS 的准确率分别为 97%、79% 或 94%。这些有前景的结果将在不久的将来陆续用于间皮瘤早期诊断中，其优点是无创采样，并且可以从所有患者的呼出气体中检测。GC-MS 的缺点是，这种方法耗时，需要昂贵的仪器和训练有素的技术人员。除了 GC-MS 之外，还有几种更快更简单的方式进行分析呼气 VOCs 的技术，但这些方法的灵敏度没有 GC-MS 高[11]。

3.2　间皮瘤患者胸腔积液的细胞学研究

在 2009 年发布的间皮瘤病理诊断指南中，细胞学研究被认为不如组织学研究可靠[16]。然而，许多证据表明，细胞学研究已逐渐发展为一种更具说服力的研究。在 2015 年的指南中指出，细胞辅助技术对间皮瘤的细胞学诊断与组织学检查一样可靠，尽管细胞学的敏感性可能稍低[17]。细胞辅助技术包括免疫细胞化学（ICC）、免疫组化（IHC）和荧光原位杂交（FISH）。细胞学研究对患者的损伤远比组织学研究小，建议将胸腔积液的细胞学检查作为一种可接受的诊断方法。

间皮瘤诊断的细胞学标准见文献 [17，18]。简单言之，间皮瘤细胞在胸腔渗出液中的特征包括明显较大的间皮细胞、表面光滑的球体或浆果状组织碎片、被称为胶原基质的细胞外基质核心、细胞膜突出或起泡，以及细胞内分裂。这些代表性特征参照参考文献 [17，18] 等所示。

作为辅助技术，需要细胞离心涂片上的 ICC 或细胞块上的 IHC。至少应该使用两个标记来确定细胞的特征，因为一个标记不具有足够的特异性。对于反应性间皮细胞和间皮瘤的鉴别诊断，建议使用 "Desmin+calretinin"（在反应性细胞中呈阳性）和 "EMA+calretinin"（在间皮瘤中呈阳性）。为了区分腺癌和间皮瘤，使用 "EMA+calretinin"（间皮瘤为阳性，腺癌为阴性）和 "CEA+BerEp4"（间皮瘤为阴性，腺癌呈阳性）或更多的标记物[17]。通过 FISH，在 60%～80% 的上皮样间皮瘤[19] 和 100% 的肉瘤样间皮瘤[19] 中可检测到 p16INK 的纯合子缺失。如果 p16INK 是纯合子缺失的，我们可以否认良性反应性细胞的可能性，但我们不能排除腺癌的可能性。

3.3　间皮瘤血清生物标志物的探索

目前，血清生物标志物尚未被临床用于间皮瘤的早期诊断。虽然每个标记物的初始数据显示出了预期的结果，但没有一个在大规模研究中得到严格验证。目前，人们正在努力探索新的标记或已知标记的新组合。

3.3.1　高迁移率族蛋白 1（HMGB1）

HMGB1 是一种 30-kDa 的转录因子，通过炎症刺激从巨噬细胞和单核细胞中释放出来。活化的巨噬细胞 / 单核细胞使 HMGB1 乙酰化。间皮瘤的发病机制与 "受挫的巨噬细胞" 引起的炎症有关，因此，间皮瘤组织中乙酰化 HMGB1 很可能增加。实际上，HMGB1 在间皮瘤患者血清中广泛乙酰化。在临界值为 2.00 ng/mL 时，血清乙酰化

HMGB1 在鉴别间皮瘤患者与 AEx 和 HC 患者的敏感性和特异性为 100%，优于先前提出的其他生物标志物[20]。在将其用于临床诊断之前，还需要更广泛的研究。

3.3.2 骨桥蛋白（Osteopontin）和纤维蛋白 –3（Fibulin–3）

骨桥蛋白是一种与整合素结合的 32–kDa 糖蛋白，它介导细胞间的相互作用，并在许多肿瘤中过度表达。一项包含 9 项研究进行的荟萃分析发现，血清和血浆骨桥蛋白诊断间皮瘤的敏感性为 0.57，特异性为 0.81[21]。

纤维蛋白 –3 是一种表达于血管基底膜上的 57–kDa 细胞外蛋白。一项包含 8 项研究的荟萃分析显示，纤维蛋白 –3 诊断间皮瘤敏感性为 0.87，特异性为 0.89[22]。

3.3.3 可溶性间皮素相关蛋白

检测血清中的可溶性间皮素相关蛋白（SMRP）几乎与 C–ERC（见下文）的效果相同。美国食品和药物管理局批准使用 MESOMARK 检测试剂盒检测 SMRP，用于监测上皮样间皮瘤和双相间皮瘤患者。一项对 30 项研究进行的荟萃分析显示，与 HC 患者相比，SMRP 作为间皮瘤血清生物标记物的平均敏感性为 0.66，特异性为 0.97[23]。

3.3.4 ERC/ 间皮素

ERC/MSLN 基因及其产物的研究简史

ERC 基因最初是在 Eker（Tsc2 突变）大鼠模型[24]中发现的 Erc（肾癌中表达）基因，是人类同源基因的命名，后来被鉴定为与 MSLN 基因相同[25]。Eker 大鼠是一种大鼠模型，由于肿瘤抑制基因 Tsc2 的两个发生突变，容易发展为遗传性肾癌[26]。Eker 鼠系最初由挪威病理学家 R.Eker 制模。Knudson 博士后来将 Eker 大鼠引入美国进行遗传性肿瘤研究，并通过在正常的 Long Evans 品系大鼠繁殖来维持突变[27]。

在对 Eker 大鼠肾脏癌变的研究中，Hino 等人发现以下 4 个基因与肾癌发生密切相关：补体的第三成分（C3）、fos 相关抗原 1 基因（fra–1）、Calpactin I 重链基因（Annexin Ⅱ）和一个未知基因，后来被命名为 Erc 基因[26]。

2000 年，Yamashita 等人确定了 Erc 基因 cDNA 的完整序列及其外显子 – 内含子结构；此外，Erc 基因座（10q12–q21）和人类同源基因座（16p13.3）通过荧光原位杂交（FISH）在各自的染色体上进行了定位[28]。在核苷酸序列水平上，大鼠 Erc 基因与人类 ERC cDNA 的同源性为 67.6%[28]。通过间皮素（MSLN）蛋白质研究发现，MSLN 基因位于同一区域[25]。ERC/MSLN 基因编码多种蛋白质，其主要产物是全长 71–kDa 的前体蛋白，它被一种类似于 furin 的蛋白酶在生理上裂解成一个 31–kDa 的 N– 末端片段（N–ERC）并分泌到血液中，以及一个 40–kDa 的 C– 末端片段（C–ERC），该片段保持膜结合。N–ERC，也称为巨核细胞增强因子（MPF），是一种释放到细胞外的可溶性蛋白质[29]。C–ERC，也称为间皮素，在人类间皮瘤和卵巢癌中被单克隆抗体 K1 首次识别[30]，是一种糖蛋白，通过糖基磷脂酰肌醇锚栓连接到细胞表面。

4　结论：研发一系列 N-ERC ELISA 作为间皮瘤诊断性生物标志物的方法

基于 ERC 的 ELISA 开发是针对 31-kda N- 端（N-ERC）。Shiomi 等人利用小鼠单克隆抗 ERC 抗体 MoAb7E7 和兔抗 ERC 抗体 PoAb-282 开发了一种检测间皮瘤患者血清中 N-ERC 的 ELISA[31]。Shiomi 等人继续寻找其他抗体克隆，以提高基于 ERC 的 ELISA 敏感性，并于 2008 年利用 MoAb 7E7 和 MoAb 16 K16（7-16 ELISA）建立了一个新的夹心 ELISA 方法[32]。2014 年，Sato 等人利用 MoAb7E7 和新型 MoAb20A2（7-20ELISA）进一步建立了新的 ELISA 方法，以提高之前的 7-16 ELISA 方法的可重复性。在 2005 年 6 月至 2013 年 3 月期间对 53 名被转诊至顺天堂大学医院的患者进行的研究中，与之前的 7-16 ELISA 方法相比，7-20 ELISA 方法显示出更好的敏感性和特异性。关于上皮样细胞类型，尤其是在血浆中，AUC（曲线下面积）为 0.91，灵敏度为 0.95，特异性为 0.76[33]。虽然入组的患者数量较少，但 7-20 ELISA 方法被临床证实可以精确诊断胸膜间皮瘤的上皮样类型。此外，"人类 N-ERC/ 间皮素检测试剂盒 IBL"于 2013 年由免疫生物实验室有限公司（IBL）商业化。该检测试剂盒已作为日本临床实践中结合 PET/CT 扫描和活检诊断间皮瘤的工具。可以将 N-ERC 作为诊断标志物，用日本的 N-ERC ELISA 对建筑工人进行大规模筛查，可以早期诊断与石棉相关的间皮瘤。

2007 年 2 月启动了一项为期 5 年的大规模筛查，对有或曾经有接触石棉风险的日本建筑工人进行筛查。截至 2012 年 3 月，约有 40 000 人参与了这项研究，从日本 85 个研究地点共收集了 179 201 份血液样本，并通过 7-16 ELISA 分析了 N-ERC 水平。N-ERC 水平高于 8ng/ml 的样本送顺天堂大学医学院进行第二次 7-16 ELISA 试验和人抗小鼠免疫球蛋白抗体（HAMA）试验。大约 900 名患者（2000 份血液样本）被建议在医院进行检查，包括 CT 扫描。190 名患者按照建议接受了间皮瘤和其他石棉相关疾病的进一步诊断检查。Hirohashi 等人报告说，总体而言，62 名参与者最终被确定为"高危"人群，并被推荐进行进一步评估[34]。"高风险"定义如下：（1）未检测到 HAMA；（2）根据病史和实验室检查，没有任何肾功能不全的证据；（3）年龄≥ 35 岁；（4）在年度评估期间两次以上检测到 N-ERC 的异常值（> 8.0 ng/ml）。

血清 N-ERC 也可作为间皮瘤的敏感监测标志物。图 5.1 为通过血清 N-ERC 值监测间皮瘤患者的临床病程，经胸膜外肺切除术（EPP）和额外的放疗后，N-ERC 水平下降到几乎正常的范围。复发后 N-ERC 水平虽有所升高，但 CDDP+PEM 治疗又使其再次恢复到正常范围。然而在停药期间，N-ERC 再次升高，而这次的升高并没有被 GEM+VNR 治疗所抑制。

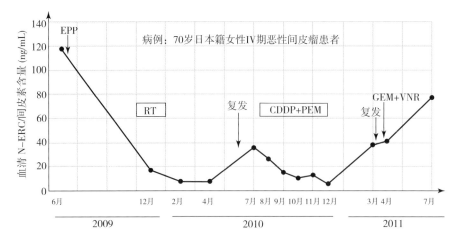

图 5.1　通过血清 N–ERC/ 间皮素监测间皮瘤患者的临床病程

EPP：胸膜外全肺切除术；RT：放疗；RECUR：复发；CDDP：顺铂；PEM：培美曲塞；GEM：吉西他滨；VNR：长春瑞滨

参考文献

1. Knudson AG Jr. Mutation and cancer: statistical study of retinoblastoma. Proc Natl Acad Sci USA. 1971;68:820–3.
2. Knudson AG. Cancer genetics through a personal retrospectroscope. Genes Chrom Cancer. 2003;38:288–91.
3. Eker R. Familial renal adenomas in Wistar rats. Acta Pathol Microbiol Scand. 1954;34:554–62.
4. Eker R, Mossige J. A dominant gene for renal adenomas in the Eker rat. Nature. 1961;189:858–9.
5. Kipling MD, Waldron HA. Percivall Pott and cancer scroti. Britsh J Ind Med. 1975;32:244–50.
6. Driscoll T, Nelson DI, Steenland K, et al. The global burden of disease due to occupational carcinogens. Am J Ind Med. 2005;48:419–31.
7. Gloyne SR. Two cases of squamous carcinoma of the lung occurring in asbestosis. Tuberculosis. 1935;17:5–10.
8. Hodgson JT, Darnton A. The quantitative risks of mesothelioma and lung cancer in relation to asbestos exposure. Ann Occup Hyg. 2000;44:565–601.
9. Hino O, Yan Y, Ogawa H. Environmental pollution and related diseases reported in Japan: from an era of 'risk evaluation' to an era of 'risk management'. Juntendo Medical Journal. 2018;64:2.
10. Robinson BWS, Musk AW, Lake RA. Malignant mesothelioma. Lancet. 2005;366:397–408.
11. Brusselmans L, Arnouts L, Millevert C, et al. Breath analysis as a diagnostic and screening tool for malignant pleural mesothelioma: a systematic review. Transl Lung Cancer Res. 2018;7:520–36.
12. Boots AW, van Berkel JJ, Dallinga JW, et al. The versatile use of exhaled volatile organic compounds in human health and disease. J Breath Res. 2012;6:027108.
13. Ulanowska A, Kowalkowski T, Hrynkiewicz K, et al. Determination of volatile organic compounds in human breath for helicobacter pylori detection by SPME-GC/MS. Biomed Chromatogr. 2011;25:391–7.
14. Peng G, Hakim M, Broza YY, et al. Detection of lung, breast, colorectal, and prostate cancers from exhaled breath using a single array of nanosensors. Br J Cancer. 2010;103:542–51.
15. Lamote K, Brinkman P, Vandermeersch L, et al. Breath analysis by gas chromatography-mass spectrometry and electronic nose screen for pleural mesothelioma: a cross-sectional case-

control study. Oncotarget. 2017;8:53751–62.

16. Husain AN, Colby TV, Ordonez NG, et al. Guidelines for pathologic diagnosis of malignant mesothelioma. Arch Pathol Lab Med. 2009;133:1317–31.

17. Hjerpe A, Ascoli V, Bedrossian CWM, et al. Guidelines for the cytopathologic diagnosis of epithelioid and mixed-type malignant mesothelioma: a secondary publication. Cytopathology. 2015;26:142–56.

18. Hjerpe A, Abd-Own S, Dobra K. Cytopathologic diagnosis of epithelioid and mixed-type malignant mesothelioma; ten years of clinical experience in relation to international guidelines. Arch Pathol Lab Med. 2018;142:893–901.

19. Sekido Y. Molecular pathogenesis of malignant mesothelioma. Carcinogenesis. 2013;34:1413–9.

20. Napolitano A, Antoine DJ, Pellegrini L, et al. HMGB1 and its hyperacetylated isoform are sensitive and specific serum biomarkers to detect asbestos exposure and to identify mesothelioma patients. Clin Cancer Res. 2016;22:3087–96.

21. Lin H, Shen YC, Long HY, et al. Performance of osteopontin in the diagnosis of malignant pleural mesothelioma: a meta-analysis. Int J Clin Exp Med. 2014;7:1289–96.

22. Ren R, Yin P, Zhang Y, et al. Diagnostic value of fibulin-3 for malignant pleural mesothelioma: a systematic review and meta-analysis. Oncotarget. 2016;7:84851–9.

23. Cui A, Jin XG, Zhai K, et al. Diagnostic values of soluble mesothelin-related peptides for malignant pleural mesothelioma: updated meta-analysis. BMJ Open. 2014;4:e004145.

24. Hino O, Kobayashi T, Tsuchiya H, et al. The predisposing gene of the Eker rat inherited cancer syndrome is tightly linked to the tuberous sclerosis (TSC2) gene. Biochem Biophys Res Commun. 1994;203:1302–8.

25. Hassan R, Bera T, Pastan I. Mesothelin: a new target for immunotherapy. Clin Cancer Res. 2004;10:3937–42.

26. Hino O, Kobayashi E, Nishizawa M, et al. Renal carcinogenesis in the Eker rat. J Cancer Res Clin Oncol. 1995;121:602–5.

27. Hino O, Kobayashi T. Mourning Dr. Alfred G Knudson: the two-hit hypothesis, tumor suppressor genes, and the tuberous sclerosis complex. Cancer Sci. 2017;108:5–11.

28. Yamashita Y, Yokoyama M, Kobayashi E, et al. Mapping and determination of the cDNA sequence of the Erc gene preferentially expressed in renal cell carcinoma in the Tsc2 gene mutant (Eker) rat model. Biochem Biophys Res Commun. 2000;18:134–40.

29. Kojima T, Oh-eda M, Hattori K, et al. Molecular cloning and expression of megakaryocyte potentiating factor cDNA. J Biol Chem. 1995;270:21984–90.

30. Chang K, Pai LH, Batra JK, et al. Characterization of the antigen (CAK1) recognized by antibody K1 present on ovarian cancers and normal mesothelium. Cancer Res. 1992;52:181–6.

31. Shiomi K, Miyamoto H, Segawa T, et al. Novel ELISA system for detection of N-ERC/mesothelin in the sera of mesothelioma patients. Cancer Res. 2006;97:928–32.

32. Shiomi K, HagiwaraY SK, et al. Sensitive and specific new enzyme-linked immunosorbent assay for N-ERC/mesothelin increases its potential as a useful serum tumor marker for mesothelioma. Clin Cancer Res. 2008;14:1431–7.

33. Sato T, Suzuki Y, Mori T, et al. Newly established ELISA for N-ERC/mesothelin improves diagnostic accuracy in patients with suspected pleural mesothelioma. Cancer Med. 2014;3:1377–84.

34. Hirohashi T, Igarashi K, Abe M, et al. Retrospective analysis of large-scale research screening of construction workers for the early diagnosis of mesothelioma. Mol Clin Oncol. 2014;2:26–30.

第 6 章

胸膜斑作为影像学标记物存在于石棉暴露患者中：胸膜斑能成为估算过去石棉吸入量的工具吗？

Yasuo Morimoto, Chinatsu Nishida, Taisuke Tomonaga, and Hiroto Izum

【摘要】我们回顾了胸膜斑的影像学特征与石棉相关肺癌之间的关系。由于考虑到一些队列和病例对照研究，对于胸膜斑和肺癌没有一致的观点，关于胸膜斑是否为石棉相关肺癌的预测因子仍存在争议。虽然胸膜斑在肺癌筛查中的作用有争议，但有许多报道称胸部计算机断层扫描（CT）成像在检测胸膜斑方面比 X 线片更有用。在胸部 CT 图像中存在的胸膜斑确实有能够预测石棉相关肺癌的趋势。

除了胸部 CT 图像中的胸膜斑外，一些炎性和纤维化异常，如大多数纤维化征（胸膜下结节、间隔线、实质带和蜂窝状）、毛玻璃阴影、支气管壁增厚、胸膜斑范围和黏附可能是石棉相关肺癌的预测因素。

【关键词】石棉；胸膜斑；肺癌筛查

1 概述

据报道，与石棉暴露相关的肺癌是由高剂量的石棉累积诱发的。根据与石棉接触相关的 Helsinki 职业病标准，超过 25 年的累积暴露石棉纤维与肺癌相关，相当于肺癌风险增加了两倍[1, 2]。肺癌的两倍风险与每克干肺组织 200 万角闪石纤维（＞5μm）或每

Y. Morimoto (✉) · T. Tomonaga · H. Izumi
Department of Occupational Pneumology, Institutes of Industrial Ecological Sciences,
University of Occupational and Environmental Health, Kitakyushu, Japan
e-mail: yasuom@med.uoeh-u.ac.jp

C. Nishida
Department of Respiratory Medicine, School of Medicine, University of Occupational and
Environmental Health, Kitakyushu, Japan

克干肺组织 200 万角闪石纤维（＞1μm）的残留水平有关。该纤维浓度约等于每克干肺组织 5000 ～ 15 000 个石棉小体，或每毫升支气管肺泡灌洗液 5 ～ 15 个石棉小体。当石棉小体浓度低于每克干组织 10000 个石棉小体时，建议进行电子显微镜下的纤维分析。没有胸膜斑的石棉肺患肺癌的风险是 1.4 倍，而不是 2 倍[3]。虽然胸膜斑是石棉暴露的重要证据，但目前还没有足够的证据表明胸膜斑与肺癌之间的关系。下面我们回顾一下它们之间的关系。

2　胸膜斑

据报道，胸膜斑是石棉暴露后的最常见表现，在放射报告中偶然发现。胸膜斑常见于板状胸膜增厚，多发生在胸膜壁层，很少发生在胸膜脏层，包括小叶间胸膜。胸膜斑肉眼呈现为，光滑的灰白色胸膜增厚。病理上呈现为，被正常间皮细胞覆盖的透明胸膜纤维化，偶尔会发现石棉小体或纤维。随着时间的推移，胸膜斑经常发生钙化，这使它们更容易在 X 线片上看到。在首次接触石棉后胸膜斑随着时间的延长和累积接触量的增加，尤其是接触角闪石类石棉[4]的暴露者中更常见。钙化的频率被认为在 10% ～ 15% 左右，从首次接触石棉起滞后 20 年才发现，且钙化的频率随着时间的推移而增加。

胸部 X 线片中大多数偶然发现的胸膜斑块（图 6.1）很容易在平片上识别，其边缘尖锐，通常为叶状，正面看时为凸起的条状影，边缘清晰，切割状，从侧面看时，胸壁或膈膜上边缘不规则[5]。它们表现为多种形状，如结节状、线性、网状、菱形和地图状。胸膜斑是不对称的，常见钙化胸膜斑。胸膜斑的增厚范围在 1 ～ 10mm 之间，以 1 ～ 5mm 为多见[6]。胸壁的背侧区域肋骨 7 ～ 10 水平、外侧区 6 ～ 9 肋水平、膈肌顶和椎旁区域是胸膜斑的常见部位，而在肺顶端或肋膈角很少见胸膜斑。

在 CT 扫描中，胸膜斑表现为边界清晰四边形胸膜隆起，组织密度高，有时有钙化，常见的形态见图 6.2，通常位于胸部的后外侧厚度约 2 ～ 3mm 的病变[6]。

胸部 CT 图像中胸膜斑的检出率高于胸部 X 线片[7]。尽管据报道胸片对筛查胸膜斑片是有效的，敏感性为 0.94 和特异度为 0.73，检出率在 8% ～ 40% 之间，但采用 CT 筛查胸膜斑的检测率大于 95%。

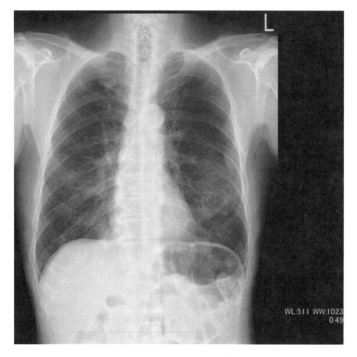

图 6.1　胸片中胸膜斑的表现

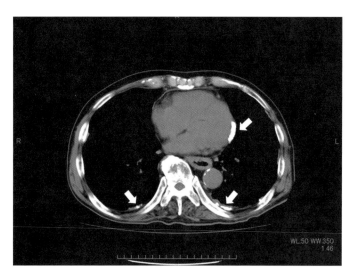

图 6.2　胸膜斑在胸部 CT 图像中的表现。双侧胸膜及心包胸膜可见多个胸膜斑

3　胸片中胸膜斑与肺癌的关系

关于胸膜斑的影像学特征与肺癌之间的关系有许多报道（图 6.3）。在胸片中胸膜斑的阳性或阴性的证据有助于筛查因石棉暴露诱发的肺癌。

Weiss 的相关文献综述 [8] 包括 6 项队列研究、4 项肺癌病例对照研究和 3 项尸检研究。

在 13 项调查中，只有 3 项支持有胸膜斑的患者得肺癌的风险更高的假设，其中 2 项来自英国同一城市的队列研究（几乎相同的数据），以及 1 项病例对照研究。结论是，在没有石棉肺的情况下，胸膜斑与肺癌的风险增加无关。后来的一些报告显示，胸膜斑与石棉相关的肺癌风险增加有关，而其他报告表明没有相关性。Ameill 等人 [9] 回顾了石棉相关的胸膜斑的肿瘤风险，并展示了在无石棉肺情况下肺癌相关的胸膜斑的队列研究。Cullen 等人 [10] 对美国 7965 名男性重度吸烟者和 4060 名石棉暴露男性进行了亚组分析，在调整了年龄、吸烟史、石棉暴露时间后，影像学证据表明胸膜异常（双侧增厚或胸膜斑）提示患肺癌的风险增加（RR=1.91；95% CI 1.12 ～ 3.27）。Karijalinen 等人 [11] 引用 1967—1995 年芬兰肿瘤登记处对石棉相关良性胸膜疾病（n=4887）患者的随访数据，发现患有良性胸膜斑的男性患肺癌的风险略有升高（SIR=1.3，CI = 1.0 ～ 1.8）。

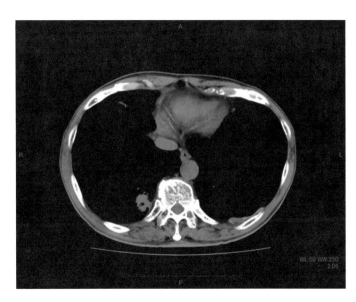

图 6.3　肺肿瘤和胸膜斑的 CT 图像。肺肿瘤在右下叶，典型的胸膜斑在左侧叶

Brims 等人 [4] 使用胸片对青石棉矿工人和磨坊工人，以及主要接触混合石棉的建筑和制造业工人进行了两项队列研究。在 3486 名男性患者中，队列 1 和队列 2 胸片中胸膜斑的检出率分别为 16.3% 和 40%，胸膜斑与肺癌存在的风险比分别为 0.85（0.49 ～ 1.48）和 0.85（0.47 ～ 1.54）。综上所述，作者得出结论，有胸膜斑者在这两个队列中都不存在肺癌的风险。在目前的情况下，关于胸膜斑在评估肺癌风险方面的有效性是有争议的。

关于胸膜斑与肺癌的关系没有一致意见的一个原因是胸部 X 线片中有异常干扰，以至于很难清楚地识别胸膜斑。前后位拍摄不能清晰显示位于前面或后面的非钙化斑 [9]。侧胸壁的阴影也难区分胸膜斑和胸膜下脂肪。我们认为上述研究相互矛盾的结果反映了识别胸膜斑块的难度。

4 CT 中胸膜斑与肺癌的关系

虽然胸膜斑在肺癌筛查中的作用有争议，但有许多报道称胸部计算机断层扫描（CT）成像在检测胸膜斑方面比 X 线片更有用。Pairon 等人[12]对法国 4 个地区 5402 名男性工人的肺癌死亡率进行了 6 年随访研究，分析了胸部 CT 扫描中良性石棉相关异常与肺癌死亡率之间的关系。在校正吸烟和石棉累积暴露指数后，Cox 比例风险模型显示，胸膜斑与肺癌死亡率之间存在统计学的显著相关［HR2.41（1.21～4.85）］。胸膜斑是石棉暴露工人肺癌死亡的独立危险因素，研究人员指出，CT 筛查条件下，胸膜斑可以作为识别高危人群的额外标准。

在意大利的一项使用低剂量计算机断层扫描（LDCT）的研究中，Silva 等人[13]报告了在 2303 名 50～75 岁参与者（1570 名男性，733 名女性）中胸膜斑的发生率与肺癌的发病率和死亡率之间的关系。在这些男性中，128/1570（8.2%）始终自我报告石棉暴露，1374/1570（87.5%）始终否认接触石棉暴露。有胸膜斑的男性人数为 31 例。暴露于石棉的男性和未暴露的男性中，胸膜斑的发生率分别为 6.3%（8/128）和 1.7%（23/1374）。有胸膜斑的男性患者的肺癌发生率有较高的趋势（9.7% 胸膜斑 *vs* 4.2%没有胸膜斑者）。所有患胸膜斑的男性肺癌死亡率 HR 为 5.48（95% CI 1.61～18.70）。作者通过 LDCT 筛查表明，胸膜斑可能是肺癌死亡的一个危险因素，包括那些不知道职业暴露的患者。

其他研究也发现，胸膜斑与肺癌之间的关系呈负相关。Brims 等人[4]使用 LDCT 对青石矿和磨坊工人以及主要是混合石棉暴露的建筑和制造业工人进行了两项超过 25 年的队列研究。在 3486 例男性患者中，队列 1 和队列 2 在胸部 CT 图像中胸膜斑的发生率分别为 48.8% 和 72.5%。然而，LDCT 显示胸膜斑和肺癌的风险比（HR）［队列 1 为 1.54（0.41～5.87），队列 2 为 0.85（0.21～2.48）］无显著性差异。综上所述，作者得出结论，胸膜斑在两个队列中都没有导致肺癌的风险。

关于胸膜斑的特征与肺癌之间的关系也有一些报道。Yusa 等人[14]报道了 207 例职业性石棉暴露的肺癌患者的胸膜斑的范围与肺组织中石棉小体的浓度之间的关系。75%（51/70）患者的胸部 CT 图像确定有广泛的斑块，其中四分之一或以上的胸壁内的肺石棉小体浓度超过 5000 个石棉小体 / 克干肺组织。胸部 X 线片显示，44%（27/61）患者的胸壁内的胸膜斑占位不到 1/4，肺石棉小体浓度超过 5000 个石棉小体 / 克干肺组织。因此，我们认为广泛的胸膜斑可能是石棉相关肺癌筛查的一个预测因子，因为广泛的胸膜斑对应于 25 年的累积暴露，这可能导致石棉相关肺癌的发生。

Vehmas 等人[15]随访了 584 名建筑工人（574 名男性，10 名女性），并使用 HRCT 分析了胸膜斑与肺癌死亡之间的关系。在倒推回归模型中，胸膜斑钙化和最大厚度是呼吸道癌死亡的重要预测因素。胸膜斑的这一特征有望在未来协助确定石棉相关肺癌的危险因素。

虽然胸膜斑的存在与间皮瘤之间的关系尚未得到证实，但一份报告显示它们之间存在正相关关系。Pairon 等人[16]研究了 5287 名曾因职业原因接触石棉 7 年的退休或失业工人，并调查了间皮瘤的发病率与胸部 CT 图像中胸膜斑之间的关系。在 CT 中可见典型的壁层或膈膜胸膜斑，校正首次接触石棉时间和累积接触指数后，发现具有统计学意义的风险比（6.8，95%CI 2.2 ～ 21.4）。

5　胸膜斑与肺功能的关系

虽然有人说胸膜斑不会影响肺功能，但 Kopylev 等人最近的一项研究显示出相反的结果。在一项对 20 项研究的荟萃分析中，回顾了石棉暴露人群中胸膜斑与肺功能之间的关系，胸膜斑的存在与 FVC（4.09%pred, 95%CI 2.31 ～ 5.86）和 FEV1（1.99%pred, 95% CI 0.22 ～ 3.77）的下降显著相关。与没有斑或其他异常的石棉暴露个体相比，胸膜斑的存在与 FVC 和 FEV1 的平均值变小有显著相关性。

6　其他因素与肺癌的关系

据报道，在胸部 CT 图像除胸膜斑以外的影像学特征中，一些炎症性和纤维性异常可能是石棉相关肺癌的预测因素。据了解，石棉肺（图 6.4）是石棉相关肺癌的前兆[18]，预计未来的研究将确认石棉肺的影像学特征与石棉相关肺癌之间的关系。

在 Vehmas 等人[15]对 584 名建筑工人的上述研究中，不仅分析了胸膜斑，还分析了高分辨率计算机断层扫描（HRCT）中与石棉肺相关的炎症和纤维化表现，以及它们与肺癌死亡的关系。他们研究的所有肺气肿体征都是全因死亡的重要预测因素，大多数纤维化体征（胸膜下结节、间隔线、实质带和蜂窝状）、毛磨玻璃样变、支气管壁增厚、胸膜斑范围和黏附性也是如此（图 6.5）。基于调整性别、年龄、体重指数、吸烟年限和石棉暴露年限的 Cox 回归模型，呼吸系统肿瘤死亡的重要预测因素是胸膜下间隔线、实质带、胸膜下结节、蜂窝状、小叶中心肺气肿、毛磨玻璃样变、支气管壁增厚和支气管扩张。倒推回归模型中显著的变量是胸膜下曲线阴影。非恶性呼吸系统死亡的重要预测因素是胸膜下间隔线、实质带、胸膜下结节、蜂窝状、小叶中心肺气肿、间隔旁肺气肿、全小叶肺气肿、毛磨玻璃样变、支气管壁增厚和胸膜斑大小。

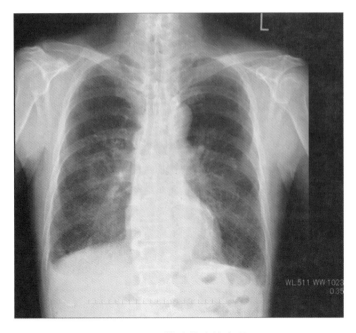

图 6.4　石棉肺的胸片表现

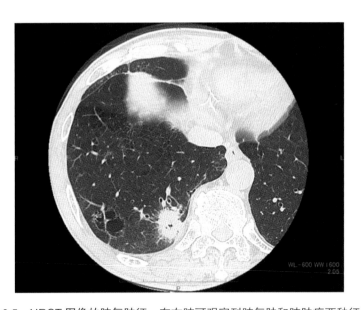

图 6.5　HRCT 图像的肺气肿征。在右肺可观察到肺气肿和肺肿瘤两种征象

　　肺功能作为影像学特征以外的一个因素，可能是石棉相关肺癌的一个预测因素。Swiatkowska 等人[19]检查了 6882 名登记参加石棉相关疾病健康监测项目的受试者，并分析了石棉暴露工人的肺功能变化和肺癌发病率的关系。在对年龄、性别、吸烟数量、吸烟时间和累积石棉暴露进行调整后，Cox 比例风险模型显示，与 FEV1 $\geqslant$ 90% 的受试者相比，FEV1 < 90% 的受试者患肺癌的风险比为 1.4（95% CI：0.94 ～ 2.08），FEV1 < 70% 的受试者的风险比为 1.95（HR = 1.86；95%CI：1.12 ～ 3.08）。

对于晚期肺癌，如 Ⅲ 期、Ⅳ 期，肺癌的 HR 为 2.54（95% CI：1.32 ～ 4.08），即使对于 FEV1 < 90% 的受试者也是如此。

Swiatkowska 等人[20] 还在一个队列中进行了病例对照研究，该队列包括 2000—2013 年在石棉加工厂工作的 7374 名工人。他们分析了肺癌发病率与其危险因素之间的关系。吸烟超过 20 包年的受试者患肺癌的相对风险是不吸烟者的两倍（OR=2.23，95% CI 1.45 ～ 3.46）。在停止接触石棉后，患肺癌的风险持续了 30 年。

虽然目前还不清楚在听诊中检测到的细小啰音是否能预测石棉相关肺癌，但它是一种相对简单的石棉相关疾病的筛查方法。在 Piirila[21] 的一篇综述中，石棉工人中存在的细小啰音与 X 线和蜂窝组织有关，也与接触含石棉粉尘的持续时间有关。Jarad[22] 报道，32 名受试者中有 7 名（22%）检测到重复吸气啰音，所有受试者的 ILO 评分 ≤ 1/0。对于 ILO 评分分别为 0/1 和 1/0 的受试者，通过听诊检测到肺部啰音的频率分别为 50% 和 45%。考虑到石棉肺是石棉相关肺癌的前兆，我们建议在石棉工人的医疗检查中使用听诊，特别是在吸烟等高危人群中。

7 结论

综上所述，尽管关于胸部 X 线中的胸膜斑是否是石棉相关肺癌的预测因子仍存在争议，但胸部 CT 图像中存在的胸膜斑确实可以预测石棉相关肺癌的趋势。肺功能的下降也有可能与石棉相关肺癌有关。

参考文献

1. Tossavainen A, Huuskonen MS, Rantanen J, Lehtinen S. Asbestos, asbestosis, and cancer. Proceedings of the international expert group meeting, Helsinki FIOH. People and Work, Research Reports 1997; 14.
2. Tossavainen A. Asbestos, asbestosis, and cancer: the Helsinki criteria for diagnosis and attribution. Consensus report. Scand J Work Environ Health. 1997;23:311–6. http://www.ncbi.nlm.nih.gov/pubmed/9322824. Accessed October 2019
3. Hillerdal G. Pleural plaques and risk for bronchial carcinoma. A prospective study. Chest. 1994;105(1):144–50.
4. Brims FJH, Kong K, Harris EJA, Sodhi-Berry N, Reid A, Murray CP, Franklin PJ, Musk AW, deKlerk NH. Pleural plaques and the risk of lung cancer in asbestos-exposed subjects. Am J Respir Crit Care Med. https://doi.org/10.1164/rccm.201901-0096OC.
5. Diagnosis and initial management of nonmalignant diseases related to asbestos. Am J Respir Crit Care Med. 2004;170:691–715.
6. Katoh K. Pleural thickening (Kyoumakuhikou) Nihon Kyubu Rinnsho. 2016;75(4):407–16.
7. Enomoto T, Matsumoto A, Saito H, Narato R, Shingu A, Sugisaki M, Nakamura S, Takeda T, Nomura K. Detection of pleural plaques on chest X-ray film by chest physicians. The Journal

of the Japanese Respiratory Society. 2010;48(4):267–73.

8. Weiss W. Asbestos-related pleural plaques and lung cancer. Chest. 1993;103:1854–9.

9. Ameille J, Brochard P, Letourneux M, Paris C, Pairon JC. Asbestos-related cancer risk in patients with asbestosis or pleural plaques. Rev Mal Respir. 2011;28(6):e11–7.

10. Cullen MR, Barnett MJ, Balmes JR, Cartmel B, Redlich CA, Brodkin CA, Barnhart S, Rosenstock L, Goodman GE, Hammar SP, Thornquist MD, Omenn GS. Predictor of lung cancer among asbestos-exposed men in the β-carotene and retinol efficacy trial. Am J Epidemiol. 2005;161:260–70.

11. Karijalainen A, Pukkala E, Kauppinen T, Partanen T. Incidence of cancer among Finnish patients with asbestos-related pulmonary or pleural fibrosis. Cancer Causes Control. 2004;10:51–7.

12. Pairon JC, Andujar P, Rinaldo M, Ameille J, Brochard P, Chamming's S, Clin B, Ferretti G, Gislard A, Laurent F, Luc A, Wild P, Paris C. Asbestos exposure, pleural plaques, and the risk of death from lung cancer. Am J Respir Crit Care Med. 2014;190(12):1413–20.

13. Silva M, Sverzellati N, Colombi D, Milanese G, La Vecchia C, Galeone C, Marchiano A, Pastorino U. Pleural plaques in lung cancer screening by low-dose computed tomography: prevalence, association with lung cancer and mortality. BMC Pulm Med. 2017;17:155.

14. Yusa T, Hiroshima K, Sakai F, Kishimoto T, Ohnishi K, Usami I, Morikawa T, Wu D, Itoi K, Okamoto K, Shinohara Y, Kohyama N, Morinaga K. Significant relationship between the extent of pleural plaques and pulmonary asbestos body concentration in lung cancer patients with occupational asbestos exposure. Am J Ind Med. 2015;58:444–55.

15. Vehmas T, Oksa P, Kivisaari L. Lung and pleural CT signs predict deaths: 10-year follow-up after lung cancer screening of asbestos-exposed workers. Int Arch Occup Environ Health. 2012;85(2):207–13.

16. Pairon JC, Laurent F, Rinaldo M, Clin B, Andujar P, Ameille J, Brochard P, Chammings S, Ferretti G, Galateau-Salle F, Gislard A, Letourneux M, Luc A, Schorie E, Paris C. Pleural plaques and the risk of pleural mesothelioma. J Natl Cancer Inst. 2013;105:293–301.

17. Kopylev L, Christensen KY, Brown JS, Cooper GS. A systematic review of the association between pleural plaques and changes in lung function. Occup Environ Med. 2015;72:606–14.

18. Hughes JM, Weill H. Asbestosis as a precursor of asbestos related lung cancer: results of a prospective mortality study. Br J Ind Med. 1991;48:229–33.

19. Swiatkowska B, Szubert Z, Sobala W, Szeszenia-Dabrowska N. Predictors of lung cancer among former asbestos-exposed workers. Lung Cancer. 2015;89:243–8.

20. Swiatkowska B, Szeszenia-Dabrowska N. Spirometry: a predictor of lung cancer among asbestos workers. Inhal Toxicol. 2017;29(1):18–22.

21. Piirila P, Sovijarvi ARA. Crackles: recording, analysis and clinical significance. Eur Respir J. 1995;8:2139–48.

22. Jarad NA, Strickland B, Bothamley G, Lock S, Logan-Sinclair R, Rudd RM. Diagnosis of asbestosis by a time expanded wave form analysis, auscultation and high resolution computed tomography: a comparative study. Throax. 1993;48:347–53.

第 4 篇

病理和诊断

第 7 章

胸膜和间皮细胞的解剖结构：主要特征是什么？

Kenzo Hiroshima

【摘要】了解脏层胸膜和壁层胸膜的解剖结构对于恶性间皮瘤的准确病理诊断具有重要意义。弹力纤维染色有助于了解胸膜的镜下解剖结构。虽然关于脏层胸膜的解剖结构存在争议，但通常认为它包括 5 层：间皮层、间皮下层、外弹力层、间质层和内弹力层。在疾病状态下，间皮下层可包含毛细血管和淋巴管，间皮瘤细胞早期在此层增殖。间质层富含毛细血管和淋巴管，是胸膜切除术 / 胸膜剥脱术的切割平面层。内弹力层中的一些弹力纤维与肺泡壁中的弹力纤维是连续的。壁层胸膜的解剖结构尚不完全清楚，它被认为包括 5 层：间皮层、间皮下层、内弹力层、纤维脂肪层和外弹力层。当纤维脂肪层发生纤维化时，间皮层和外弹力层之间的距离是可变的。当行肺外全肺切除术时，需将肺外弹力层平面切开。脂肪组织、胸内筋膜、横纹肌和肋骨裸露于外弹力层外。弹力纤维束连接壁层胸膜和骨膜。壁层胸膜的外弹力层和胸内筋膜从胸壁到腹膜是连续的。胸壁的内弹力层在肋膈角方向沿膈肌方向延伸。

【关键词】间皮细胞；脏层胸膜；壁层胸膜；内弹力层；外弹力层；胸内筋膜

1　概述

对于恶性间皮瘤，尤其是早期恶性间皮瘤，建议使用胸腔镜进行壁层胸膜活检作为明确病理诊断的方法[1]。了解脏层胸膜和壁层胸膜的解剖结构对于恶性间皮瘤的准确病

K. Hiroshima(✉)
Department of Biochemistry and Genetics, Chiba University Graduate School of Medicine,
Chiba, Japan

Department of Pathology, Tokyo Women's Medical University, Yachiyo Medical Center,
Chiba, Japan

Sodegaura Satsukidai Hospital, Chiba, Japan
e-mail: hiroshima.kenzo@twmu.ac.jp

理诊断具有重要意义。根据国际抗癌联盟关于肺癌的病理分期，掌握脏层胸膜和壁层胸膜的显微镜下解剖对于评估肺癌的胸膜侵犯程度也很重要[2]。虽然在教科书和期刊文章中已经对脏层胸膜的解剖进行了一些描述，但因为作者们对脏层胸膜解剖的理解方式不一，仍存在一些混淆。有一些书描述了壁层胸膜的解剖结构。在本章中，笔者将根据已出版的书籍、手稿以及对胸膜手术和尸检标本的病理学研究，来描述胸膜和间皮细胞的正常结构。

2　胸膜的宏观结构

肺表面覆盖着一层连续的浆膜，称为脏层胸膜。脏层胸膜延伸到肺叶之间的裂隙（叶间裂）。壁层胸膜覆盖胸腔内表面，并根据身体与胸膜接触的部位进行细分：纵隔胸膜、胸膜顶（也称颈胸膜）、肋胸膜和膈胸膜。脏层胸膜在肺门处折返，并继续延伸为壁层胸膜。肺韧带是由脏层胸膜和壁层胸膜重叠而成的三角形褶皱，从肺门延伸到下叶的纵隔表面。

胸膜腔是脏层胸膜和壁层胸膜之间的空间，内含少量浆液。胸膜腔积液数量少，从健康个体的胸膜腔内可检测到 < 1ml 胸膜腔积液。这种液体可以防止内脏表面和胸壁表面之间的接触，并帮助肺在呼吸过程中平稳有效地运动。这种浆液性液体也会产生表面张力，使肺部充满空气，并在胸腔扩张时肺部扩张。

3　间皮细胞

间皮细胞可拉伸，其大小从直径为 $16.4 \pm 6.8\mu m$ 到 $41.9 \pm 9.5\mu m$ 不等[3]。细胞质围绕在中央椭圆形核周围。它们可能呈扁平、立方或柱状。扁平细胞中含有微丝、少量的线粒体、发育不良的粗面内质网（ER）和高尔基体。扁平细胞通常代表内脏表面伸展的静止细胞，或覆盖一个非常坚硬的组织结构（如肋骨）的细胞。立方细胞或柱状细胞含有丰富的微丝、线粒体、粗糙的内质网、发育良好的高尔基体和微管。立方或柱状间皮细胞的形状表明这些细胞代谢活跃，或与疏松的或脂质性的亚结构有关。

在间皮层的顶端，细胞之间有一个紧密的连接处。间皮细胞可能在其他连接点处相互重叠而不相互连接[4]。这种重叠在深吸气中会消失。

间皮细胞表面覆盖着微绒毛，直径约为 $0.1\mu m$，长度为 $0.5 \sim 3\mu m$[3]。脏层胸膜上的微绒毛多于壁层胸膜的相应区域。间皮微绒毛的确切功能尚未明确。然而，微绒毛的主要功能是包裹富含透明质酸的糖蛋白，以减少肺和胸腔之间的摩擦。透明质酸是由胸膜下腔的间皮细胞和间质细胞分泌。

间皮细胞经常从间皮层表面脱落，自由地漂浮在胸膜腔积液中，在那里它们变成圆形或椭圆形。当间皮细胞在胸膜腔积液中自由漂浮时，它们可以转化为具有吞噬能力和噬红细胞作用的巨噬细胞[5]。

间皮细胞对间皮标记物的免疫组化呈阳性，如钙视网膜蛋白（Calretinin，CR）、平足蛋白 / 淋巴管内皮细胞（Podoplanin/D2-40）和肾母细胞瘤抑癌基因 1（Wilms tumor protein, WT1），而在正常情况下，这些标记物的染色强度较弱或呈阴性。

间皮层极其脆弱；当该层被破坏时，通过间皮细胞的有丝分裂和迁移来修复缺损[6]。在气胸或胸膜炎等刺激性条件下，间皮细胞的细胞核增大，核仁明显。在某些刺激情况下，间皮细胞增殖明显，间皮细胞发生分层并且出现乳头状增生；此外，间皮标记物的染色强度增加。非典型间皮细胞增生与早期间皮瘤的鉴别是比较困难的。在胸膜间皮瘤的荧光原位杂交中，高达 80% 可检测到 p16/CDKN2A 基因的纯合子缺失，但在反应性间皮增生中未检测到[1]。p16/CDKN2A 基因分析有利于鉴别非典型间皮细胞增生和间皮瘤。BRCA1 相关蛋白 1（BAP1）和甲硫腺苷磷酸化酶（MTAP）的免疫组化染色阳性也被报道为是很好的间皮瘤生物标志物，对恶性间皮瘤的诊断特异性为 100%[7, 8]。

4　脏层胸膜的解剖

Nagaishi 已将胸膜分为五层，即①间皮层；②间皮下层；③外弹力层；④间质层；⑤内弹力层[9]。Dail 和 Hammar 主编教科书将脏层胸膜分为五层：①间皮层；②薄的间皮下结缔组织层；③浅层弹力纤维层；④疏松的胸膜下结缔组织层；⑤深层弹力纤维层[10]。Corrin 主编的教科书也将脏层胸膜分成五层：①间皮表面及其基底膜；②薄层结缔组织层；③突出的外弹力蛋白层；④胶原蛋白层；⑤内弹力蛋白层（与肺泡弹力蛋白连续）[11]。然而，每个人对胸膜各个部分的术语有不同的看法。一些作者将紧邻间皮下层的这一层称为"内弹力层"[12, 13]。

国际肺癌研究协会（IASLC）报告称，脏层胸膜只有四层：①基底膜上的单层间皮细胞；②间皮下结缔组织层；③弹力纤维层；④结缔组织层[14]。

弹力纤维染色有助于了解胸膜的显微镜下解剖结构，有助于评估原发性肺癌细胞侵袭脏层胸膜和胸膜间皮瘤侵袭肺的情况。IASLC 建议，侵袭超过厚弹力层的肿瘤应视为已穿透胸膜[14]。然而，Corrin 认为应该将外弹力层的穿透作为胸膜穿透的标准[11]，笔者同意 Corrin 的观点。

脏层胸膜由五个不同层次组成的观点已被广泛接受，笔者也同意此观点。本章使用 Nagaishi[9] 提出的脏层胸膜的各层的术语（图 7.1）。

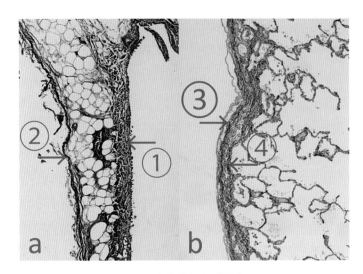

图 7.1　胸膜的解剖学结构。

（a）壁层胸膜和肺。壁层胸膜分为五层：间皮层、间皮下层、内弹力层（①）、纤维脂肪层、外弹力层（②）。
（b）脏层胸膜。脏层胸膜分为五层：间皮层、间皮下层、外弹力层（③）、间质层、内弹力层（④）。

经许可引自：Byori to Rinsho 35: Supplement, p174, 2017

4.1　间皮层

间皮层由单层扁平的细胞组成。间皮细胞的大小均匀，但每个细胞形状不一。细胞核呈圆形或卵形，位于细胞中心。

4.2　间皮下层

间皮下层是由紧邻间皮层正下方的结缔组织组成的薄层。在正常情况下，该层不含毛细血管或淋巴管。然而，在胸膜有异常病变的情况下，该层可含有毛细血管和淋巴管。间皮瘤细胞可在早期于此层增殖，但大体上看脏层胸膜无结节或任何异常。

4.3　外弹力层

这一层位于间皮下层的正下方，它由少许弹力纤维组成。这些纤维与胸膜表面平行，形成吻合和复杂的网络结构。

4.4　间质层

该层位于外弹力层和内弹力层之间。间质层为结缔组织，间质层的胶原纤维与小叶间结缔组织连续。间质层富含毛细血管和淋巴管。

间质层可见胶原纤维，并与胸膜表面平行分布。一些来自外弹力层和内弹力层的弹性纤维与胶原纤维交织在一起。

因为结缔组织相对疏松，这一层是胸膜切除术 / 胸膜剥脱术的切割平面层[10]。

4.5　内弹力层

这是靠近肺实质的一层。内弹力层由少量的弹性纤维组成，而且内弹力层不如外弹力层那么明显。然而，当内弹力层发生纤维化时，内弹力层中的弹性纤维数量增加，内弹力层逐渐明显。

内弹力层中的一些弹性纤维与肺泡壁的弹性纤维是连续的（图 7.2）。这束弹性纤维束可将脏层胸膜固定在肺实质上。该区域的弹性纤维包括属于胸膜下结缔组织的弹性纤维和属于肺泡壁的弹性纤维。基于这些发现，内弹力层被认为是肺实质的一部分。考虑到内弹力层是肺实质的一部分，将侵犯内弹力层的肺癌定为 PL0，将侵犯外弹力层的肺癌定为 PL1 是合理的[11, 15]。

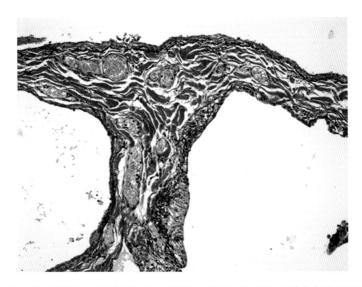

图 7.2　脏层胸膜。内弹力层中的一些弹力纤维与肺泡壁的弹力纤维是连续的
经许可引自：Byori to Rinsho 35:Supplement, p176, 2017（in Japanese）

5　壁层胸膜的解剖

在 Dail 和 Hammar 的教科书中描述了壁层胸膜的显微解剖学[10]。壁层胸膜表面覆盖一层间皮细胞，其下是一层较厚的纤维弹性组织。在这层下面，是胸壁的胸膜下纤维脂肪组织和骨骼肌。Corrin 的教科书中称，壁层胸膜中弹性纤维的数量和分布是不规则的，但没有对壁层胸膜的显微解剖学进行描述[11]。来自 IASLC 的报告描述了壁层胸膜的解剖结构比脏层胸膜更具多样性[14]。通常，它被基底膜上的间皮层和一层薄薄的疏松结缔组织所覆盖。紧随其后的是一层不连续的弹力纤维层和另一层疏松的结缔组织，再下面

是一层致密的胶原层或胸内筋膜，其两侧可能含有不同数量的脂肪，在这一层之后，是胸壁的骨骼肌纤维。Masaoka 报道壁层胸膜由六层组成：间皮层、间皮下层、内弹力层、结缔组织层、脂肪组织层和外弹力层[16]。本章根据 Masaoka 的修改方案，描述了壁层胸膜的解剖结构（图 7.1）。

5.1　间皮层

间皮层是由单层扁平的细胞组成。

5.2　间皮下层

间皮下层是由紧邻间皮层下方的结缔组织组成的薄层。

5.3　内弹力层

这一层位于间皮下层的正下方。内弹力层由一根或几根细小的弹力纤维组成。在某些情况下，内弹力层中的弹力纤维与外弹力层的弹力纤维相连续，因此无法识别纤维脂肪组织层。肋骨上的壁层胸膜较其他区域薄，内弹力层和外弹力层的弹力纤维无法相互区分。

5.4　纤维脂肪组织层

这一层位于内弹力层的正下方，由结缔组织和脂肪组织组成。

5.5　外弹力层

这一层位于纤维脂肪组织层的正下方。间皮层和外弹力层之间的距离是可变的。在健康个体中，这一距离约为 0.2mm，当由于纤维脂肪组织层发生纤维化而导致壁层胸膜增厚时，该距离增加 ≥ 1 mm。当行肺外全肺切除术时，沿外弹力层的平面切开。

脂肪组织、胸内筋膜、胸壁骨骼肌纤维和肋骨均位于外弹力层之外。弹力纤维束连接着壁层胸膜和骨膜的外弹力层，骨膜是一层覆盖在骨骼表面的致密纤维膜（图 7.3）。这束弹力纤维束可将壁层胸膜固定到胸壁上，并可防止壁层胸膜向胸壁滑动。

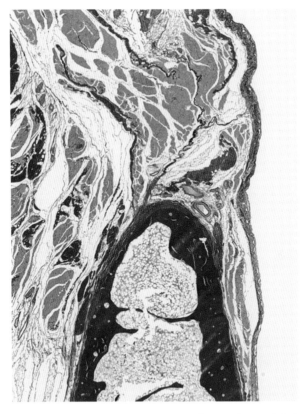

图 7.3　壁层胸膜。与其他区域相比，沿肋骨的胸膜顶叶较薄。外弹力层外有脂肪组织、胸内筋膜、横纹肌和肋骨。弹力纤维束连接着外弹力层和骨膜，骨膜是一种覆盖在骨表面的、致密的纤维膜。

经许可引自：Byori to Rinsho 35:Supplement, p178, 2017（in Japanese）

6　肋膈角处的胸内筋膜的解剖学

胸内筋膜位于壁层胸膜外。胸内筋膜在肋膈角的折返方式是存在争议的。一种观点认为，胸腔内的胸内筋膜在肋膈角位置沿着膈肌方向以直角形式延伸[17]。另一种观点认为，胸内筋膜从颈部到耻骨或骨盆是连续的，并不沿着横膈膜的方向延伸[18]。

本章作者分析了 7 例尸检标本中肋膈角处的胸内筋膜的解剖情况。从尸体中取样肋膈角处的组织，包括壁层胸膜、胸内筋膜、肋骨和胸壁骨骼肌纤维，并进行福尔马林固定、脱钙处理和石蜡包埋。从蜡块上切下薄片，用苏木精、伊红和弹力纤维染色（图 7.4）。所有病例显示肋膈角的解剖结构相同。胸内筋膜从胸壁一直连续到腹膜壁，胸壁外弹力层与胸内筋膜相邻，并有弹力纤维连续。相反，胸壁内弹性层沿横膈膜方向延伸，并与横膈膜中的弹力纤维连续。

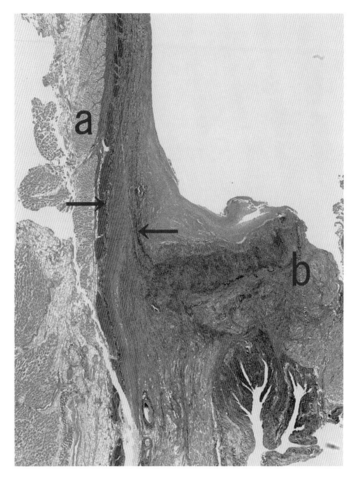

图 7.4　壁层胸膜。胸壁外弹力层（→）与胸内筋膜相邻，与腹壁弹力纤维连续。胸内筋膜附着于外弹力层。胸壁（A）（图上为 a）的骨骼肌位于胸内筋膜外。胸壁内弹力层（←）沿横膈膜方向延伸，与横膈膜（B）（图上为 b）的弹力纤维连续。

经许可引自：Byori to Rinsho 35:Supplement, p178, 2017 （in Japanese）

7　结论

弹力纤维染色有助于了解胸膜的显微镜下解剖结构，有助于评估原发性肺癌或胸膜间皮瘤对脏层胸膜的侵袭情况。脏层胸膜分为五层：间皮层、间皮下层、外弹力层、间质层和内弹力层。壁层胸膜也可分为五层：间皮层、间皮下层、内弹力层、纤维脂肪层和外弹力层。外弹力层以外有脂肪组织、胸内筋膜、胸壁骨骼肌纤维和肋骨。弹力纤维束连接着壁层胸膜和骨膜的外弹力层，使壁层胸膜与胸壁保持对齐。

资助说明　日本环境部、日本医学研究开发厅和日产株式会社（日本东京）为本项目提供了资助。

参考文献

1. Husain AN, Colby TV, Ordonez NG, Allen TC, Attanoos RL, Beasley MB, et al. Guidelines for pathologic diagnosis of malignant mesothelioma 2017 update of the consensus statement from the International Mesothelioma Interest Group. Arch Pathol Lab Med. 2018;142:89–108.
2. Brierley JD, Gospodarowicz MK, editors. TNM Classification of Malignant Tumours. West Sussex: John Willey & Sons; 2017.
3. Wang NS. Anatomy of the pleura. Clin Chest Med. 1998;19:229–40.
4. Sevin CM, Light RW. Microscopic anatomy of the pleura. Thorac Surg Clin. 2011;21:173–5.
5. Bakalos D, Constantakis N, Tsicricas T. Distinction of mononuclear macrophages from mesothelial cells in pleural and peritoneal effusions. Acta Cytol. 1974;18:20–2.
6. Peng MJ, Wang NS, Vargas FS, Light RW. Subclinical surface alterations of human pleura. A scanning electron microscopic study. Chest. 1994;106:351–3.
7. Berg KB, Dacic S, Miller C, Cheung S, Churg A. Utility of methylthioadenosine phosphorylase compared with BAP1 immunohistochemistry, and CDKN2A and NF2 fluorescence in situ hybridization in separating reactive mesothelial proliferations from epithelioid malignant mesotheliomas. Arch Pathol Lab Med. 2018;142:1549–53.
8. Hida T, Hamasaki M, Matsumoto S, Sato A, Tsujimura T, Kawahara K, et al. Immunohistochemical detection of MTAP and BAP1 protein loss for mesothelioma diagnosis: comparison with 9p21 FISH and BAP1 immunohistochemistry. Lung Cancer. 2017;104:98–105.
9. Nagaishi C. Pulmonary pleura. In: Nagaishi C, Nagasawa N, Yamashita M, Okada Y, Inaba N, editors. Functional anatomy and histology of the lung. Baltimore and London: Univ Park Press; 1972. p. 254–70.
10. Tomashefsky JF, Faver CF. Anatomy and histology of the lung. In: Tomashefsky JF, Cagle PT, Faver CF, Fraire AF, editors. Dail and Hammar's pulmonary pathology. New York: Springer; 2008. p. 20–48.
11. Corrin B, Nicholson AG. Pleura and chest wall. In: Pathology of the lungs. 3rd ed. Edinburgh: Churchill Livingstone; 2011. p. 707–52.
12. Croxatto OC, Sampietro R. Pathology of pleural sclerosis; a study related to the loss of the lungs and its treatment. J Thorac Surg. 1951;21:259–74.
13. Sekiguchi K. Pyothorax. Kyobugeka Sosho No.14. Tokyo-Kyoto: Nankodo; 1951.
14. Travis WD, Brambilla E, Rami-Porta R, Vallieres E, Tsuboi M, Rusch V, et al. Visceral pleural invasion. Pathologic criteria and use of elastic stains. Proposal for the 7th edition of the TNM classification for lung cancer. J Thorac Oncol. 2008;3:1384–90.
15. The Japan Lung Cancer Society. General rule for clinical and pathological record of lung cancer. 8th ed. Tokyo: Kanehara.
16. Masaoka A, Fujii Y. Thoracic surgery. 3rd ed. Tokyo: Nanzando; 2003.
17. Schuenke M, Schulte E, Schumacher U. General anatomy and musculoskeletal system (Thieme Atlas of Anatomy). 2nd ed. New York: Thieme Medical Pub; 2014.
18. Bertin F, Deslauriers J. Anatomy of the pleura: reflection lines and recesses. Thorac Surg Clin. 2011;21:165–71.

第 8 章

胸膜肿瘤的组织学分类：2015 年后 WHO 的分类进展如何？

Yuichi Ishikawa

【摘要】恶性间皮瘤是一种典型的间皮性恶性肿瘤。世界卫生组织目前的分类，将间皮瘤分为四个亚型：弥漫型恶性间皮瘤、局限型恶性间皮瘤、高分化乳头状间皮瘤和腺瘤样瘤。弥漫型和局限型间皮瘤进一步分为三种组织学亚型：上皮样间皮瘤、肉瘤样间皮瘤和双相型间皮瘤。在弥漫型中的肉瘤样间皮瘤分类下，定义了促结缔组织增生性间皮瘤。

通过引入包括钙视网膜蛋白（Calretinin）在内的一组免疫组化标志物，间皮瘤病理诊断的准确性得到了显著提高。此外，WT1 和平足蛋白（D2-40）是诊断上皮样间皮瘤的敏感和特异的间皮标志物，而癌胚抗原 CEA 和甲状腺转录因子 TTF-1 被用作上皮样间皮瘤的阴性标记物。但是，肉瘤样间皮瘤的标志物很少。

在本综述中，基于组织学、免疫组织化学和包括荧光原位杂交在内的其他分子方法学，将从更详细的间皮瘤亚型、用于分级和分类的各种标志物以及新进展等方面，概述2015 年后世界卫生组织分类的进展情况。此外，明确表达钙视网膜蛋白的肺腺癌的特征，有助于间皮瘤与其易混淆疾病之间的鉴别诊断。

【关键词】组织学分类；世卫组织分类；免疫组化；上皮样间皮瘤；肉瘤样间皮瘤

1 概述

恶性间皮瘤是一种典型的间皮性恶性肿瘤，其与过去石棉接触史的因果关系是公认

Y. Ishikawa (✉)

Faculty of Medicine, Department of Pathology, International University of Health and Welfare, Otawara, Japan

Division of Pathology, The Cancer Institute, Japanese Foundation for Cancer Research, Tokyo, Japan

e-mail: ishikawa@jfcr.or.jp

的诱发因素。目前世界卫生组织分类 [1] 将间皮瘤分为四种亚型：弥漫型恶性间皮瘤、局限型恶性间皮瘤、高分化乳头状间皮瘤和腺瘤样瘤，见表 8.1。弥漫型和局限型间皮瘤又进一步分为三种组织学亚型：上皮样间皮瘤、肉瘤样间皮瘤和双相性间皮瘤。在弥漫型中的肉瘤样间皮瘤分类下，定义了促结缔组织增生性间皮瘤。目前尚无局限型促结缔组织增生性间皮瘤的报道。

间皮瘤非常罕见，其病理诊断一直是大多数病理学家面临的挑战。然而，在引入包括钙视网膜蛋白（calretinin）在内的一组免疫组化标记物后，间皮瘤病理诊断的准确性得到了显著提高。目前，许多间皮标记物被常规使用，因此病理学家即使在活检时也可以做出相当精确的诊断。其中，钙视网膜蛋白的表达是间皮瘤最特异的标记物，尤其是上皮样间皮瘤。除了钙视网膜蛋白，许多对间皮瘤，特别是上皮样间皮瘤，诊断有用的标志物已经出现。

表 8.1　WHO 胸膜肿瘤分类（2015）中描述的间皮肿瘤

弥漫型恶性间皮瘤
上皮样间皮瘤
肉瘤样间皮瘤
促结缔组织增生性间皮瘤
双相性间皮瘤
局限型恶性间皮瘤
上皮样间皮瘤
肉瘤样间皮瘤
双相性间皮瘤
高分化乳头状间皮瘤
腺瘤样瘤

钙视网膜蛋白、WT1 和 D2-40 对上皮样间皮瘤的诊断作用已被确定，可以作为间皮阳性的标志物。此外，CEA、TTF-1、MOC-31 及 Ber-EP4 可以为间皮阴性标记物。这些标记物通常被用作一组抗体。然而，在肉瘤样间皮瘤中，一些间皮的标记通常也会阴性表达，因此，偶尔只能根据角蛋白的表达进行诊断。值得注意的是，这些抗体是间皮细胞的标记物，而不是间皮瘤的标记物。因此，具有细胞异型性的反应性增生的间皮细胞与间皮瘤的鉴别一直存在困难。

本综述基于组织学、免疫组织化学（IHC）和包括荧光原位杂交（FISH）在内的其他分子方法学，将从更详细的间皮瘤亚型、用于分级和分类的各种标志物以及新进展等方面，来描述 2015 年后世界卫生组织分类的进展情况。

2　分级系统

Kadota 等人 [2] 之前的一项研究提出了一种利用核异型性和有丝分裂计数对胸膜上皮样间皮瘤进行分级的系统。基于上述研究，Rosen 等人 [3] 通过增加另一个特征——坏死，并采用国际系列案例（17 个机构的 776 个病例），对更新的分级系统进行了多机构研究，结果表明，核分级被定义为核异型性水平（图 8.1）和有丝分裂计数之和，与生存率明显相关。此外，他们还提出了另一种评分系统，即有丝分裂 – 坏死评分，该评分与核分级和总生存率密切相关。

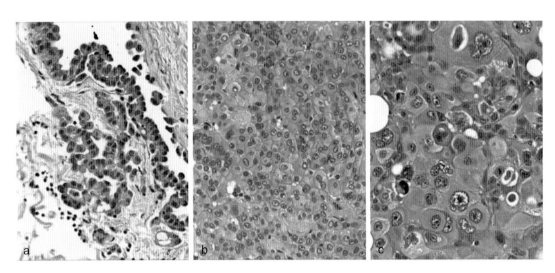

图 8.1　上皮样间皮瘤的典型核异型性。（a）轻度核异型性；（b）中度异型性；（c）重度异型性
经许可引自：Rosen et al. Mod Pathol, 2018；31:598–606[3]

3　胸膜间皮瘤的组织学分型

Nicholson 等人 [4] 提出了对间皮瘤分类的修订，包括组织学分型（16 种组织学类型和 3 种基质类型），如表 8.2 所示。其中一些模式仅有组织学意义，但另一些模式也有临床、诊断和预后意义。例如，腺瘤样间皮瘤类似于腺瘤样瘤，但其本质是恶性的。移行性间皮瘤在组织学上介于上皮样间皮瘤和肉瘤样间皮瘤之间，但其临床行为可能类似于肉瘤样间皮瘤，故还需要进一步的研究。

根据分化程度对腺癌进行三级分类：高分化、中分化、低分化。类似地，上皮样间皮瘤也可分为高分化、中分化和低分化三类。如表 8.2 所示，高分化间皮瘤包括乳头状和管状乳头状间皮瘤；中分化间皮瘤包括小梁状、腺瘤样、微囊型和微乳头状间皮瘤；低分化间皮瘤可包括主要由多形性细胞组成的间皮瘤或表现为实性移行模式的间皮瘤。我们希望通过根据分化程度对上皮样间皮瘤进行分类，以此来评估预后价值。

表 8.2　胸膜间皮瘤的推荐组织学分型（Nicholson 等，2019）

	组织学分型	说明	分化等级
a.	管状	常见于上皮样间皮瘤	好
b.	乳头状	常见于上皮样间皮瘤	好
c.	管状乳头状	常见于上皮样间皮瘤	好
d.	小梁状		中 – 低
e.	实性		差
f.	微乳头状	类似于肺微乳头。单细胞生长模式也包括在内	中等
g.	腺瘤样	恶性上皮样间皮瘤，类似腺瘤样瘤	中等
h.	微囊型		中等

细胞学特征

i.	多形性		（差）
j.	移行型	介于上皮样和肉瘤样形态之间	（差）
k.	横纹肌瘤样		（差）
l.	蜕膜样型		（差）
m.	小细胞型	上皮样间皮瘤，形态类似小细胞肺癌。无预后意义	（差）
n.	透明细胞型		未确定
o.	印戒型	上皮样间皮瘤，形态类似印戒细胞腺癌。无预后意义	（差）
p.	淋巴组织细胞型		（差）

基质特征

q.	黏液样		
r.	促结缔织增生型		
s.	异源性成分	肉瘤成分，如骨肉瘤、软骨肉瘤和横纹肌肉瘤	

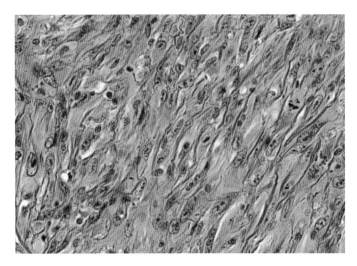

图 8.2　间皮瘤的移行模式。上皮样细胞间连接紧密，细胞大而胞浆宽，失去上皮样外观，但无明显的纺锤形，介于上皮样和肉瘤样之间

　　　　经许可引自：Churg et al. Lung Cancer, 2018；124:95–100[4]

4　原位间皮瘤

　　在包括食道、子宫颈和肺在内的许多器官中，没有浸润间质的癌是常见的，"原位癌"的概念已在实际的医学中得到应用。此外，在肺疾病领域，支气管原位鳞状细胞癌与肺外周原位腺癌已经被临床所认知并得到恰当的治疗。相比之下，虽然在 1992 年就有原位间皮瘤的概念[5]，但要做出准确的诊断是很困难的。事实上，原位间皮瘤几乎没有临床表现，患者偶尔出现胸腔积液。在组织学上，原位间皮瘤表现为单层间皮伴细胞学异型性，但诊断原位间皮瘤除了原位病变外，还需要明显的侵袭性病变，以确定它们是真正的间皮瘤。

　　在 BRCA1 基因相关蛋白 1（BAP1）抗体问世后，情况发生了巨大的变化。BAP1是一种肿瘤抑制基因，位于 3 号染色体的短臂上，虽然该基因的名称含有 BRCA1，但其与 BRCA1 的功能联系尚不清楚。值得注意的是，在 66% 的恶性间皮瘤中观察到BAP1 的免疫组化染色缺失[6]，因此，BAP1 免疫组化染色对原位间皮瘤的诊断也非常有价值。众所周知，通过 FISH 分析 p16/CDKN2A 缺失是间皮瘤的有用标记物，甚至对于液基细胞学也是如此[7]，原位间皮瘤除了具有间皮细胞增生性病变组织学特征之外，最好还要免疫组化显示的 BAP1 缺失[8]（图 8.3）。

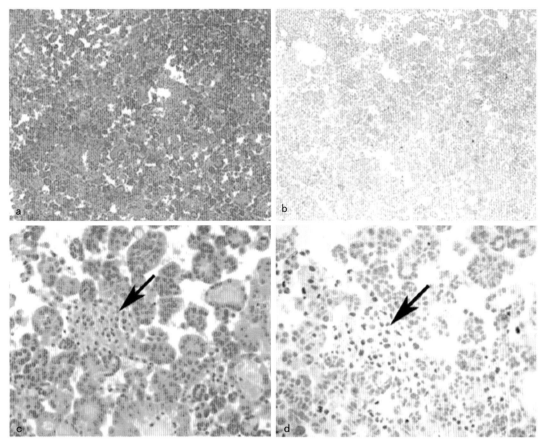

图 8.3 上皮样间皮瘤液基细胞苏木素 – 伊红染色积液细胞切片中的 BAP1 染色（a, c）。所有肿瘤细胞 BAP1 染色均为阴性（b）。非肿瘤性间质细胞和炎性细胞核染色阳性（箭头），可作为内部阳性对照（d）

经许可引自：Andrici et al. Mod Pathol, 2015；28:1360–1368[9]

5 鉴别间皮瘤与其他肿瘤和反应性间皮细胞增生的标志物

恶性间皮瘤与其他肿瘤（如肺癌、胸膜肉瘤等）的鉴别非常重要。目前，有一组间皮细胞抗体可用，包括钙视网膜蛋白、WT-1、平足蛋白（D2-40）等，有时将它们统称为"间皮瘤标志物"。胸膜间皮细胞的阴性标志物也可被使用，例如 CEA、TTF-1 和天冬氨酸蛋白酶 A（NapsinA）。然而，所有的"间皮瘤标志物"都是针对间皮细胞的，而不是真正的间皮瘤细胞。因此，这组抗体无法区分间皮瘤和反应性间皮细胞增生。如果有间皮瘤的特异性标志物，那将非常有帮助。目前为止，包括 Glut-1、IMP3、CD146 和 Desmin 等一些标志物被认为有助于区分间皮瘤和反应性间皮细胞[10]，但随后的分析显示这些标志物并没有充分的帮助。

Tsuji 等人[11] 报道了一种黏蛋白样膜蛋白——唾液酸化蛋白 HEG 同源物 1（HEG1），是恶性间皮瘤的特异性标志物。他们制备了一种抗唾液酸化 HEG1 的单克隆抗体

（SKM9-2），该抗体甚至可以检测到肉瘤样间皮瘤和结缔组织增生性间皮瘤，如图 8.4 所示 [12]。此外，据报道，该抗体对区分间皮瘤和肺癌有很强的特异性 [13]。不过仍需要在不同的人群做进一步分析。

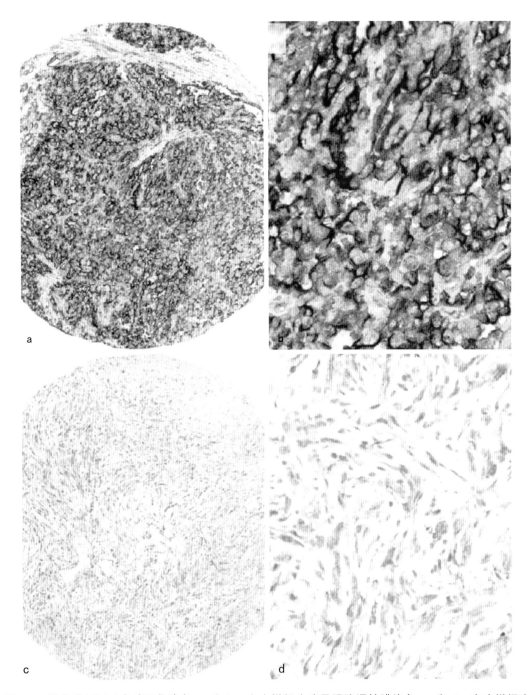

图 8.4　间皮瘤 HEG1 免疫组化染色。a 和 b：上皮样间皮瘤呈强弥漫性膜染色；c 和 d：肉瘤样间皮瘤的弥漫性膜染色。

经许可引自：Naso et al. Am J Surg Pathol. 2020 Mar 19. https://doi.org/10.1097/PAS.0000000000001469.[12]

Nabeshima 博士团队通过免疫组化而不是 FISH 的方法来检测 CDKN2A（p16）缺失 [14]。编码甲硫腺苷磷酸化酶（MTAP）的基因位于 9p21 位点，与 CDKN2A 非常接近，在几乎所有经 FISH 检测确定的间皮瘤病例中，该基因与 CDKN2A 一起缺失。此外，MTAP 和 BAP1 免疫组化联合使用能够区分肉瘤样 MPM 和纤维性胸膜炎 [15, 16]。由于不一定所有医院都可以做 FISH 分析，未来 MTAP 和 BAP1 的联合免疫组化将有可能取代 FISH 分析。

6　新型间皮瘤标志物

为了诊断肉瘤样间皮瘤，需要与肺肉瘤样癌进行鉴别诊断，因为它们都有肉瘤样成分，如梭形细胞区域。Amatya 等人通过基因表达和聚类分析，发现 MUC4 在肺肉瘤样癌中表达，但在肉瘤样间皮瘤中不表达 [17]。以往有报道称 MUC4 有助于区分上皮样间皮瘤和肺腺癌，因为没有上皮样间皮瘤表达 MUC4，而大多数肺腺癌表达 MUC4 [18]。虽然关于 MUC4 免疫组化的有效性存在一些争论 [19, 20]，但 MUC4 对区分肉瘤样间皮瘤和肺肉瘤样癌的适用性正在被证明。

GATA 结合蛋白 3（GATA3）的免疫组化已被认为有助于鉴别肺肉瘤样癌和肉瘤样间皮瘤 / 促结缔组织增生性间皮瘤 [21]。这篇报告很有趣，因为很难从肺肉瘤样癌中区分出肉瘤样间皮瘤和促结缔组织增生性间皮瘤。在不同人群中进行进一步研究是有必要的。

7　钙视网膜蛋白表达的腺癌及其与胸膜间皮瘤的鉴别

有些肺腺癌也会表达钙视网膜蛋白，它是一种间皮瘤标志物，这使间皮瘤的鉴别诊断更加复杂。Matsuda 等人 [22] 对表达钙视网膜蛋白的肺癌的特征进行了研究，这可能有助于鉴别间皮瘤与肺癌，因为钙视网膜蛋白是间皮瘤最敏感和特异的间皮瘤标志物之一。

有研究采用免疫组化方法评估 250 例肺腺癌中钙视网膜蛋白的表达。其中，15%（37/250 例）的腺癌表达了钙视网膜蛋白，表达模式包括部分表达和弱表达。在钙视网膜蛋白阳性表达的 37 例腺癌中，WT-1 的表达率为 6%，平足蛋白（D2-40）的表达率为 3%，claudin-4 和 TTF-1 的表达率分别为 82% 和 52%，说明其他间皮标志物表达较少，上皮标志物表达较高。与阴性表达的肿瘤患者相比，钙视网膜蛋白阳性表达的肿瘤患者中吸烟者更多，EGFR 突变更少。此外，钙视网膜蛋白的表达与 I 期腺癌不良预后相关（$P < 0.001$）。总之，钙视网膜蛋白阳性表达的肺腺癌可能与吸烟的腺癌具有共同的特征，并且可以通过使用其他间皮标志物和上皮标志物来与间皮瘤相鉴别（图 8.5）。

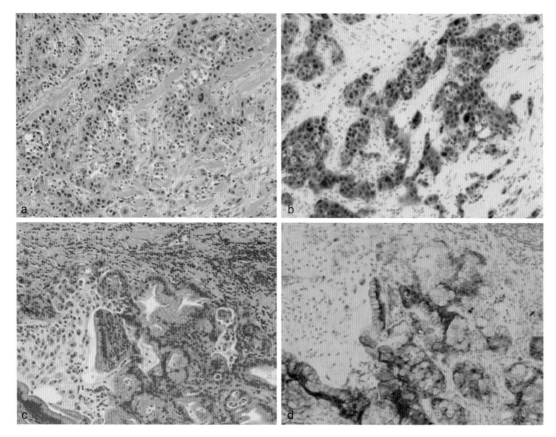

图 8.5 钙视网膜蛋白阳性腺癌的显微照片；钙视网膜蛋白的组织学和免疫组化表达。（a）实体性腺癌；
（b）实体性腺癌；（c）浸润性黏液腺癌；（d）钙视网膜蛋白染色。

经许可引自：Matsuda et al. Pathology—Research and Practice 2020；216；152,817[22]

8 结论

目前胸膜间皮瘤的组织学分类是依据 2015 年世卫组织公布的分类法[1]。在此之后，在组织学分级、区分肿瘤和非肿瘤的新标志物以及新的间皮瘤标志物等方面都取得了相当大的进展。此外，在类似间皮瘤的肺部肿瘤鉴别诊断方面也取得了一些进展。基于这些进展，下一个间皮瘤组织学分类有望在目前分类的基础上有所改进[3, 4]。

参考文献

1. Travis WD, Brambilla E, Burke AP, Marx A, Nicholson AG, editors. WHO classification of tumours of lung, pleura, thymus and heart. Lyon: International Agency for Research on Cancer; 2015.
2. Kadota K, et al. A nuclear grading system is a strong predictor of survival in epithelioid diffuse malignant pleural mesothelioma. Mod Pathol. 2012;25:260–71.
3. Rosen LE, et al. Nuclear grade and necrosis predict prognosis in malignant epithelioid pleural

mesothelioma: a multi-institutional study. Mod Pathol. 2018 Apr;31(4):598–606.

4. Churg A, et al. Highlights of the 14th international mesothelioma interest group meeting: pathologic separation of benign from malignant mesothelial proliferation and histologic/molecular analysis of malignant mesothelioma subtypes. Lung Cancer. 2018;124:95–101.

5. Whitaker D, et al. The concept of mesothelioma in situ: implications for diagnosis and histogenesis. Semin Diagn Pathol. 1992 May;9(2):151–61.

6. Cigognetti M, et al. BAP1 (BRCA1-associated protein 1) is a highly specific marker for differentiating mesothelioma from reactive mesothelial proliferations. Mod Pathol. 2015;28(8):1043–57. https://doi.org/10.1038/modpathol.2015.65.

7. Hwang HC, et al. Utility of BAP1 immunohistochemistry and p16 (CDKN2A) FISH in the diagnosis of malignant mesothelioma in effusion cytology specimens. Am J Surg Pathol. 2016;40:120–6.

8. Churg A, et al. Malignant mesothelioma in situ: morphologic features and clinical outcome. Mod Pathol. 2020;33:297–302.

9. Andrici, et al. Loss of expression of BAP1 is a useful adjunct, which strongly supports the diagnosis of mesothelioma in effusion cytology. Mod Pathol. 2015;28:1360–8.

10. Lee AF, et al. IMP3 and GLUT-1 immunohistochemistry for distinguishing benign from malignant mesothelial proliferations. Am J Surg Pathol. 2013;37:421–6.

11. Tsuji S, et al. HEG1 is a novel mucin-like membrane protein that serves as a diagnostic and therapeutic target for malignant mesothelioma. Sci Rep. 2017 Mar 31;7:45768. https://doi.org/10.1038/srep45768.

12. Naso JR, et al. HEG1 is a highly specific and sensitive marker of epithelioid malignant mesothelioma. Am J Surg Pathol. 2020 Mar 19; https://doi.org/10.1097/PAS.0000000000001469. Online ahead of print

13. Matsuura R, et al. Identification of mesothelioma-specific sialylated epitope recognized with monoclonal antibody SKM9-2 in a mucin-like membrane protein HEG1. Sci Rep. 2018 Sep 24;8(1):14251. https://doi.org/10.1038/s41598-018-32534-8.

14. Hida T, et al. Immunohistochemical detection of MTAP and BAP1 protein loss for mesothelioma diagnosis: comparison with 9p21 FISH and BAP1 immunohistochemistry. Lung Cancer. 2017 Feb;104:98–105. https://doi.org/10.1016/j.lungcan.2016.12.017.

15. Kinoshita Y, et al. A combination of MTAP and BAP1 immunohistochemistry is effective for distinguishing sarcomatoid mesothelioma from fibrous pleuritis. Lung Cancer. 2018 Nov;125:198–204. https://doi.org/10.1016/j.lungcan.2018.09.019.

16. Berg KB, et al. Utility of methylthioadenosine phosphorylase compared with BAP1 immunohistochemistry, and CDKN2A and NF2 fluorescence in situ hybridization in separating reactive mesothelial proliferations from epithelioid malignant mesotheliomas. Arch Pathol Lab Med. 2018 Dec;142(12):1549–53. https://doi.org/10.5858/arpa.2018-0273-OA.

17. Amatya, et al. MUC4, a novel immunohistochemical marker identified by gene expression profiling, differentiates pleural sarcomatoid mesothelioma from lung sarcomatoid carcinoma. Mod Pathol. 2017;30:672–81.

18. Llinares K, et al. Diagnostic value of MUC4 immunostaining in distinguishing epithelial mesothelioma and lung adenocarcinoma. Mod Pathol. 2004;17:150–7.

19. Berg KB, et al. MUC4 staining in Sarcomatoid carcinomas. Mod Pathol. 2019 Jan;32(1):157. https://doi.org/10.1038/s41379-018-0022-x.

20. Amatya VJ, et al. Reply to 'MUC4 staining in sarcomatoid carcinomas' by Berg et al. Mod Pathol. 2019 Jan;32(1):158. https://doi.org/10.1038/s41379-018-0119-2.

21. Berg KB, et al. GATA3 immunohistochemistry for distinguishing sarcomatoid and desmoplastic mesothelioma from sarcomatoid carcinoma of the lung. Am J Surg Pathol. 2017;41:1221–5.

22. Matsuda M, et al. Calretinin-expressing lung adenocarcinoma: distinct characteristics of advanced stages, smoker-type features, and rare expression of other mesothelial markers are useful to differentiate epithelioid mesothelioma. Pathol Res Pract. 2020 Mar;216(3):152817. https://doi.org/10.1016/j.prp.2020.152817.

第 9 章

间皮瘤的病理、亚型和罕见变异：免疫组织化学标记物在鉴别诊断中的作用是什么？

Tohru Tsujimura, Michiko Yuki, Yoshiyasu Shinohara, and Ayuko Sato

【摘要】恶性胸膜间皮瘤（MPM）是一种与石棉相关的侵袭性肿瘤，起源于胸膜表面的间皮细胞。MPM 的确诊基于组织病理学并需要临床及影像学的支持，但 MPM 与其他恶性肿瘤以及 MPM 和非肿瘤性反应性间皮增生（RMH）之间的形态学鉴别存在一定难度。在这种情况下，辅助诊断技术如荧光原位杂交（FISH）和免疫组化（IHC）对诊断 MPM 是有用的。免疫组化标记物，即间皮相关的阳性和阴性标记物，对于区分 MPM 和其他恶性肿瘤尤为重要。类似于 FISH 检测 CDKN2A（p16）纯合子缺失，免疫组化检测 BRCA1 基因相关蛋白 1（BAP1）和甲硫腺苷磷酸化酶（MTAP）蛋白缺失也有助于区分 MPM 和 RMH。此外，BAP1 IHC 和 MTAP IHC 以及 CDKN2A（p16）FISH 对于诊断早期 MPM 和评估胸腔积液中间皮细胞的恶性程度都是有效的。在本章中，我们将重点介绍包括辅助诊断技术在内的病理学方法，尤其是 IHC，在 MPM 鉴别诊断中的应用。

【关键词】免疫组化；BAP1；MTAP

1 概述

恶性间皮瘤（MM）是一种石棉相关的侵袭性肿瘤，起源于胸膜、腹膜、心包腔和睾丸鞘膜表面的间皮细胞[1, 2]。恶性胸膜间皮瘤（MPM）是最常见的，由于石棉的广泛使用，其发病率到 2030 年前将急剧增加。

T. Tsujimura(⊠) · M. Yuki · Y. Shinohara · A. Sato
Department of Pathology, Hyogo College of Medicine, Nishinomiya-shi, Hyogo, Japan
e-mail: tohru@hyo-med.ac.jp

MPM 的确诊基于组织病理学，并需要临床及影像学的支持，但 MPM 和其他恶性肿瘤包括胸膜继发性肿瘤以及 MPM 和非肿瘤性反应性间皮增生（RMH）之间的形态学鉴别对病理学家来说是一个挑战。由于病理诊断恶性肿瘤最可靠的诊断标准是间皮增生侵入胸膜下脂肪组织，因此，诊断这种间皮增生局限于胸膜表面或局限于胸膜间皮下纤维组织的早期 MPM 是非常困难的。此外，由于侵袭情况不能利用液基细胞学标本来评估，因此利用液基细胞学明确诊断尚未被接受[3]。

MPM 的病理诊断主要分为两个步骤，以明确间皮来源和进行恶性肿瘤的评估。免疫组化（IHC）对于推进这两个步骤至关重要。研究肿瘤来源的各种免疫组化标记物已被报道[1, 4, 5]。此外，免疫组化标记物，如 BRCA1 相关蛋白 1（BAP1）和甲硫腺苷磷酸化酶（MTAP）是最近基于 MPM 的基因变异而开发的。使用免疫组化（IHC）检测 BAP1 和 MTAP 可用于 MPM 的鉴别诊断，特别是早期 MPM 和 RMH[6-9]，并且可识别胸腔积液[10]中的 MM 细胞。在本章中，我们将重点讨论 MPM 的组织病理学和 MPM 鉴别诊断的免疫组化方法，如 MPM 与其他恶性肿瘤和 MPM 与 RMH 的鉴别。

2 组织病理学

MPM 按生长模式可分为弥漫性恶性间皮瘤（DMM）和局限性恶性间皮瘤（LMM），大多数病例为 DMM。DMM 在组织病理学上分为上皮样间皮瘤（EM；最为常见）和肉瘤样间皮瘤（SM），SM 包括促结缔组织增生性间皮瘤（DM）和双相型间皮瘤（BM）（表 9.1，图 9.1）。SM 的预后最差，其次是 BM 和 EM，因此组织学亚型的分类是非常重要的[1, 5]。LMM 的组织病理学与 DMM 相似，但 LMM 的预后优于 DMM[11]。高分化乳头状间皮瘤在胸膜间皮肿瘤分类中被归类为交界性肿瘤，而在腹膜间皮肿瘤分类中则被归类为良性肿瘤（表 9.1）。在胸膜和腹膜的腺瘤样瘤被认为是良性肿瘤（表 9.1）。需与 MPM 进行区分的肿瘤和疾病列于表 9.2。

表 9.1　WHO 胸膜和腹膜间皮肿瘤分类

间皮肿瘤	形态学编码
胸膜	
弥漫性恶性间皮瘤	
上皮样间皮瘤	9052/3
肉瘤样间皮瘤	9051/3
促结缔组织增生型间皮瘤	9051/3

间皮肿瘤	形态学编码
双相型间皮瘤	9053/3
局限性恶性间皮瘤	
上皮样间皮瘤	9052/3
肉瘤样间皮瘤	9051/3
双相型间皮瘤	9053/3
高分化乳头状间皮瘤	9052/1
腺瘤样瘤	9054/0
腹膜	
恶性间皮瘤	9050/3
高分化乳头状间皮瘤	9052/0
腺瘤样瘤	9054/0

形态学编码参照国际肿瘤学疾病分类协会（ICD-O）的规范。良性肿瘤的行为编码为 /0；非特定、交界性或不确定的行为编码为 /1；原位癌和 III 级上皮内瘤变为 /2；恶性肿瘤编码为 /3。此表已根据参考文献[1, 2]进行了修改。

表 9.2　与恶性胸膜间皮瘤需要鉴别的肿瘤和疾病

组织学亚型	需要鉴别的肿瘤和疾病
上皮样间皮瘤	原发性肺腺癌
	胸膜转移 / 侵袭性肿瘤
	反应性间皮增生
肉瘤样间皮瘤	胸壁、胸膜和肺的肉瘤
	肉瘤样癌
促结缔组织增生性间皮瘤	纤维性胸膜炎
双相型间皮瘤	双相型滑膜肉瘤
	癌肉瘤
	肺母细胞瘤

2.1　上皮样间皮瘤（EM）

EM 是一种起源于间皮细胞的恶性肿瘤，呈上皮样形态（图 9.1a 和 9.2a–d）。EM

的组织结构和细胞形态极为多样。组织结构包括管状乳头状、微乳头状、腺泡状、小梁、腺瘤样、实性和腺样囊性，最常见的为实性、管状乳头状和小梁。细胞形态特征包括透明细胞、蜕膜样、淋巴组织细胞样、小细胞、横纹肌样、多形性和移行性，它们参与形成罕见变异，如恶性淋巴组织细胞样间皮瘤或淋巴上皮瘤样癌、小细胞间皮瘤和移行性间皮瘤（TM）。TM 首次被描述为一种具有片状生长方式的肿瘤，细胞富有粘性且形态细长 [1]。最近，有人提出 TM 是 MM 的一种侵袭性亚型，鉴于其不同的结构模式、网状特点及转录组谱，应将其归类为非 EM，至少作为 SM 的一个亚群，而不是 MM 的 EM 变异型 [12]。

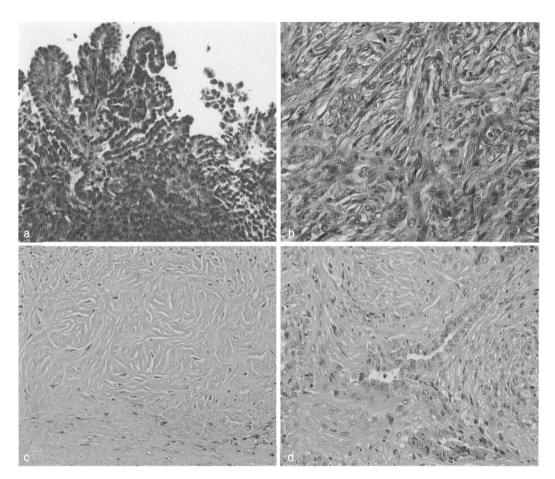

图 9.1　组织病理学分类。苏木素和伊红染色。上皮样间皮瘤（a）、肉瘤样间皮瘤（b）、促结缔组织增生性间皮瘤（c）、双相型间皮瘤（d）

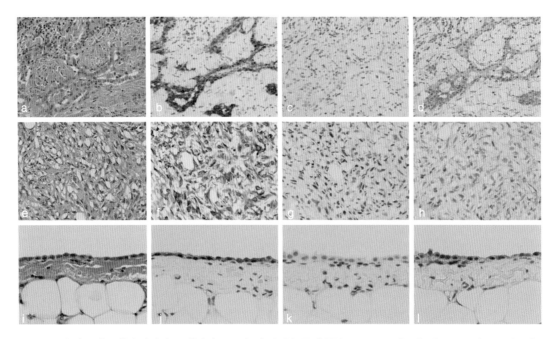

图 9.2   免疫组化。苏木素和伊红染色（a、e 和 i）以及钙网膜蛋白 calretinin（b 和 j）、BAP1（c、g 和 k）、
        MTAP（d、h、和 l）及 AE1/AE3（f）的免疫组化染色。（a）-（d）显示了一例钙网膜蛋白阳性，
        BAP1 缺失，MTAP 表达的上皮样间皮瘤。（e）-（h）显示了一例 AE1/AE3 阳性，BAP1 表
        达，MTAP 丢失的肉瘤样间皮瘤。（i）-（l）显示了一例钙网膜蛋白表达阳性，BAP1 缺失，
        胸膜表面 MTAP 表达的非典型间皮细胞

2.2   肉瘤样间皮瘤（SM）

SM 是一种由间皮细胞起源的恶性肿瘤，细胞形态为梭形（图 9.1b 和 9.2e-h）。梭
形细胞生长复杂或成束排列，并具有不同程度的核异型性和有丝分裂活性。坏死常见。
SM 有时包括异源性成分，如横纹肌肉瘤、骨肉瘤或软骨肉瘤等。这些成分应与骨样和
软骨样化生相鉴别。

促结缔组织增生性间皮瘤（DM）是一种起源于间皮细胞的恶性肿瘤，其特征是非
典型梭形细胞排列于致密、透明的胶原间质，并至少占肿瘤的 50%（图 9.1c）。DM 被
认为是 SM 的一个亚型。由于梭形细胞的异型性在许多 DM 病例中并不高，因此特别需
要将 DM 与纤维性胸膜炎相鉴别（表 9.2）。侵入脂肪组织是诊断 DM 最有力的支持证据。
轻度坏死、细胞间质结节和其他 EM 或 SM 特征对诊断 DM 也是有用的。另一方面，胸
膜表层细胞浸润密集的区带及胸壁方向纤维化增多而细胞密度降低的特点有助于纤维性
胸膜炎的诊断。

2.3   双相型间皮瘤（BM）

BM 是一种同时包含 EM 和 SM 细胞类型的恶性肿瘤，每种亚型需至少占到肿瘤的

10%（图 9.1d）。具有双相成分的肿瘤，如双相滑膜肉瘤、癌肉瘤和肺母细胞瘤，应与 BM 进行鉴别（表 9.2）。需要注意的是，BM 的梭形细胞成分可能是由于 EM 细胞的浸润导致的非肿瘤性间质纤维组织增生[13, 14]。

3　免疫组化

MPM 的病理诊断主要分为两个步骤，以明确间皮来源和进行恶性程度评估。IHC 对于这两个步骤来说至关重要。

3.1　确定间皮细胞来源的免疫组化标记物

表 9.3 总结了对鉴别 MPM，特别是鉴别 EM 和肺腺癌（ADC）/ 鳞状细胞癌（SCC）有用的免疫组化标记物。由于没有一种免疫组化标记物在 MPM 的鉴别诊断中具有 100% 的敏感性和 100% 的特异性，因此确定间皮来源的免疫组化方法应该使用包括两个或多个间皮相关阳性标记和两个或两个以上的阴性标记物的组合。当怀疑是胸膜 EM 时，钙网膜蛋白（图 9.2b）、平足蛋白（D2-40）和肾母细胞瘤抑癌基因 1（WT1）通常被作为阳性标记物，癌胚抗原（CEA）、甲状腺转录因子 –1（TTF-1）和 NapsinA 被作为阴性标记物。Claudin4 是癌的良好标志物，因为大多数癌表达阳性，MPM 表达为阴性[4, 5, 15]。另一方面，需要注意的是，钙网膜蛋白和平足蛋白（D2-40）在肺鳞状细胞癌中也会相对表达。p40 有助于鉴别 MPM 和肺鳞状细胞癌[5, 16]。

除了广谱的癌标志物，如 CEA、Claudin4、MOC31、BerEP4 和 BG8，其他器官特异性标志物也有助于 EM 和胸膜继发性癌的鉴别诊断[1, 5]。例如，雌激素受体（ER）、孕激素受体（PR）、囊泡病液体蛋白 15（GCDFP-15）和乳腺球蛋白是乳腺癌的标志物；PAX8、CDX2 和前列腺特异性抗原分别是肾细胞癌、胃肠道腺癌和前列腺腺癌的标志物。

当怀疑 SM 时，建议将广谱角蛋白、AE1/AE3 和 CAM5.2 作为阳性标记物（图 9.2f），其他肉瘤标记物如 S100、CD34 和平滑肌肌动蛋白作为阴性标记物[17]。然而，需要注意的是，约 10% 的 SM 广谱角蛋白表达呈阴性，一些肉瘤，如血管肉瘤、滑膜肉瘤、平滑肌肉瘤和 SMARCA4 缺失的胸部肉瘤表达呈阳性[18]。染色体易位 t（X；18）的发现有助于诊断滑膜肉瘤。SM 中钙网膜蛋白、平足蛋白（D2-40）和 WT1 的阳性率不高。

表 9.3　可用于鉴别恶性胸膜间皮瘤和肺腺癌 / 鳞状细胞癌的免疫组化标志物

	标记物	定位	间皮瘤	肺 ADC	肺 SCC
间皮标志物	Calretinin	细胞核和胞浆	100%	5% ～ 10%	40%
	Podoplanin（D2-40）	细胞膜	90% ～ 100%	≤ 15%	50%
	WT1	细胞核	70% ～ 95%	0	0
	Cytokeratin5/6	胞浆	75% ～ 100%	局灶 2% ～ 20%	100%
肺 ADC/ SCC 标记物	CEA	胞浆	局灶＜ 5%	80% ～ 100%	NA
	TTF-1	细胞核	0%	75% ～ 85%	NA
	Napsin A	胞浆	0%	80% ～ 90%	NA
	Claudin 4	细胞膜	0%	100%	95%
	MOC31	细胞膜	局灶 2% ～ 10%	95% ～ 100%	97% ～ 100%
	BerEP4	细胞膜	局灶≤ 20%	95% ～ 100%	85% ～ 90%
	BG8	胞浆	局灶 3% ～ 7%	90% ～ 100%	80%
	p40	细胞核	局灶 2.5%	NA	100%

此表已根据参考文献 [1, 5] 进行了修改。

ADC：腺癌；SCC：鳞状细胞癌；WT1：母细胞瘤抑癌基因 1；CEA：癌胚抗原；TTF-1：甲状腺转录因子 -1；BG8：血型 8；NA：未知

在腹膜病例中，钙网膜蛋白有助于鉴别腹膜 MM 和浆液性腺癌。然而，WT1 并不能有效区分这些肿瘤，因为大多数浆液性腺癌和腹膜 MM 均为 WT1 阳性。Claudin4 和 MOC31 是腹膜 MM 的良好阴性标志物。ER 和 PR 是女性患者腹膜 MM 有用的阴性标志物 [5]。

3.2　评价恶性肿瘤的免疫组化标记物

人们认为，恶性间皮瘤最可靠的病理标准是间皮细胞增生侵入胸膜下脂肪组织。虽然这一标准仍然有用，但通过 FISH 和 IHC 检测到的基因变化现在已被纳入恶性肿瘤的标准。FISH 检测 CDKN2A（p16）纯合子缺失可有效评估增殖间皮细胞的恶性程度，用以区分 MPM 与 RMH。BAP1 基因变异通常导致 BAP1 细胞核蛋白表达缺失。IHC 检测 BAP1 表达缺失有助于区分间皮细胞的良恶性增生 [6-8]。MTAP 基因位于 CDKN2A（p16）基因存在的 9p21 染色体区域。IHC 检测到的 MTAP 表达缺失与 MPM 中 FISH 检测到 CDKN2A（p16）缺失状态相关 [8, 9]。MTAP 也可以作为鉴别间皮细胞良性和恶性增殖的一种有用的免疫组化标志物 [8-10]。

4　恶性间皮瘤与非肿瘤性反应性间皮增生的鉴别诊断

间皮下基底层不成熟，导致非肿瘤性间皮细胞可浸润到间皮下的纤维组织中。非肿瘤性间皮细胞也可因炎症刺激浸润至间皮下纤维组织中。因此，区分真正有侵袭能力的MPM 细胞和炎症诱导的非肿瘤性间皮细胞浸润及非肿瘤性间皮细胞增生是很困难的。此外，生长在浆膜表面的非肿瘤性间皮细胞通常是极不典型的，因此在形态学上难以区分浆膜表面的良性和恶性间皮增生 [3]。

FISH 检测 CDKN2A（p16）纯合子缺失仅在 MM 细胞中发现，在所有非肿瘤性间皮细胞中均未发现，这表明 CDKN2A（p16）纯合子缺失在诊断 MM 中的特异性为100% [19]。另一方面，CDKN2A（p16）纯合子缺失在 EM 中的检测敏感性约为 45% ～85%，在 SM 的敏感性远高于 EM，高达 100%。据报道，MTAP–IHC 对 FISH 检测CDKN2A（P16）纯合缺失的特异性和敏感性分别为 98% 和 78%，提示 MTAP–IHC 可作为 CDKN2A（P16）FISH 检测间皮细胞恶性程度的可靠指标 [8, 9]。

IHC 仅在 MM 中检测到 BAP1 表达缺失，而在非肿瘤性间皮细胞中并未检测到。虽然 BAP1 基因的胚系突变已被报道，但我们认为 BAP1 缺失的特异性为 100% [19-20]。令人惊讶的是，在胸膜表面单层生长的间皮细胞中也发现了 BAP1 的丢失，表明这些间皮细胞是肿瘤细胞（图 9.2i-l）。基于此发现，原位间皮瘤的新概念被提出 [21]。其标准包括以下：（1）胸膜表面缺失 BAP1 的间皮细胞为单层增长；（2）影像和胸膜及腹膜腔活检直接观察时，无侵袭性病灶；（3）活检后至少 1 年无侵入性间皮瘤发生，支持在活检时侵袭性肿瘤不太可能出现在活检部位以外的区域。因此，BAP1 是评估增殖间皮细胞恶性度的有用免疫组化标记物，但需要注意的是，BAP1 在 EM 中丢失的敏感性约为 60% ～ 70%，在 SM 中为 15%。

由于不能使用液基细胞学标本来评估侵袭性，因此通过液基细胞学明确诊断 MPM迄今尚未被接受。然而，BAP1 IHC 和 MTAP IHC 在细胞蜡块切片中的应用使得评估胸腔积液中间皮细胞的恶性程度成为可能，利用胸腔积液细胞学有望精准诊断 MPM [10]。

5　促结缔组织增生性间皮瘤与纤维性胸膜炎的鉴别诊断

由于 DM 预后不良，因此明确诊断 DM 非常重要，但从形态学上区分 DM 和良性纤维性胸膜炎是有困难的。在包括 DM 在内的所有 SM 中均可检测到 CDKN2A（p16）纯合缺失，而纤维性胸膜炎中无缺失，说明 CDKN2A（p16）纯合缺失在 SM 中特异性为100%，灵敏性为 100% [22]。据报道，IHC 检测 MTAP 丢失可以有效区分 SM 和纤维性胸膜炎（图 9.2h），但 MTAP IHC 在 DM 中的应用尚不清楚 [23]。IHC 检测 BAP1 缺失并不能区分 DM 和纤维性胸膜炎，因为在包括 DM 在内的 SM 中，BAP1 突变频率很低。因此，FISH 检测 CDKN2A（p16）纯合子缺失是鉴别 DM 和纤维性胸膜炎的一种特别重要的诊断技术。

6　结论

由于组织学亚型是一个很好的预后预测因子，而且需要通过组织学亚型区分 MPM 与其他肿瘤和疾病，因此明确 MPM 的组织学亚型 EM、SM 和 BM 很重要。MPM 的病理诊断主要是基于明确间皮细胞来源和恶性程度。免疫组化标记物，如间皮相关标记物（阳性标记物）和其他器官特异性标记物（阴性标记物），在确定肿瘤来源方面起着重要作用。

IHC 使用的免疫组化标记物如 BAP1、MTAP 和 FISH 检测 CDKN2A（p16）纯合子缺失对于评估增殖间皮细胞的恶性程度是必不可少的。BAP1 IHC 和 MTAP IHC 使早期发现 MPM 及明确胸腔积液中间皮细胞的恶性程度（即使组织病理学上不能明确侵袭灶）成为可能。综上所述，免疫组化标志物的发展显著提高了 MPM 的鉴别诊断能力。

参考文献

1. Travis DW, Brambilla E, Burke PA, Marx A, Nicholson GA. WHO classification of tumours of the lung, pleura, thymus and heart (World health organization classification of tumours). Lyon: International Agency for Research on Cancer; 2015.
2. Kurman RJ, Carcangiu ML, Herrington CS, Young RH. WHO classification of tumours of female reproductive organs (World health organization classification of tumours). Lyon: International Agency for Research on Cancer; 2014.
3. Churg A, Cagle PT, Roggli VL. Tumors of serosal membranes (Atlas of tumor pathology series IV). Washington, DC: American Registry of Pathology; 2006.
4. Ordóñez NG. Application of immunohistochemistry in the diagnosis of epithelioid meso-thelioma: a review and update. Hum Pathol. 2013;44:1–19. https://doi.org/10.1016/j.humpath.2012.05.014.
5. Husain AN, Colby TV, Ordóñez NG, Allen TC, Attanoos RL, Beasley MB, et al. Guidelines for pathologic diagnosis of malignant mesothelioma 2017 update of the consensus statement from the international mesothelioma interest group. Arch Pathol Lab Med. 2018;142:89–108. https://doi.org/10.5858/arpa.2017-0124-RA.
6. Sheffield BS, Hwang HC, Lee AF, Thompson K, Rodriguez S, Tse CH, et al. BAP1 immuno-histochemistry and p16 FISH to separate benign from malignant mesothelial proliferations. Am J Surg Pathol. 2015;39:977–82. https://doi.org/10.1097/PAS.0000000000000394.
7. Righi L, Duregon E, Vatrano S, Izzo S, Giorcelli J, Rondón-Lagos M, et al. BRCA1-associated protein 1 (BAP1) immunohistochemical expression as a diagnostic tool in malignant pleural mesothelioma classification: a large retrospective study. J Thorac Oncol. 2016;11:2006–17. https://doi.org/10.1016/j.jtho.2016.06.020.
8. Hida T, Hamasaki M, Matsumoto S, Sato A, Tsujimura T, Kawahara K, et al.

Immunohistochemical detection of MTAP and BAP1 protein loss for mesothelioma diagnosis: comparison with 9p21 FISH and BAP1 immunohistochemistry. Lung Cancer. 2017;104:98–105. https://doi.org/10.1016/j.lungcan.2016.12.017.

9. Chapel DB, Schulte JJ, Berg K, Churg A, Dacic S, Fitzpatrick C, et al. MTAP immunohistochemistry is an accurate and reproducible surrogate for CDKN2A fluorescence in situ hybridization in diagnosis of malignant pleural mesothelioma. Mod Pathol. 2020;33:245–54. https://doi.org/10.1038/s41379-019-0310-0.

10. Kinoshita Y, Hida T, Hamasaki M, Matsumoto S, Sato A, Tsujimura T, et al. A combination of MTAP and BAP1 immunohistochemistry in pleural effusion cytology for the diagnosis of mesothelioma. Cancer Cytopathol. 2018;126:54–63. https://doi.org/10.1002/cncy.21928.

11. Marchevsky AM, Khoor A, Walts AE, Nicholson AG, Zhang YZ, Roggli V, et al. Localized malignant mesothelioma, an unusual and poorly characterized neoplasm of serosal origin: best current evidence from the literature and the International Mesothelioma Panel. Mod Pathol. 2020;33:281–96. https://doi.org/10.1038/s41379-019-0352-3.

12. Galateau Salle F, Le Stang N, Tirode F, Courtiol P, Nicholson AG, Tsao MS, et al. Comprehensive molecular and pathologic evaluation of transitional mesothelioma assisted by deep learning approach: a multi-institutional study of the international mesothelioma panel from the MESOPATH reference center. J Thorac Oncol. 2020;20:1037–53. https://doi.org/10.1016/j.jtho.2020.01.025.

13. Wu D, Hiroshima K, Yusa T, Ozaki D, Koh E, Sekine Y, et al. Usefulness of p16/CDKN2A fluorescence in situ hybridization and BAP1 immunohistochemistry for the diagnosis of biphasic mesothelioma. Ann Diagn Pathol. 2017;26:31–7. https://doi.org/10.1016/j.anndiagpath.2016.10.010.

14. Galateau Salle F, Le Stang N, Nicholson AG, Pissaloux D, Churg A, Klebe S, et al. New insights on diagnostic reproducibility of biphasic mesotheliomas: a multi-institutional evaluation by the international mesothelioma panel from the MESOPATH reference center. J Thorac Oncol. 2018;13:1189–203. https://doi.org/10.1016/j.jtho.2018.04.023.

15. Ordóñez NG. Value of claudin-4 immunostaining in the diagnosis of mesothelioma. Am J Clin Pathol. 2013b;139:611–9. https://doi.org/10.1309/AJCP0B3YJBXWXJII.

16. Kushitani K, Amatya VJ, Okada Y, Katayama Y, Mawas AS, Miyata Y, et al. Utility and pitfalls of immunohistochemistry in the differential diagnosis between epithelioid mesothelioma and poorly differentiated lung squamous cell carcinoma. Histopathology. 2017;70:375–84. https://doi.org/10.1111/his.13073.

17. Marchevsky AM, LeStang N, Hiroshima K, Pelosi G, Attanoos R, Churg A, et al. The differential diagnosis between pleural sarcomatoid mesothelioma and spindle cell/pleomorphic (sarcomatoid) carcinomas of the lung: evidence-based guidelines from the International Mesothelioma Panel and the MESOPATH National Reference Center. Hum Pathol. 2017;67:160–8. https://doi.org/10.1016/j.humpath.2017.07.015.

18. Yoshida A, Kobayashi E, Kubo T, Kodaira M, Motoi T, Motoi N, et al. Clinicopathological and molecular characterization of SMARCA4-deficient thoracic sarcomas with comparison to potentially related entities. Mod Pathol. 2017;30:797–809. https://doi.org/10.1038/modpathol.2017.11.

19. Churg A, Sheffield BS, Galateau-Salle F. New markers for separating benign from malignant mesothelial proliferations: are we there yet? Arch Pathol Lab Med. 2016;140:318–21. https://doi.org/10.5858/arpa.2015-0240-SA.

20. Testa JR, Cheung M, Pei J, Below JE, Tan Y, Sementino E, et al. Germline BAP1 mutations predispose to malignant mesothelioma. Nat Genet. 2012;43:1022–5. https://doi.org/10.1038/ng.912.

21. Churg A, Galateau-Salle F, Roden AC, Attanoos R, von der Thusen JH, Tsao MS, et al. Malignant mesothelioma in situ: morphologic features and clinical outcome. Mod Pathol. 2020;33:297–302. https://doi.org/10.1038/s41379-019-0347-0.

22. Wu D, Hiroshima K, Matsumoto S, Nabeshima K, Yusa T, Ozaki D, et al. Diagnostic usefulness of p16/CDKN2A FISH in distinguishing between sarcomatoid mesothelioma and fibrous pleuritis. Am J Clin Pathol. 2013;139:39–46. https://doi.org/10.1309/AJCPT94JVWIHBKRD.
23. Kinoshita Y, Hamasaki M, Yoshimura M, Matsumoto S, Sato A, Tsujimura T, et al. A combination of MTAP and BAP1 immunohistochemistry is effective for distinguishing sarcomatoid mesothelioma from fibrous pleuritis. Lung Cancer. 2018;125:198–204. https://doi.org/10.1016/j.lungcan.2018.09.019.

第 10 章

间皮瘤的细胞病理学诊断：基于液体细胞学资料，不经活检是否可以诊断间皮瘤？

Kazuki Nabeshima, Makoto Hamasaki, Yoshiaki Kinoshita, Masayo Yoshimura, and Shinji Matsumoto

【摘要】恶性胸膜间皮瘤（MPM）的早期诊断和治疗可延长患者的生存时间。由于超过 80% 的 MPM 病例开始即伴有胸腔积液，通过胸腔积液涂片进行细胞学诊断对于改善临床预后至关重要。MPM 的诊断通常分为三步法。第一步是检测非典型间皮细胞；第二步是通过免疫组化（IHC）方法验证其间皮来源；第三步是区分 MPM 细胞与反应性间皮增生（RMH）或反应性间皮细胞（RMC）。基于基因组的辅助检测方法，包括 BRCA-1 相关蛋白 -1（BAP1）、甲硫腺苷磷酸化酶（MTAP）的 IHC 检测和 9p21、神经纤维素 2（NF2）的荧光原位杂交（FISH）检测可以有效区分 MPM 和 RMH/RMC。这些辅助检测方法能够确认在细胞学过程中检测到的非典型间皮细胞或在间皮瘤原位期发现的单层表面间皮细胞的良性和恶性性状。然而，在评估细胞蜡块中 BAP1 和 MTAP 的 IHC 结果时，有必要进行谨慎解释和熟悉潜在的问题。

【关键词】BAP1；MTAP；CDKN2A（p16）；NF2；细胞学；间皮瘤

1 概述

胸膜间皮瘤的发生率与石棉暴露史密切相关。累计石棉消耗量是恶性间皮瘤死亡的一个重要预测因素[1]。间皮瘤通常发生在石棉暴露后 30 ～ 40 年。在日本，20 世纪 60 年代至 90 年代期间石棉进口增加；因此，自 2000 年以来，胸膜间皮瘤的死亡人数迅速

K. Nabeshima (✉) · M. Hamasaki · Y. Kinoshita · M. Yoshimura · S. Matsumoto
Department of Pathology, Fukuoka University School of Medicine and Hospital,
Fukuoka, Japan
e-mail: kaznabes@fukuoka-u.ac.jp

增加，2017 年报告有 1500 多人死亡。根据历史石棉的使用趋势判断，胸膜间皮瘤的发病率预计在 21 世纪的第 4 个十年达到峰值，估计累计约有 10 万人死亡 [2]。

恶性胸膜间皮瘤（MPM）的预后较差；术后中位生存期约为 14 个月，5 年生存率仅为 12%[3]。然而，如果能在疾病仅限于单侧胸膜的 I 期就开始接受治疗的话，可获得更长的生存期（中位生存期 30 个月）[4]。基于胸膜活检组织或液基细胞学精准的病理诊断是早期治疗的关键。由于超过 80% 的 MPM 病例伴有胸腔积液，对细胞涂片进行有效的细胞学诊断对于改善 MPM 的临床预后是非常重要的。

2　应用液基细胞学诊断 MPM

世界卫生组织肿瘤分类（2015）将恶性间皮瘤分为上皮型、双相型和肉瘤型，用以预后相关性判断及指导治疗决策 [5]。肉瘤型间皮瘤的生存期最短，中位生存期为 4 个月，而上皮型间皮瘤的中位生存期为 14 个月。液基细胞学的应用仅限于上皮型间皮瘤，因为只有来自上皮型间皮瘤或双相型间皮瘤的上皮样细胞才会脱落至胸腔积液。本章将全面概述液基细胞学在诊断上皮样间皮瘤中的应用现状。

使用液基细胞学标本诊断 MPM 一直存在争议，2009 年和 2013 年发表的国际间皮瘤小组（IMIG）组织病理学指南不推荐用这种方法来诊断 [6, 7]。然而，最近一项对 55 个实验室的调查显示，大约有 2/3 的团队使用细胞学标本可以明确间皮瘤的诊断 [8]。此外，根据 2015 年 IMIG 关于上皮型或双相型恶性间皮瘤的细胞病理学诊断指南指出，由经验丰富的细胞病理学家对 MPM 进行细胞形态学检测是可行的，但明确的诊断应使用后续章节中描述的辅助技术给予支持 [9]。

MPM 的诊断通常分三步进行。第一步是检测非典型间皮细胞；第二步是通过免疫组化（IHC）验证其间皮来源；第三步是区分 MPM 与反应性间皮增生（RMH）或反应性间皮细胞（RMC）。非典型细胞的形态特征是细胞数量更多、体积更大，细胞簇呈分叶或花团状分布，除此之外还有多核、驼峰状细胞突起、细胞内吞噬、强嗜碱性细胞质和细胞轮廓模糊 [10-11]。此外，还阐明了 MPM 细胞的形态学特征，这些细胞具有与间皮瘤相关的基因变异。这些特征包括含有 > 10 个细胞组成的细胞簇，及在小簇细胞边缘出现驼峰状的细胞质突起及多核（如 > 2 个核），这在 p16 纯合缺失或 BRCA-1 相关蛋白 -1（BAP1）缺失的病例中更为常见 [12]。在常规临床实践中建议，当样本中含有大量异常的间皮细胞时，即使核异型性不那么明显时，也应尝试进行恶性诊断 [9]。在这种情况下，下面描述的基于基因组的辅助检查通常可以确定恶性细胞的存在。

为了确认细胞制片样本中含有的非典型 MPM 样细胞的间皮来源，需要使用 IHC 与可能转移到胸膜的癌细胞进行区分。该指南建议，至少两种间皮标记物如钙网膜蛋白、

WT1、平足蛋白（D2-40）和 HEG-1 阳性，至少两种间皮排除标记物（癌倾向标记物）如 Claudin-4、CEA、TTF-1、Ber-EP4、MOC31 和 MUC4 阴性，为间皮来源的确切证据[13]。据报道，Claudin-4 和 MUC4 在区分间皮瘤细胞和癌细胞方面的特异度可达到 100%，Claudin-4 的敏感性高于 MUC4[14, 15]。另一方面，HEG-1 被报道在区分间皮瘤细胞和腺癌细胞方面具有 100% 的特异性，而一些鳞癌细胞和大多数肉瘤细胞也会表达 HEG-1[16]。

深部肿瘤细胞浸润到脂肪组织是提示肿瘤的证据，可以明确区分 MPM 与 RMH 或 RMC。然而，在有浅层间质侵犯的小活检或细胞学样本中，区分恶性肿瘤及反应性增生或细胞的分化有时是具有挑战性的。基于基因组的辅助检测，包括 IHC 检测到的 BAP1 表达缺失（BAP1 缺失）和荧光原位杂交（FISH）技术检测到的 9p21 纯合子缺失，对于间皮瘤鉴别非常有用，特异度可达 100%[13, 17]。此外，我们最近报道了利用 IHC 检测甲硫腺苷磷酸化酶（MTAP）表达缺失（MTAP 缺失）是 FISH 检测 9p21 纯合子缺失的可靠替代方法[18]。一项多机构的研究也证实联合 MTAP IHC 与 BAP1 IHC 检测，表现出良好的观察者一致性和实验室间重现性：MTAP 缺失对检测 9p21 纯合子缺失的敏感性接近 80%，特异性接近 100%[19]。虽然这两种检测方法自身的灵敏度都不够，但联合使用 9p21 FISH（或 MTAP IHC）和 BAP1 IHC 可以提高检测灵敏度（表 10.1）。最近，我们报道利用 FISH 技术检测到的神经纤维素 2（NF2）在 MPM 中呈半合子缺失，和腹膜间皮瘤表现一致[20]。NF2（半合子）缺失在区分 MPM 与 RMH 中的灵敏性为 53.2%，特异性为 100%。在该队列中，NF2 FISH、9p21 FISH 和 BAP1 IHC 的三重组合比单独或任何两种检测的敏感性更高（100%）[21]。因此，NF2 FISH 与其他诊断方法相结合，也能有效地区分 MPM 和 RMH。

表 10.1　联合应用 MTAP IHC、BAP1 IHC 和 9p21 FISH 技术鉴别组织切片中的 MPM 和 RMH

方法	总计	MPM		RMH		灵敏度（%）	特异度（%）
		纯合缺失	非纯合缺失	纯合缺失	非纯合缺失		
BAP1 IHC	96	54	42	0	37	56.3	100
MTAP IHC	86	49	37	0	37	57.0	100
9p21 FISH	184	129	55	0	37	70.1	100
联合							
BAP1 IHC/9p21 FISH	96	81	15	0	37	84.4	100
BAP1 IHC/MTAP IHC	86	71	15	0	37	82.6	100

MPM：恶性胸膜间皮瘤；RMH：反应性间皮增生；HD：纯合子缺失；BAP1：BRCA-1 相关蛋白 -1；MTAP：甲基硫腺苷磷酸化酶；IHC：免疫组化；FISH：荧光原位杂交

3 基因组检测和原位恶性间皮瘤

石棉与有丝分裂的纺锤体相互作用，致使有丝分裂过程中染色体错误分离，从而导致出现非整倍体[22]。细胞遗传学和比较基因组杂交（CGH）分析发现，石棉暴露后染色体 3p、9p 和 22q 区域频繁丢失。在这些区域，与间皮瘤发展相关的基因 3p 区为 BAP1，9p 区为 CDKN2A（p16），22q 区为 NF2[23-26]。近期，二代测序（NGS）结果也确认了这些基因变异[27]。

上述辅助分析方法是基于这些基因改变开发的，并应用于 MPM 与 RMH 或 RMC 的鉴别。BAP1 基因是一个位于 3p21 区域的抑癌基因，在转录因子调控、染色质修饰和双链 DNA 修复中发挥作用[28]。大约 60% 的 MPM 病例发现了 BAP1 的体细胞突变，*BAP1* 双等位基因缺失或失活突变会导致 IHC 检测的正常核着色缺失[29]。如图 10.1a 所示，MPM 细胞细胞核中 BAP1 蛋白表达缺失，而作为内对照炎细胞的细胞核表达 BAP1。根据最近一项对 1800 多例已发表的间皮活检和细胞学病例的荟萃分析显示，与 RMH 相比，IHC 检测核 BAP1 缺失在恶性间皮瘤的特异度为 100%[30]。

CDKN2A 是一个位于 9p21 区域的抑癌基因，参与细胞周期的负性调控。20 世纪 90 年代早期，恶性间皮瘤中 *CDKN2A* 的纯合子缺失首次被报道[24]，9p21 FISH 在 21 世纪初被发现对诊断 MPM 有用[31, 32]。在鉴别 MPM 和 RMH 方面，9p21 FISH 对上皮型 MPM 的敏感性为 45% ～ 85%，对肉瘤型 MPM 的敏感性为 67% ～ 100%[17]。所有报道的 RMH 病例均未显示 9p21 纯合子缺失，因此该缺失检测对 MPM 与 RMH 的鉴别具有 100% 的特异性[17, 31-33]。9p21 区域在 FISH 中被标记为红色荧光。如图 10.1b 所示，通过两个红色信号的缺失，可以检测到 9p21 纯合子缺失。然而，与 IHC 相比，更长的检测周期、更多的花费及对 FISH 技术和相关知识了解的匮乏，促使人们激起了对基于 IHC 检测方法替代 9p21 FISH 的兴趣。*MTAP* 基因位于染色体 9p21 邻近 *CDKN2A* 的区域，早期的 FISH 研究显示，在胸膜和腹膜恶性间皮瘤 CDKN2A 纯合子缺失的病例中，有高达 90% 的患者出现 *MTAP* 的共缺失[34]。然而，MTAP FISH 尚未被用于常规的临床诊断。相反，使用抗 MTAP 的单克隆抗体进行 *MTAP* IHC 检测对于 *CDKN2A* 纯合子缺失的检测具有良好的特异性和敏感性[18, 19]。随后的研究也表明，MTAP IHC 能够可靠地应用于细胞蜡块标本（图 10.1c）[35] 和肉瘤样间皮病变的鉴别诊断[36]。在反应性间皮细胞增生中，MTAP 是表达的，且 9p21 FISH 也显示正常信号，而在 MPM 病灶中，MTAP 的表达丢失且 9p21 FISH 显示纯合子缺失。表 10.1 为 MTAP IHC 在组织切片上鉴别 MPM 与 RMH 的检测数据。在上皮样 MPM 中，MTAP IHC、BAP1 IHC 和 9p21 FISH 的检测敏感性分别为 57%、56% 和 70%，联合应用后敏感性增加，联合 BAP1 IHC 和 p16 FISH 检测的灵敏度为 84.4%，联合 BAP1 IHC 和 MTAP IHC 检测的灵敏度为 82.6%。

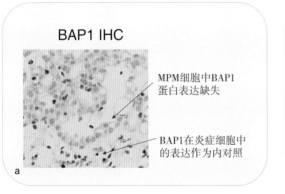

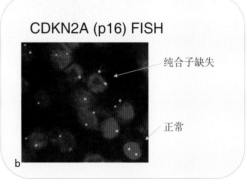

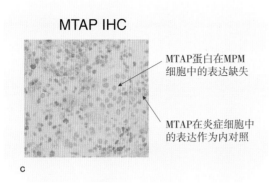

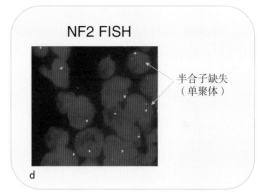

图 10.1　基于基因组的辅助检测（a）BAP1 免疫组化（IHC）显示核染色缺失；（b）CDKN2A（p16）FISH 显示纯合子缺失；（c）MTAP IHC 显示细胞质染色缺失；（d）NF2 FISH 显示半合子缺失（单聚体）

　　NF2 是位于 22q12.2 染色体上编码 moesin-ezrin-radixin 样蛋白（merlin）的一个抑癌基因 [25, 26]。NF2 调节 Hippo 和哺乳动物雷帕霉素靶蛋白（mTOR）信号转导通路，调节细胞增殖、生长和凋亡。*NF2* 的基因变异是间皮瘤中第三常见的改变 [25, 26]。FISH 检测发现 35% 的腹膜间皮瘤会出现 *NF2* 半合子缺失 [20]。利用 *NF2* FISH，我们报道了半合子缺失是 MPM 中 NF2 缺失的主要形式（图 10.1d），*NF2* FISH 联合其他诊断检测方法可有效区分 MPM 和 RMH[21]。

　　这些可应用于组织切片的基于基因组的辅助分析方法，极大地提高了 MPM 和 RMH 的鉴别能力，通过运用这些方法提出了原位间皮瘤（MIS）的新标准 [37, 38]。据推测，恶性间皮瘤也有一个如其他类型上皮性恶性肿瘤的原位期。在 20 世纪 90 年代初，Whitaker 等人 [39] 首次表明 MIS 也许能够通过组织学诊断。他们介绍了这样的病例，大体见不到明显的肿瘤，其中非典型间皮细胞在胸膜表面呈单层或小乳头状病变增长，但在显微镜下伴有潜在的浸润性间皮瘤。目前尚不清楚其表面的间皮细胞是否确实是 MIS，还是沿胸膜表面扩散的潜在浸润性肿瘤。此外，由于反应性间皮细胞本身在细胞学角度有可能是异型的，因此根据常规的细胞形态学来区分原位期间皮瘤细胞和反应性间皮细胞具有相当的难度。在这种情况下，Churg 等人[38] 提出单层表面间皮细胞的 BAP1 核免疫组化着色缺失，影像和 / 或胸腹膜直接检查没有肿瘤证据，并且至少 1 年没有侵袭性间皮瘤发展的才会定义为 MIS。

因此，现在人们普遍认为，不能从形态学上将单层表面间皮细胞与间皮瘤区分开来，只有免疫组化明确 BAP1 缺失的时候才会考虑间皮瘤。

同样的，涂片或细胞蜡块中非典型间皮瘤样细胞在显示 BAP1 核免疫染色明显缺失时，也可诊断为间皮瘤细胞。此外，CDKN2A/p16 的纯合子缺失和 NF2 半合子缺失也可用于此诊断，因为它们在区分 MPM 和 RMH 或 RMC 方面也表现出 100% 的特异性。

4 基因组检测在 MPM 细胞学诊断中的应用

我们已经将 BAP1、MTAP IHC 和 9p21 FISH 联合检测应用于胸腔积液的细胞蜡块[35]。BAP1 表达丢失通过核染色缺失确定，而 MTAP 缺失则通过细胞质染色缺失确定（图 10.2）。一般来说，MTAP 的丢失可以同时发生在细胞核和细胞质中。然而，在某些情况下，只有细胞核或细胞质中的 MTAP 表达会缺失。MTAP 的细胞质表达已被发现与 9p21 纯合子缺失相关。因此，细胞质中 MTAP 表达的缺失应该被理解为 MTAP 缺失。

无论细胞核 MTAP 表达状态如何，细胞质 MTAP 染色缺失与 FISH 检测发现的 9p21 纯合子缺失的灵敏度为 84.1%，特异度为 100%，具有良好的 kappa 系数（ κ =0.80）[40]。

应用基因组检测方法在 MPM 细胞和 RMC 鉴别诊断中的应用结果见表 10.2。从组织切片的结果可见，所有的检测方法对 MPM 与 RMH 的鉴别诊断都有 100% 的特异性。与单一检测相比，BAP1 IHC 和 9p21 FISH 联合检测的敏感性提高至 91.3%，BAP1 和 MTAP IHC 联用的敏感性提高至 89%。因此，BAP1 IHC 和 MTAP IHC 或 BAP1 IHC 和 9p21 FISH 的结合均可有效区分 MPM 细胞和 RMC。此外，NF2 FISH 也可应用于细胞学标本，在 BAP1 和 MTAP 与 9p21 FISH 检测均保留的情况下也是有用的，而 NF2 的半合子缺失是唯一的遗传变异（数据未展示）。

然而，对细胞蜡块中 MTAP 和 BAP1 IHC 的解读也提出了一些独特的挑战。当MPM 细胞在细胞蜡块中形成簇状时，IHC 的判读很简单，但当 MPM 细胞单一且分散时，判读就变得复杂了。在后一种情况下，难以确定免疫染色切片中着色的细胞是反应性的还是肿瘤性的。在这种情况时，建议对 EMA 和 MTAP 或 BAP1 进行双指标染色，并仅在 EMA 阳性的疑似肿瘤细胞中评估 MTAP 或 BAP1 的着色。当双染失败或技术上不可行时，就不能做出决定性的诊断。同样，当内对照组织细胞和淋巴细胞等 BAP1 或MTAP 表达不呈阳性时，则无法得出诊断结论。

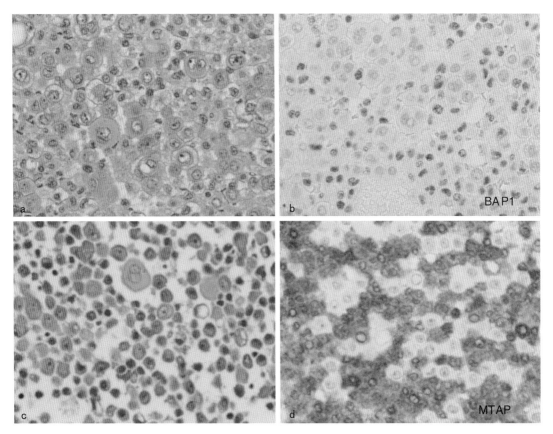

图 10.2　细胞蜡块中 BAP1 缺失和 MTAP 缺失。BAP1 蛋白缺失通过核染色确定，而 MTAP 缺失通过
　　　　 细胞质染色缺失确定。（a）和（c）苏木精和伊红染色；（b）BAP1 免疫染色；（d）
　　　　 MTAP 免疫染色

表 10.2　MTAP IHC、BAP1 IHC 和 9p21 FISH 组合在区分细胞蜡块中 MPM 细胞和 RMC 中的应用

方法	MPM（n=90）		RMC（n=31）		灵敏度（%）	特异度（%）
	缺失	正常	缺失	正常		
BAP1 IHC	52	28	0	31	65.0	100
MTAP IHC	37	36	0	31	50.1	100
9p21 FISH	51	39	0	31	56.7	100
联合						
BAP1 IHC/9p21 FISH	73	7	0	31	91.3	100
BAP1 IHC/MTAP IHC	65	8	0	31	89.0	100

MPM：恶性胸膜间皮瘤；RMC：反应性间皮细胞；HD：纯合子缺失；BAP1：BRCA-1 相关蛋白 -1；
MTAP：甲基硫腺苷磷酸化酶；IHC：免疫组化；FISH：荧光原位杂交

最后，基于本团队的发现和领域内文献的报道，我们提出了 MPM 的诊断工作流程（图 10.3）。具有明显恶性形态的肿瘤细胞，如脂肪浸润可诊断 MPM。然而，在组织或细胞形态学不明确的病例中，IHC 检测 BAP1 或 MTAP 缺失或 FISH 检测 9p21 纯合子缺失或 NF2 半合子缺失，都可以支持 MPM 的诊断。

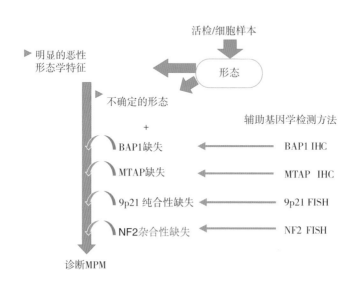

图 10.3　恶性胸膜间皮瘤（MPM）的诊断工作流程。在形态不明确的情况下，基于基因组的辅助检测方法可有效地帮助鉴别 MPM 与反应性间皮增生或细胞

5　结论

即使在细胞学样本中，典型的 MPM 细胞形态结合免疫染色也可以检测出潜在的 MPM 细胞，然后使用基于基因组的辅助检测方法可与 RMC 相鉴别。然而，在判读细胞蜡块中 BAP1 或 MTAP 丢失的 IHC 结果时要谨慎，要熟悉与此种判读相关的潜在挑战。

参考文献

1. Park EK, Takahashi K, Hoshuyama T, Cheng TJ, Delgermaa V, Le GV, et al. Global magnitude of reported and unreported mesothelioma. Environ Health Perspect. 2011;119:514–8.
2. Tsao AS, Wistuba I, Roth JA, Kindler HL. Malignant pleural mesothelioma. J Clin Oncol. 2009;27:2081–90.
3. Flores RM, Pass HI, Seshan VE, Dycoco J, Zakowski M, Carbone M, et al. Extrapleural pneumonectomy versus pleurectomy/decortication in the surgical management of malignant pleural mesothelioma: results in 663 patients. J Thorac Cardiovasc Surg. 2008;135:620–6.
4. Rusch VW, Giroux D, Kennedy C, Ruffini E, Cangir AK, Rice D, et al. Initial analysis of the international association for the study of lung cancer mesothelioma database. J Thorac Oncol. 2012;7:1631–9.
5. Galateau-Salle F, Churg A, Roggli V, Chirieac LR, Attanoos R, Borczuk A, et al. Mesothelial

tumours. In: Travis W, Brambilla E, Burke A, Marx A, Nicholson A, editors. WHO classifica-tion of tumours of the lung, pleura, Thymus and heart. 4th ed. Lyon, France: International Agency for Research on Cancer Press; 2015. p. 156–75.

6. Husain AN, Colby TV, Ordóñez NG, Krausz T, Borczuk A, Cagle PT, et al. Guidelines for pathologic diagnosis of malignant mesothelioma: a consensus statement from the International Mesothelioma Interest Group. Arch Pathol Lab Med. 2009;133:1317–31.

7. Husain AN, Colby T, Ordonez N, Krausz T, Attanoos R, Beasley MB, et al. International Mesothelioma Interest Group. Guidelines for pathologic diagnosis of malignant mesotheli-oma: 2012 update of the consensus statement from the International Mesothelioma Interest Group. Arch Pathol Lab Med. 2013;137:647–67.

8. Paintal A, Raparia K, Zakowski MF, Nayar R. The diagnosis of malignant mesothelioma in effusion cytology: a reappraisal and results of a multi-institution survey. Cancer Cytopathol. 2013;121:703–7.

9. Hjerpe A, Ascoli V, Bedrossian CWM, Boon ME, Creaney J, Davidson B, et al. Guidelines for the cytopathologic diagnosis of epithelioid and mixed-type malignant mesothelioma. Acta Cytol. 2015;59:2–16.

10. Monaco S, Mehrad M, Dacic S. Recent advances in the diagnosis of malignant mesothelioma: focus on approach in challenging cases and in limited tissue and cytology samples. Adv Anat Pathol. 2018;25:24–30.

11. Tsujimura T, Torii I, Sato A, Song M, Fukuoka K, Hasegawa S, et al. Pathological and molecu-lar approaches to early mesothelioma. Int J Clin Oncol. 2012;17:40–7.

12. Matsumoto S, Hamasaki M, Kinoshita Y, Kamei T, Kawahara K, Nabeshima K. Morphological difference between pleural mesothelioma cells in effusion smears with either BAP1 loss or 9p21 homozygous deletion and reactive mesothelial cells without the gene alterations. Pathol Int. 2019;69:637–45.

13. Husain AN, Colby TV, Ordóñez NG, Allen TC, Attanoos RL, Beasley MB, et al. Guidelines for pathologic diagnosis of malignant mesothelioma 2017 update of the consensus statement from the International Mesothelioma Interest Group. Arch Pathol Lab Med. 2018;142:89–108.

14. Ordóñez NG. Value of claudin-4 immunostaining in the diagnosis of mesothelioma. Am J Clin Pathol. 2013;139:611–9.

15. Mawas AS, Amatya VJ, Kushitani K, Kai Y, Miyata Y, Okada M, et al. MUC4 immunohis-tochemistry is useful in distinguishing epithelioid mesothelioma from adenocarcinoma and squamous cell carcinoma of the lung. Sci Rep. 2018;8:134.

16. Tsuji S, Washimi K, Kageyama T, Yamashita M, Yoshihara M, Matsuura R, et al. HEG1 is a novel mucin-like membrane protein that serves as a diagnostic and therapeutic target for malignant mesothelioma. Sci Rep. 2017;7:45768.

17. Churg A, Sheffield BS, Galateau-Salle F. New markers for separating benign from malignant mesothelial proliferations: are we there yet? Arch Pathol Lab Med. 2016;140:318–21.

18. Hida T, Hamasaki M, Matsumoto S, Sato A, Tsujimura T, Kawahara K, et al. Immunohistochemical detection of MTAP and BAP1 protein loss for mesothelioma diag-nosis: comparison with 9p21 FISH and BAP1 immunohistochemistry. Lung Cancer. 2017;104:98–105.

19. Chapel DB, Schulte JJ, Berg K, Churg A, Dacic S, Fitzpatrick C, et al. MTAP immunohisto-chemistry is an accurate and reproducible surrogate for CDKN2A fluorescence in situ hybrid-ization in diagnosis of malignant pleural mesothelioma [published online ahead of print June 23, 2019]. Mod Pathol. 2019; https://doi.org/10.1038/s41379-019-0310-0.

20. Singhi AD, Krasinskas AM, Choudry HA, Bartlett DL, Pingpank JF, Zeh HJ, et al. The prog-nostic significance of BAP1, NF2, and CDKN2A in malignant peritoneal mesothelioma. Mod Pathol. 2016;29:14–24.

21. Kinoshita Y, Hamasaki M, Yoshimura M, Matsumoto S, Iwasaki A, Nabeshima K. Hemizygous loss of NF2 detected by fluorescence in situ hybridization is useful for

the diagnosis of malignant pleural mesothelioma [published online ahead of print June 23, 2019]. Mod Pathol. 2019; https://doi.org/10.1038/s41379-019-0309-6.

22. Hesterberg TW, Barrett JC. Induction by asbestos fibers of anaphase abnormalities: mechanism for aneuploidy induction and possibly carcinogenesis. Carcinogenesis. 1985;6:473–5.

23. Bott M, Brevet M, Taylor BS, Shimizu S, Ito T, Wang L, et al. The nuclear deubiquitinase BAP1 is commonly inactivated by somatic mutations and 3p21.1 losses in malignant pleural mesothelioma. Nat Genet. 2011;43:668–72.

24. Cheng JQ, Jhanwar SC, Klein WM, Bell DW, Lee WC, Altomare DA, et al. p16 alterations and deletion mapping of 9p21-p22 in malignant mesothelioma. Cancer Res. 1994;54:5547–51.

25. Bianchi AB, Mitsunaga SI, Cheng JQ, Klein WM, Jhanwar SC, Seizinger B, et al. High frequency of inactivating mutations in the neurofibromatosis type 2 gene (NF2) in primary malignant mesotheliomas. Proc Natl Acad Sci U S A. 1995;92:10854–8.

26. Sekido Y, Pass HI, Bader S, Mew DJ, Christman MF, Gazdar AF, et al. Neurofibromatosis type 2 (NF2) gene is somatically mutated in mesothelioma but not in lung cancer. Cancer Res. 1995;55:1227–31.

27. Kato S, Tomson BN, Buys TP, Elkin SK, Carter JL, Kurzrock R. Genomic landscape of malignant mesotheliomas. Mol Cancer Ther. 2016;15:2498–507.

28. Ladanyi M, Zauderer MG, Krug LM, Ito T, McMillan R, Bott M, et al. New strategies in pleural mesothelioma: BAP1 and NF2 as novel targets for therapeutic development and risk assessment. Clin Cancer Res. 2012;18:4485–90.

29. Nasu M, Emi M, Pastorino S, Tanji M, Powers A, Luk H, et al. High incidence of somatic BAP1 alterations in sporadic malignant mesothelioma. J Thorac Oncol. 2015;10:565–76.

30. Wang LM, Shi ZW, Wang JL, Ly Z, Du FB, Yang QB, et al. Diagnostic accuracy of BRCA1-associated protein 1 in malignant mesothelioma: a meta-analysis. Oncotarget. 2017;8:68863–72.

31. Illei PB, Ladanyi M, Rusch VW, Zakowski MF. The use of CDKN2A deletion as a diagnostic marker for malignant mesothelioma in body cavity effusions. Cancer. 2003;99:51–6.

32. Chiosea S, Krasinskas A, Cagle PT, Mitchell KA, Zander DS, Dacic S. Diagnostic importance of 9p21 homozygous deletion in malignant mesotheliomas. Mod Pathol. 2008;21:742–7.

33. Nabeshima K, Matsumoto S, Hamasaki M, Hida T, Kamei T, Hiroshima K, et al. Use of *p16* FISH for differential diagnosis of mesothelioma in smear preparations. Diagn Cytopathol. 2016;44:774–80.

34. Illei PB, Rusch VW, Zakowski MF, Ladanyi M. Homozygous deletion of CDKN2A and codeletion of the methylthioadenosine phosphorylase gene in the majority of pleural mesotheliomas. Clin Cancer Res. 2003;9:2108–13.

35. Kinoshita Y, Hida T, Hamasaki M, Matsumoto S, Sato A, Tsujimura T, et al. A combination of MTAP and BAP1 immunohistochemistry in pleural effusion cytology for the diagnosis of mesothelioma. Cancer Cytopathol. 2018;126:54–63.

36. Kinoshita Y, Hamasaki M, Yoshimura M, Matsumoto S, Sato A, Tsujimura T, et al. A combination of MTAP and BAP1 immunohistochemistry is effective for distinguishing sarcomatoid mesothelioma from fibrous pleuritis. Lung Cancer. 2018;125:198–204.

37. Churg A, Hwang H, Tan L, Qing G, Taher A, Tong A, et al. Malignant mesothelioma in situ. Histopathology. 2018;72:1033–8.

38. Churg A, Galateau-Salle F, Roden AC, Attanoos R, von der Thusen JH, Tsao MS, et al. Malignant mesothelioma in situ: morphologic features and clinical outcome[published online ahead of print August 2, 2019]. Mod Pathol. 2019; https://doi.org/10.1038/s41379-019-0347-0.

39. Whitaker D, Henderson DW, Shilkin KB. The concept of mesothelioma in situ: implications for diagnosis and histogenesis. Semin Diagn Pathol. 1992;9:151–61.

40. Hamasaki M, Kinoshita Y, Yoshimura M, Matsumoto S, Kamei T, Hiroshima K, et al. Cytoplasmic MTAP expression loss detected by immunohistochemistry correlates with 9p21 homozygous deletion detected by FISH in pleural effusion cytology of mesothelioma. Histopathology. 2019;75:153–5.

第 11 章

间皮瘤的循环肿瘤细胞：液态活检在胸膜间皮瘤临床实践中作用是什么？

Kazue Yoneda and Fumihiro Tanaka

【摘要】液体活检可以克服传统组织活检的局限性。循环肿瘤细胞（CTCs）是从原发肿瘤病灶脱落并进入外周循环系统的肿瘤细胞，有助于微转移灶的形成。基于细胞液体活检技术进行 CTCs 检测比无细胞状态的液体活检拥有多种优势。然而，在大量正常血液细胞中分离和检测存在的稀有 CTCs 仍是一个技术挑战。事实上，"CellSearch"是唯一被批准应用于临床的 CTCs 检测系统，但我们之前的研究表明，其在包括恶性胸膜间皮瘤（MPM）等在内的胸部恶性肿瘤患者中检出的灵敏度不够。因此，我们开发了一种名为"通用型 CTC 芯片"的新型微流控 CTC 捕获和检测系统，该技术具有独特的优势，任何捕获 CTC 的抗体都可以很容易地结合到芯片上，结果表明应用"通用型 CTC 芯片"可以捕获多种肿瘤细胞。新型 CTC 芯片系统不仅为 CTC 的检测，而且为 CTC 分子层面的进一步分析提供了全新的视角，有助于实现 MPM 的"精准医疗"。

【关键词】液体活检；循环肿瘤细胞；平足蛋白微流控装置

1 概述

病理诊断和分子诊断对于癌症的治疗决策至关重要，而且通常需要在活检的肿瘤组织上获得诊断。然而，无论是原发部位还是转移部位的组织活检，通常都有一定风险。此外，由于肿瘤内部和患者不同肿瘤部位之间存在的肿瘤异质性，组织样本可能难以代表真正的病理或分子特征。更重要的是，分子谱可在接受治疗后发生改变，这可能会导致获得性耐药的发生[1, 2]。然而，在临床实践中，由于肿瘤组织不易获得，且重复活检

K. Yoneda(✉) · F. Tanaka
Second Department of Surgery (Chest Surgery), University of Occupational
and Environmental Health, Kitakyushu, Japan
e-mail: kyoneda@outlook.com

存在着更高风险，所以动态组织取样来监测获得性耐药的出现以及分子谱的改变，只能在特定的患者中完成。与组织取样相比，外周血采样更加容易并且可以实现多次重复采样[3-5]。由于整个肿瘤的异质性可以通过"无细胞"或"基于细胞的"的液体活检实时捕获并体现，为此，大量以血液为主的活检，也就是"液体活检"被研究，旨在克服组织活检的局限性[5,6]。

在血清或血浆中可发现来自肿瘤细胞坏死或凋亡的 DNA 片段，经聚合酶链反应（PCR）扩增后，循环细胞游离 DNA 中含有的肿瘤特异性基因能够被检测到。"无细胞"状态的活检具有更高的灵敏性，尤其是结合应用数字PCR或二代测序（NGS）等新技术后。许多研究表明，"无细胞"液体活检在检测各种晚期恶性肿瘤特异性基因突变方面灵敏度很高（图 11.1）[5-9]。

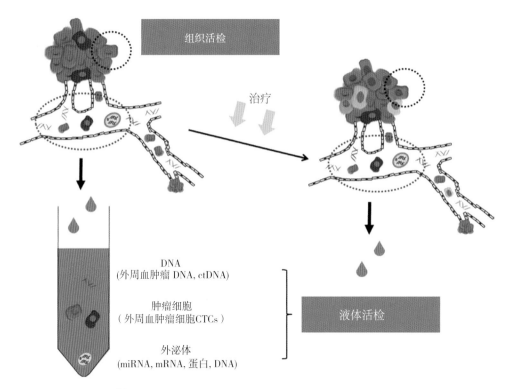

图 11.1 （Surg Today[5] 图 2）组织活检与液体活检的比较。肿瘤活检部位的病理和分子信息可以通过组织活检获得。外周血中可能包含肿瘤细胞以及来自全身所有肿瘤的肿瘤来源 DNA 和细胞外囊泡（外泌体），因此可以通过液体活检来对肿瘤特征进行非侵入性监测
DNA：脱氧核糖核酸；RNA：核糖核酸

"基于细胞的"液体活检即检测从原发肿瘤病灶脱落至外周血中的循环肿瘤细胞（CTCs），这更具有挑战性，因为捕获大量正常血液中混有的罕见肿瘤细胞技术是有操作难度的。然而，与无细胞液体活检相比，基于细胞的方法也具有潜在的各种优点：

（1）能够在形态上对 CTCs 进行确认；（2）对 CTCs 进行定量分析；（3）分离出的 CTCs 可深入进行遗传分析或免疫染色用以评估特异性抗原的表达［如程序性死亡配体 1（PD-L1），一种预测 PD-1/PD-L1 检查点抑制剂疗效的潜在生物标志物］[5]。

　　因而，许多检测 CTCs 的系统被开发出来，但由于缺乏可重复性和准确性，CTCs 尚未作为临床生物标志物被应用 [10, 11]。CellSearch（VeridexLLC., Raritan, NJ），是一种 CTCs 的自动免疫磁性分离系统，也是唯一被批准用于临床的 CTC 检测系统。在 "CellSearch" 系统中，一种针对上皮细胞黏附分子（EpCAM）的抗体被用来捕获 CTCs，因为 EpCAM 是一种泛上皮标记物，在上皮细胞来源的肿瘤细胞表面会大量表达。这项技术最重要的优势是具有更高的可重复性 [12, 13]。我们之前研究了 CTC 在胸腔恶性肿瘤，如原发性肺癌或恶性胸膜间皮瘤（MPM）中的临床意义。特别是在 MPM 中，侵入性胸膜活检是诊断的必要条件。而 CTC 等侵入性较低的特征不仅有望用于对石棉暴露的高危人群进行大规模筛查，而且有望用于 "精准医疗"。因此，我们检测了 CTCs 在 MPM 中的临床意义，并试图开发一种具有更高灵敏度的新型 CTC 检测系统。

2　用 CellSearch 系统检测胸腔恶性肿瘤 CTCs 的临床意义

　　CellSearch 系统可能有助于预测原发性肺癌的肿瘤进展、预后以及治疗疗效 [14, 15]。在一项对 125 例原发性肺癌患者的临床研究中，CellSearch 系统在预测远处转移方面表现出了显著的诊断性能，但在 31%（9/29）具有明确临床远处转移病灶的患者中却未能检测到 CTCs[14]。

　　在 MPM 的临床研究中，CellSearch-CTC 有助于鉴别 MPM 和胸膜炎等非恶性疾病。此外，CTC 阳性的患者预后明显偏差，尤其在上皮样 MPM 中（图 11.2）。虽然这些结果表明 CTC 在 MPM 中具有临床有效性，但 CTC 阳性（每 7.5 ml 外周血中至少含有 1 个 CTC）率却低至 32.7%（34/104），提示 "CellSearch" 检测 CTC 的敏感性是不满足要求的 [16]。

　　其敏感性低的最重要原因是 CellSearch 系统主要捕获 EpCAM 表达的肿瘤细胞 [12]。MPM 起源于间皮细胞，而非上皮细胞，几乎不表达或低表达 EpCAM，可能不会被 EpCAM 依赖的系统如 CellSeach 所捕获。这些结果清晰地表明，不管 EpCAM 表达状态如何，需要更加敏感的系统来检测 CTCs 以用于临床 "基于细胞" 的液体活检。

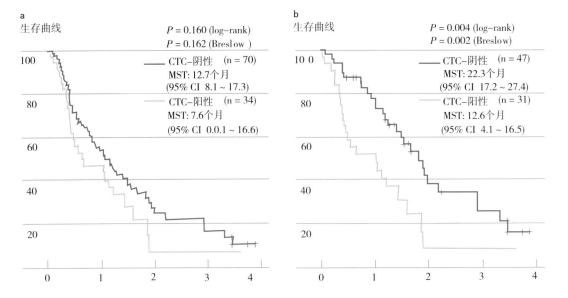

图 11.2 （Ann Surg Oncol[16] 图 4）根据 MPM 中 CTC 计数得出的生存曲线。（a）根据所有 MPM
患者 CTC 计数的生存曲线；（b）根据上皮型 MPM 患者 CTC 计数的生存曲线。
MST：平均生存时间

3 利用“CTC 芯片”检测 CTCs

3.1 CTC 芯片的开发

CTC 芯片是一种检测 CTCs 的新型微流控平台。Nagrath 及其同事开发了一种由
78 000 个包被有抗 EpCAM 抗体微柱组成的 CTC 芯片，CTCs 在层流条件下与带有
EpCAM 包被的微柱相互作用，从而被捕捉 [17、18]。根据初始报告，CTC 芯片在 CTCs 鉴
定方面表现出较高的敏感性。在肺癌、前列腺癌、胰腺癌、乳腺癌和结肠癌等多种恶性
肿瘤患者的 116 份血样中，有 115 份（99%）分离得到更多数量的 CTC（5 ～ 1281CTCs/
ml），纯度约为 50%。此外，7 例早期前列腺癌患者全部被检测到 CTCs[17]。高灵敏度
和高特异度表明 CTC 芯片是一种很有前途的 CTCs 检测工具，但目前还没有进一步的研
究报道来证实或验证其高性能表现。

Ohnaga 及其同事开发了一种由紫外光固化树脂组成的新型聚合 CTC 芯片 [19]。与“原始”
CTC 芯片相比，新型 CTC 芯片具有多种优点：成本低、耐用性高、透明性高等。此外，通过
掺入具有环氧基团的树脂使芯片表面具有活性，使得任何抗体都很容易偶联到芯片上，我们
将此命名为“通用型”CTC 芯片。“通用型”CTC 芯片不仅可以捕获 EpCAM 阳性的 CTCs，
还可以通过偶联肿瘤细胞表达的特定抗原的相应抗体来捕获 EpCAM 阴性的 CTCs。表达平
足蛋白的 MPM 细胞可以被偶联到 CTC 芯片上的抗平足蛋白抗体所捕获（图 11.3）。

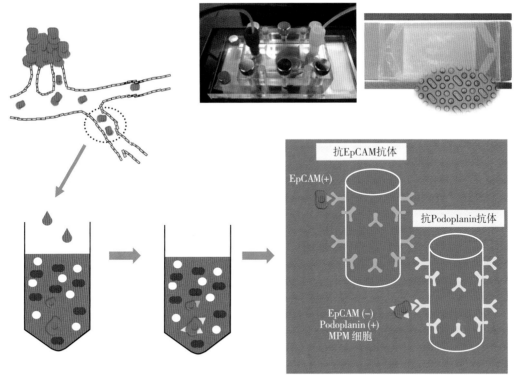

图 11.3　"通用型"CTC 芯片系统。"通用型"CTC 芯片不仅可以通过结合针对肿瘤细胞上表达特
定抗原的抗体来捕获 EpCAM 阳性的 CTC，而且还能捕获 EpCAM 阴性的 CTC

3.2　应用 CTC 芯片分离及检测肿瘤细胞系

　　我们采用全新的"通用型"CTC 芯片在表达或不表达 EpCAM 的肿瘤细胞系上进行
了一系列实验，用以检测其捕获 CTC 的能力[20-23]。

　　首先，我们用免疫化学染色和流式细胞术检测了细胞系 EpCAM 的表达状态。
PC-9，一种人源肺腺癌细胞系，高表达 EpCAM。相比之下，ACC-MESO-1、ACC-
MESO-4、NCI-H226、MSTO-211H 和 NCI-H28 等人源 MPM 细胞系则不表达
EpCAM。ACC-MESO-4 和 NCI-H226 高表达平足蛋白，ACC-MESO-1 中度表达平足
蛋白，MSTO-211H 和 NCI-H28 则不表达平足蛋白。

　　接下来，我们检测了 CTC 模型的捕获效率(将肿瘤细胞加入到健康志愿者的血液中)。
CTC 芯片首先与山羊抗小鼠 IgG 抗体共孵育，然后与捕获肿瘤细胞的抗体孵育，或为
抗 EpCAM 抗体 (克隆号 HEA125) 或为抗平足蛋白抗体 (克隆号 E1 或 NZ-1.2)。将
含有 100 或 500 个肿瘤细胞的 1 ml 细胞悬液样本，用 CFSE 标记，将其置于包被有抗
EpCAM 抗体 (EpCAM- 芯片) 或抗平足蛋白抗体的 CTC 芯片 (平足蛋白 -E1 或平足
蛋白 -NZ-1.2 芯片) 上。高表达 EpCAM 的 PC-9 细胞被 EpCAM- 芯片高效捕获，捕获
效率约为 90%，而并没有被平足蛋白 -E1- 芯片捕获。EpCAM- 芯片未捕获间皮瘤细胞[20]。

表达较高平足蛋白的 ACC-MESO-4 和 NCI-H226 细胞，能够被平足蛋白 - 芯片有效捕获，捕获效率分别达到 84.1% 和 76.3%。不表达平足蛋白的 MSTO-211H 和 NCI-H28 则不能被平足蛋白芯片捕获（约＜ 10%）[22]。平足蛋白 -NZ-1.2 芯片在 ACC-MESO-4 和 NCI-H226 细胞系中的捕获效率更高，分别达 97.9% 和 97.6%[23]。

最终，对 CTC 芯片上的 CTCs 进行免疫荧光染色。形态呈圆形至椭圆形，细胞核 Hoechst33342 染色阳性，细胞质中 CK 染色阳性，CD45 染色阴性的细胞，会被判定为 CTC[22, 23]。

4　应用 CTC 芯片检测 MPM 中 CTCs 的临床意义

CTC 芯片比 CellSearch 系统表现出更高的细胞检测效率。共计 15 例 MPM 患者的 16 份外周血样本（11 份样本来自 11 例上皮样型 MPM 患者，4 份样本来自 3 例双相型患者，1 份样本来自肉瘤样型患者）被平足蛋白芯片或 CellSearch 系统进行 CTCs 的定量分析。CTC 芯片组的 CTC 检出阳性率明显高于 CellSearch 组（68.5% 比 6.3%，P＜ 0.001）（图 11.4）[22]。

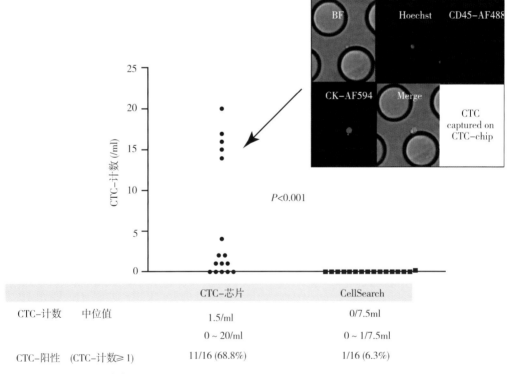

		CTC-芯片	CellSearch
CTC-计数	中位值	1.5/ml	0/7.5ml
		0 ~ 20/ml	0 ~ 1/7.5ml
CTC-阳性	(CTC-计数≥ 1)	11/16 (68.8%)	1/16 (6.3%)

图 11.4　（Cancer Sci[22] 图 4）恶性胸膜间皮瘤（MPM）患者使用 CTC- 芯片和 CellSearch 系统进行循环肿瘤细胞（CTC）计数。在 CTC- 芯片捕获的细胞中，只有 Hoechst33342 核染色阳性（蓝色）、Alexa594 细胞角蛋白阳性（红色），Alexa488 CD45 阴性（绿色）的细胞为肿瘤细胞。每个 MPM 患者的血液样本（1ml 和 7.5ml）分别应用于平足蛋白 - 芯片和 CellSearch 系统。CTC 计数为平足蛋白 - 芯片 1ml 血液中 CTC 个数和 CellSearch 系统 7.5 ml 血液中的 CTC 个数。BF 代表明场。

我们进一步分析了其他 25 例 MPM 患者的血液样本。最终在 16 例患者中检测到了 CTCs（敏感度为 64.0%），不同病理亚型的 MPM CTCs 检出阳性率没有显著差异（上皮样型 CTC 阳性率为 58.8%[10/17]，双相型为 75.0%[3/4]，肉瘤样型为 75.0%[3/4]；$P=0.734$）。正如预期的那样，疾病晚期的检测敏感性更高（ⅠA 期 CTC 阳性率为 0[0/4]，ⅠB 期为 42.9%[3/7]，ⅢB 期为 56.3%[9/10]，Ⅳ 期为 100%[4/4]；$P=0.003$）（图 11.5）。由于ⅢB 期和Ⅳ期肿瘤通常被认为是"不可切除"肿瘤，我们绘制了 ROC 曲线以便确定"不可切除"肿瘤（ⅢB 期或Ⅳ期）与"可切除"肿瘤（ⅢA 期或更早）的最佳 CTC 临界值。

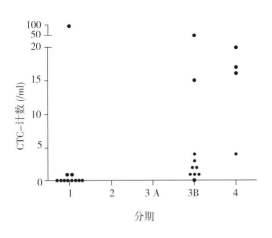

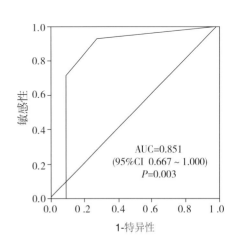

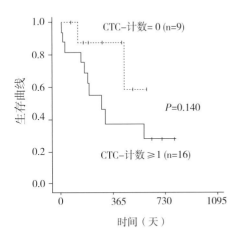

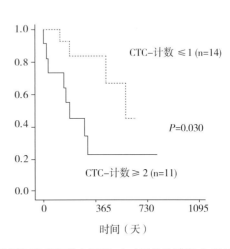

图 11.5　（Cancer Sci[22] 图 5）应用 CTC- 芯片检测循环肿瘤细胞（CTCs）对恶性胸膜间皮瘤（MPM）的临床意义。左上角，根据疾病分期划分的 CTC- 计数分布情况：用平足蛋白 – 芯片在 25 例 MPM 患者外周血中检测到的 CTC。疾病晚期（ⅢB 期和Ⅳ期）的 CTC 数量（CTC 计数）明显较高。右上角，用受试者生存曲线来预测"不可切除"肿瘤（ⅢB 或Ⅳ期）。CTC 计数在鉴别"不可切除"（ⅢB 期或Ⅳ期）肿瘤和潜在的"可切除"肿瘤方面提供了显著的诊断性能。右下角，根据 CTC 计数得出的总生存曲线。高 CTC 肿瘤患者（CTC 计数 ≥ 2）的预后明显差于低 CTC 肿瘤患者（CTC 计数为 0 或 1）

ROC 曲线下面积为 0.851（95%CI 0.667～1.000），表明 CTC 检测对预测 MPM 中"不可切除"疾病具有显著的诊断效能（P=0.003；图 11.5）。CTC 数目的最佳临界值定为"2"时，检测灵敏度适中（64.3%），特异度很高（90.9%）。

当用"1"做临界值时，检测灵敏度较高（92.3%），但特异度一般（72.7%）。当根据临界值 2，将患者划分为高 CTC 和低 CTC 组别时，CTC 较高的患者（CTC 计数 ≥2）与不良预后显著相关（图 11.5）[22]。

这些结果表明，使用新型 CTC 芯片系统评估的 CTC 计数可能会成为 MPM 患者诊断和治疗的生物标志物，这需要在未来的前瞻性研究中被进一步验证。

5　结论

虽然 CTC 检测作为一种"基于细胞的"的液态活检可能对 MPM 的诊断或预后有用，但其对早期诊断、临床病程监测或治疗效果预测的敏感性不足。

要想使 CTC 芯片系统应用于临床，其捕获效率应进一步提高，包括芯片每种抗体的选择和浓度、孵育时间、抗体包被温度以及样本的流速等多种条件均需优化。另一种抗平足蛋白抗体——克隆 NZ-1.2 的亲和力高于克隆 E1，对平足蛋白表达阳性的 MPM 细胞系捕获效率接近 100%，并且能在 MPM 临床样本中检测到更多的 CTC[23]。

提高 CTCs 捕获能力的另外一个策略是使用多种抗体来捕获肿瘤细胞。间皮蛋白或表皮生长因子受体（EGFR）常表达于 MPM 细胞，有可能作为捕获间皮瘤细胞的靶点。在一项初步研究发现，EGFR 表达阳性而平足蛋白表达阴性的 HCI-H28 和 MSTO-211H 细胞能够被抗 EGFR 抗体芯片有效捕获（未发表数据）。当 CTC 芯片包被抗 EpCAM 抗体、抗平足蛋白抗体及抗 EGFR 抗体时，可能会有效地捕获所有肿瘤细胞。

这些结果表明，"通用型"CTC 芯片系统是一种很有潜力的捕获各种 EpCAM- 阴性肿瘤细胞的方法，包括正在进行上皮 - 间充质转化（EMT）和非上皮来源的细胞，如间皮瘤细胞等。

总之，基于细胞的液体活检比无细胞的液体活检具有多种优势。最重要的是，基于细胞的液体活检不仅能够在基因组水平（如肿瘤细胞的基因组改变），也可在细胞水平（如肿瘤细胞上肿瘤特异性抗原的表达）描述肿瘤细胞的分子特征。CTCs 的有效捕获和检测仍然有技术挑战，这可以通过新生的"通用型"CTC 芯片来克服。在未来的研究中，我们将分析捕获细胞的基因突变和肿瘤特异性抗原表达等分子的分子表达谱。

参考文献

1. Siravegna G, Marsoni S, Siena S, Bardelli A. Integrating liquid biopsies into the management of cancer. Nat Rev Clin Oncol. 2017;14:531–48. https://doi.org/10.3389/fonc.2019.00740.

2. Yu HA, Arcila ME, Rekhtman N, Sima CS, Zakowski MF, Pao W, et al. Analysis of tumor specimens at the time of acquired resistance to EGFR-TKI therapy in 155 patients with EGFR-mutant lung cancers. Clin Cancer Res. 2013;19:2240–7. https://doi.org/10.1158/1078-0432.CCR-12-2246.

3. Wang J, Chang S, Li G, Sun Y. Application of liquid biopsy in precision medicine: opportunities and challenges. Front Med. 2017;11:522–7. https://doi.org/10.1007/s11684-017-0526-7.

4. Yoneda K, Tanaka F. Molecular diagnosis and targeting for lung cancer. In: Shinomiya N, Kataoka H, Shimada Y, editors. Molecular diagnosis and targeting for thoracic and gastrointestinal malignancy. Singapore: Springer; 2018. p. 1–32.

5. Yoneda K, Imanishi N, Ichiki Y, Tanaka F. A liquid biopsy in primary lung cancer. Surg Today. 2019;49:1–14. https://doi.org/10.1007/s00595-018-1659-2.

6. Zhang W, Xia W, Lv Z, Ni C, Xin Y, Yang L. Liquid biopsy for cancer: circulating tumor cells, circulating free DNA or exosomes? Cell Physiol Biochem. 2017;41:755–68. https://doi.org/10.1159/00045873.

7. Diaz LA Jr, Bardelli A. Liquid biopsies: genotyping circulating tumor DNA. J Clin Oncol. 2014;32:579–86. https://doi.org/10.1200/JCO.2012.45.2011.

8. Heitzer E, Ulz P, Geigl JB. Circulating tumor DNA as a liquid biopsy for cancer. Clin Chem. 2015;61:112–23. https://doi.org/10.1373/clinchem.2014.222679.

9. Wan JCM, Massie C, Garcia-Corbacho J, Mouliere F, Brenton JD, Caldas C, et al. Liquid biopsies come of age: towards implementation of circulating tumour DNA. Nat Rev Cancer. 2017;17:223–38. https://doi.org/10.1038/nrc.2017.7.

10. Alix-Panabières C, Pantel K. Challenges in circulating tumour cell research. Nat Rev Cancer. 2014;14:623–31. https://doi.org/10.1038/nrc3820.

11. Ferreira MM, Ramani VC, Jeffrey SS. Circulating tumor cell technologies. Mol Oncol. 2016;10:374–94. https://doi.org/10.1016/j.molonc.2016.01.007.

12. Allard WJ, Matera J, Miller MC, Repollet M, Connelly MC, Rao C, et al. Tumor cells circulate in the peripheral blood of all major carcinomas but not in healthy or patients with nonmalignant diseases. Clin Cancer Res. 2004;10:6897–904.

13. Riethdorf S, O'Flaherty L, Hille C, Pantel K. Clinical applications of the CellSearch platform in cancer patients. Adv Drug Deliv Rev. 2018;125:102–21. https://doi.org/10.1016/j.addr.2018.01.011.

14. Tanaka F, Yoneda K, Kondo N, Hashimoto M, Takuwa T, Matsumoto S, et al. Circulating tumor cell as a diagnostic marker in primary lung cancer. Clin Cancer Res. 2009;15:6980–96. https://doi.org/10.1158/1078-0432.CCR-09-1095.

15. Naito T, Tanaka F, Ono A, Yoneda K, Takahashi T, Murakami H, et al. Prognostic impact of circulating tumor cells in patients with small cell lung cancer. J Thorac Oncol. 2012;7:512–9. https://doi.org/10.1097/JTO.0b013e31823f125d.

16. Yoneda K, Tanaka F, Kondo N, Hashimoto M, Takuwa T, Matsumoto S, et al. Circulating tumor cells (CTCs) in malignant pleural mesothelioma (MPM). Ann Surg Oncol. 2014;21(Suppl 4):S472–80. https://doi.org/10.1245/s10434-013-3399-2.

17. Nagrath S, Sequist LV, Maheswaran S, Bell DW, Irimia D, Ulkus L, et al. Isolation of rare circulating tumour cells in cancer patients by microchip technology. Nature. 2007;450:1235–9. https://doi.org/10.1038/nature06385.

18. Maheswaran S, Sequist LV, Nagrath S, Ulkus L, Brannigan B, Collura CV, et al. Detection of mutations in EGFR in circulating lung-cancer cells. N Engl J Med. 2008;359:366–77. https://doi.org/10.1056/NEJMoa0800668.

19. Ohnaga T, Shimada Y, Moriyama M, Kishi H, Obata T, Takata K, et al. Polymeric microfluidic

devices exhibiting sufficient capture of cancer cell line for isolation of circulating tumor cells. Biomed Microdevices. 2013;15:611–6. https://doi.org/10.1007/s10544-013-9775-7.

20. Chikaishi Y, Yoneda K, Ohnaga T, Tanaka F. EpCAM-independent capture of circulating tumor cells with a 'universal CTC-chip. Oncol Rep. 2017;37:77–82. https://doi.org/10.3892/or.2016.5235.

21. Yoneda K, Chikaishi Y, Kuwata T, Ohnaga T, Tanaka F. Capture of mesothelioma cells with 'universal' CTC-chip. Oncol Lett. 2018;15:2635–40. https://doi.org/10.3892/ol.2017.7619.

22. Yoneda K, Kuwata T, Chikaishi Y, Mori M, Kanayama M, Takenaka M, et al. Detection of circulating tumor cells with a novel microfluidic system in malignant pleural mesothelioma. Cancer Sci. 2019;110:726–33. https://doi.org/10.1111/cas.13895.

23. Kuwata T, Yoneda K, Mori M, Kanayama M, Kuroda K, Kaneko MK, et al. Detection of circulating tumor cells (CTCs) in malignant pleural mesothelioma (MPM) with the "universal" CTC-Chip and an anti-podoplanin antibody NZ-1.2. Cells. 2020;9:888. https://doi.org/10.3390/cells9040888.

第 5 篇

分子遗传学

第 12 章

关于间皮瘤基因组学和蛋白质组学研究的最新进展：对间皮瘤生物学的新见解是什么？

Mitsuru Emi, Giovanni Gaudino, Yoshie Yoshikawa, and Masaki Ohmuraya

【摘要】恶性间皮瘤是一种侵袭性肿瘤，与石棉纤维暴露有关。编码去泛素化酶的 BRCA 相关蛋白 1（BAP1）基因的种系杂合突变导致间皮瘤的高易感性，这强调了基因 x 环境（GxE）相互作用的相关性。BAP1 种系突变的携带者受 BAP1 癌症综合征的影响，这是一种高外显率孟德尔疾病，其特征是间皮瘤和其他特定类型肿瘤的早期发生。最近已经进行了大量的二代测序（NGS）分析，以寻找间皮瘤和相关癌症患者及其亲属的种系和体细胞改变。BAP1 导致更频繁的基因种系突变；然而，我们也发现了其他参与 DNA 修复和同源重组的基因。染色体碎裂的模式，或染色体错位的模式，在间皮瘤中已被一些研究小组在体系中鉴定出来，这可能解释了非相邻双等位基因基因组改变的频繁发生。此外，间皮瘤的转录组研究也发现了涉及肿瘤抑制基因的融合转录本。未来的遗传学和基因组学研究将进一步完善在间皮瘤发病机制中与 GxE 相互作用相关的遗传背景知识，从而为预防和治疗这种恶性肿瘤制定更好的策略。

【关键词】间皮瘤；BAP1；NGS；GxE 相互作用；染色体碎裂

M. Emi(✉)
Hyogo College of Medicine, Nishinomiya, Japan

University of Hawai'i Cancer Center, Honolulu, HI, USA
e–mail: memi@cc.hawaii.edu

G. Gaudino
University of Hawai'i Cancer Center, Honolulu, HI, USA

Y. Yoshikawa · M. Ohmuraya
Hyogo College of Medicine, Nishinomiya, Japan

1 概述

恶性间皮瘤是一种侵袭性肿瘤，其发病机制与职业性接触石棉密切相关。暴露于石棉的工人群体，如矿工、制造业或船厂工人，其间皮瘤的发病率高于一般人群[1, 2]。

从暴露于矿物纤维到发生与石棉相关的胸膜间皮瘤之间的潜伏期平均为 30 ～ 60 年[3]。因此，尽管 20 世纪末西方国家的法律禁止使用石棉，但间皮瘤的发病率仍在增加[4]。大多数新兴国家仍在其生产活动中使用石棉，因此这些国家的间皮瘤发病率预计在未来将继续增加[5]。

20 世纪 70 年代和 80 年代石棉才用于商业，供商业使用的有六种矿物纤维，石棉可分为两类：角闪石类（柱状纤维），包括铁石棉或褐石棉、青石棉或蓝石棉、直闪石、阳起石和透闪石；蛇纹石类，由温石棉或白石棉组成[6]。暴露于自然存在的石棉类矿物纤维中如毛沸石、叶蛇纹石等，以及辐射，是间皮瘤的进一步环境风险因素。

据观察，人间皮细胞特别容易受到石棉引起的细胞毒性的影响，其细胞死亡的主要机制似乎是以坏死而不是凋亡的形式出现。之后，间皮细胞释放大量属于损伤相关分子蛋白（DAMP）家族的高迁移率族 1（HMGB1）蛋白，招募巨噬细胞维持慢性炎症[7]。由于长时间的慢性炎症微环境，存活的间皮细胞在长期接触石棉后发生基因改变。这种基因改变的积累可能导致这些间皮细胞在经过长时间的潜伏期[8]后发展为间皮瘤。然而研究观察发现，在长期接触石棉的工人中，只有约 5% 的人发生了间皮瘤，因此推测遗传成分也可能增加职业和环境风险[5]。

2 BAP1 基因的种系突变

大约 20 年前，Michele Carbone 在一些土耳其家庭中发现了明显的间皮瘤易感性常染色体显性遗传，这些家庭长期居住并暴露于土壤中的毛沸石[9, 10]。此外，Carbone 及其同事发现了位于染色体 3p21.3 上的胸膜和腹膜间皮瘤以及葡萄膜黑色素瘤（UVMs）、皮肤黑色素瘤和透明细胞肾癌的家族中高发病率的 BRCA1 相关蛋白 1（BAP1）基因的种系突变[11]。随后，在不同种族中也报道了具有类似表型的 BAP1 种系突变家族，其发生其他几种恶性肿瘤如胆管癌、基底细胞癌、脑膜瘤的风险较高（见参考文献 [12]）。研究者将这些缺陷定义为"BAP1 癌症综合征"，即一种常染色体家族性癌症综合征。自 18 世纪以来，一个有超过 9 代遗传间皮瘤、UVM 和其他癌症的家族表现出了 BAP1 癌症综合征的遗传模式[11]。

BAP1 编码一种核泛素羧基末端水解酶（UCH），起到去泛素化酶的作用。BAP1 在 UCH 家族成员中是比较独特的，因为它的长 C 末端尾部包含两个核定位信号[13]。

BAP1 蛋白的核定位和去泛素化活性都被认为是维持肿瘤抑制活性所必需的[14]。BAP1 参与了细胞周期、细胞分化、糖异生、染色质重塑、基因转录和 DNA 修复的调控[12]。

在临床层面上，BAP1 癌症综合征的发现提示，有必要对间皮瘤患者的 DNA 进行基因分型，以确定 BAP1 基因和其他未识别的基因中是否存在种系突变，从而获得有关间皮瘤等癌症遗传易感性的更完整信息。

3　寻找其他基因种系突变的 NGS 分析

在间皮瘤和其他癌症中发现 BAP1 后，已经进行了几项二代测序（NGS）研究，以调查有间皮瘤风险的个体或这种侵袭性癌症患者的种系变异[12]。通过靶向 94 个已知的癌症易感性基因，对因累积暴露于石棉而发生胸膜间皮瘤的患者（n=89）是否存在种系致病性截断无义或移码变异（PTVs）进行筛查。在 4 例间皮瘤患者中发现了 BAP1 种系 PTVs，而在 CDKN2A 或 DNA 修复基因中也发现了种系 PTVs。家族性间皮瘤和肿瘤抑制基因 PTVs 患者的石棉暴露明显高于 94 个癌症易感基因中无种系变异的患者[15, 16]。

为了研究 BAP1 或其他基因种系突变的遗传，另一种不同的方法被用于选择 79 名个体进行研究。该人群包括 52 例与家族性间皮瘤无关的先证者及其 27 例一级和二级亲属，并基于以下四个标准被筛选为可能存在遗传易感：（1）一级或二级亲属间皮瘤；（2）在先证者或至少一名一级或二级亲属中诊断出 BAP1$^{+/-}$ 携带者的典型癌症（葡萄膜黑色素瘤、皮肤黑色素瘤、透明细胞肾细胞癌）；（3）多种癌症家族史；（4）早期癌症发病年龄小于 50 岁。对该人群中其他 50 个癌症易感基因进行了 BAP1 Sanger 测序和 tNGS 测序。本研究结果显示，大部分患者为 BAP1$^{+/-}$ 携带者伴有家族性间皮瘤（43/79）。本组中还鉴定了涉及 BAP1 以外的以下癌症易感基因的种系 PTVs（ARID1A、ARID2、BAP1、CREBBP、KDR、MLH1、NCOR1、RAD50、RBM6、SETD2、SMARCA2、SMARCA4、SMARCE1、SMO、TP53）。使用监测、流行病学和 SEER 队列的数据集（http://seer.cancer.gov），将 77 例患者的生存率与一般间皮瘤的数据进行比较发现，与 SEER 队列（分别为 8 个月和 72 岁）相比，选定人群的生存率和早期诊断年龄（分别为 5 年和 54 岁）有显著改善。在选定的家族性间皮瘤和野生型 BAP1 患者中，生存时间更长（9 年），诊断时间更早（45 岁）。这些数据指出，选定的标准有助于识别更容易患其他癌症的患者和家属[17]。

另一项研究对 198 种不同类型间皮瘤患者的种系 DNA 进行了靶向 NGS（tNGS），分析了 85 个癌症易感基因。在 12% 的病例中发现了参与同源重组（HR）和 DNA 修复的 BAP1 其他基因的种系突变。对年龄、癌症诊断和石棉暴露进行多变量分析，显示年轻和二次诊断出癌症与癌症易感基因种系突变显著相关，最小或没有石棉暴露是最重要的预测因子[18]。

在美国国家癌症研究所（NCI）和芝加哥大学（UC）的两个大型中心的共同努力下，研究了 385 例不同类型间皮瘤患者的肿瘤抑制或 DNA 修复基因的种系突变与铂化疗反应性的关系。一个多基因面板 BROCAv10，包含 73 个与 DNA 修复和 / 或遗传性实体癌症易感性相关的靶基因，被用于基因分型。对 NCI/UC 队列的分析发现，在 12% 的患者中，至少发现了其中一个目标基因的突变。BAP1 是改变最多的基因（16 个突变），其他 12 个突变涉及以下基因：CHEK2、PALB2、BRCA2、MLH1、POT1、TP53 和 MRE11A。胸膜间皮瘤患者（非腹膜型），与野生型患者相比，BAP1 突变或其他靶向基因突变与总生存期（OS）的改善显著相关[19]。

有趣的是，一项在 600 多个不同的癌症患者队列中对 168 个与遗传性癌症相关基因的大型外显子 tNGS 研究中，结果显示 12 例间皮瘤调节 HRDNA 修复的基因中，致病变异的频率最高（7/12，58%），范可尼贫血的通路（BRCA2 或 FANCD1、FANCA、FANCC、FANCD2 和 FANCM）尤其具有代表性[20]。

所有这些研究的结果（总结见表 12.1）清楚地表明，至少 10% ～ 12% 的间皮瘤病例与 BAP1 或其他 HR 基因的种系突变相关，比野生型遗传背景的患者表现出更好的预后和化疗敏感性。

表 12.1　间皮瘤患者种系突变的 NGS 研究

研究	靶基因（n）	采用的标准	突变基因（患者排序）	合计患者
（a）	癌症易感基因（94）	• 截断变体 • 石棉暴露	BAP1（4），ATM, BRCA1ª, BRCA2, CDKN2A, FANCC, FANCF, FANCIª, PALB2, PMS1, SLX4, XPC（每人 1 个）	89
（b）	癌症相关基因（56）	• 等位基因频率 • CADDᵇ 分数 > 20 • 癌症家族史 • 早期诊断	BAP1（43/79ᶜ），MLH1（3），SMARCA2（2），ARID1A, ARID2, CREBBP, KDR, NCOR1, RAD50, RBM6, SETD2, SMARCA4, SMARCE1, SMO, TP53（每人 1 个）	45
（c）	癌症易感基因（85）	• 等位基因频率 • ACMG/AMPᵈ 指导方针	BAP1（6），BRCA2（3），CHEK2（3），CDKN2A（2），ATM（2），BRCA1, MRE11A, TP53, MSH6, TMEM127, SDHA, VHL, WT1（每人 1 个）	198
（d）	DNA 修复和 / 或癌症易感基因（73）	• 蛋白质损伤变体	BAP1（16），CHECK2（5），PALB2（2），BRCA2, MLH1, POT1, TP53, MRE11A（每人 1 个）	239

续表

研究	靶基因（n）	采用的标准	突变基因（患者排序）	合计患者
（e）	遗传性癌症基因（168）	• 等位基因频率 • ACMG/AMP[d] 指导方针	*BAP1*，*BRCA2*，*FANCA*，*FANCC*，*FANCD2*，*FANCM*，*XPC*（每人 1 个）	12

（a）Betti et al., Cancer Lett 405:38–45, 2017

（b）Pastorino et al., J Clin Oncol 36:3485–3494, 2018

（c）Panou et al., J Clin Oncol 36:2863–2871, 2018

（d）Hassan et al., Proc Natl Acad Sci U S A 116(18):9008–9013, 2019

（e）Bertelesen et al., NPJ Genom Med 4:13, 2019

[a] 发生在同一病人身上

[b] 组合注释相关的消耗

[c] 16 例 BAP1[+/-] 患者 +27 例亲属

[d] 美国医学遗传学学院 / 分子病理学协会

4　BAP1 的体细胞突变

在高转移性葡萄膜黑色素瘤中已观察到 BAP1 的频繁体细胞突变，31 例转移性肿瘤中有 26 例（84%）[21]。大多数（63.6%）的散发性间皮瘤含有体细胞 BAP1 突变 / 失活[22]。这些结果证实了我们之前关于上皮样间皮瘤中 BAP1 失活伴有杂合性缺失（LOH）[23] 的数据，并得到了两项 NGS 间皮瘤基因组的研究的支持，表明 BAP1 分别在 41%[24] 和 58%[25] 间皮瘤中发生体细胞突变。因此，BAP1 基因在肿瘤中经历了双等位基因失活，符合经典的肿瘤抑制基因双命中失活理论的标准。

5　间皮瘤基因组中的染色体碎裂

在恶性间皮瘤中，经常观察到 3p21 的杂合性缺失，这使我们和其他人开始关注 BAP1 作为体细胞失活的靶基因。2011 年的一项研究发现，在间皮瘤中，BAP1 因体细胞突变失活[26]，而在转移性透明细胞肾癌中，3p21.1 处的最小共同缺失区在 3p21 处包含 BAP1 和 PBRM1[27]。腹膜间皮瘤的基因组模式与胸膜间皮瘤相似[28]。我们通过高密度阵列比较基因组杂交（CGH；平均探针间隔：254bp），检测该区域同时存在的多分钟双等位基因缺失，特别是 *BAP1*（8/33、24%）、*SETD2*（7/33、21%）、*PBRM1*（3/33、9%）和 *SMARCC1*（2/33、6%）[29]。总的来说，在 33 个间皮瘤标本中，至少有一个活检标本中发现了 46 个基因含有双等位基因缺失。这些基因组缺失的断点在不同的病例中都有所不同。许多这些缺失并不是连续的，而是与沿 3p21 区域显示拷贝数振荡的片段交替变化。这可能是由于染色体碎裂（源自希腊语 "chromos" 表示染色体，"thripsis"

表示分裂成碎片）[30]，这种现象的特征是由多个癌症样本中单一灾难性事件引起的大量基因组重排。这种被称为染色体碎裂的灾难性遗传事件包括分离的单染色体片段，然后重新排列，导致不正确的重组或某些 DNA 序列的丢失。因此，单一的染色体碎裂事件可能在短时间的细胞复制后导致基因组的大量改变，引起致癌激活或肿瘤抑制功能的丧失，最终有利于肿瘤发生[30]。

有趣的是，在间皮瘤中观察到具有染色体碎裂特征模式的非连续双等位基因基因组改变[29]，后来被其他研究小组证实[31]，这也与新抗原表达和肿瘤免疫原性的潜在后果有关[31]。

NGS 本身很难检测到更大规模的 DNA 缺失（＞ 30bp）。传统的阵列 CGH 不能单独检测到较小规模的缺失（＜ 3000bp）。换句话说，这些分析忽略了 30 ～ 3000bp 大小范围内的基因组变化。我们结合高密度阵列 CGH（平均探针间隔：3p21 区域的 254bp）和靶向 NGS 进行的综合基因组分析显示，其频率为或高于序列水平突变的频率[29]。间皮瘤基因组的改变通常包括基因组重排，导致复杂和多重缺失。数字 MLPA 通过使用基于 NGS 的 MLPA 同时分析约 600 个外显子的拷贝数，将成为高通量检测间皮瘤标本中少量 DNA 多片段缺失的可靠方法，以补充 NGS 分析。

6 LOH, CDKN2A, NF2

恶性间皮瘤的染色体变化是复杂多样的，遗传物质的损失比遗传物质的获得要多。大多数异常病例中均检测到 1p、3p、4q、6q、9p、13、14q、22 号染色体缺失[32-34]。9p21.3 的纯合子缺失最常发生在间皮瘤的遗传改变中，并发生在 90% 以上的既定细胞系中。缺失区涉及 CDKN2A、CDKN2B（细胞周期依赖性激酶抑制剂 2B），以及通常邻近的 MTAP（甲基硫代腺苷磷酸化酶）和 MIR31 基因。CDKN2A 基因产生至少三个编码不同蛋白的选择性剪接变体：p16INK4A、p16gamma 和 p14ARF。该基因编码的这些产物通过细胞内视网膜母细胞瘤蛋白（RB）和 p53 的两种主要的肿瘤抑制途径，在细胞周期和衰老调控中发挥重要作用。CDKN2A 的荧光原位杂交（FISH）将有助于诊断间皮瘤，因为该分析可以区分胸膜间皮瘤细胞和反应性间皮细胞[35, 36]。积累的信息表明，CDKN2A 的纯合子缺失是生存率差的预测因子[37]。

导致神经纤维瘤 2 型家族性癌症综合征的 NF2（神经纤维化蛋白 2）基因被证明是 22q12 缺失的靶基因。在 40% ～ 50% 的间皮瘤患者中，该基因通过纯合缺失或杂合缺失/点突变而失活[38, 39]。NF2 蛋白在 Hippo 肿瘤抑制通路中作用于 SAV1、LATS1/2 和 yes 相关蛋白（YAP）的上游。除 NF2 失活外，在间皮瘤中还发现了 SAV1 和 LATS2 基因的缺失/突变[40]。Hippo 肿瘤抑制通路在控制正常器官大小、细胞接触抑制、干细胞功能和再生方面起着重要作用。对这一途径的研究将有可能挖掘出一种新的治疗策略。

7　融合转录本，改变剪接，MicroRNA

通过二代测序（n=211）进行的转录组分析显示，间皮瘤中涉及肿瘤抑制基因的融合转录本：NF2 13 次融合，BAP1 7 次融合，SETD2 8 次融合，PBRM1 7 次融合，PTEN 2 次融合，其他 6 次融合 [41]。关于间皮瘤中融合转录本的报道越来越多 [42、43]，但在间皮瘤患者中，这些转录本的融合和制动区域是不同的。所以，融合转录本的检测尚未作为一种诊断工具加以利用。许多这些融合和异常剪接变异来自于染色体 3p21、9p21.3、13q12 和 22q12 中的基因，这些基因在间皮瘤中经常缺失。这些基因区域可能被染色体碎裂成碎片，引起广泛的重排，导致融合基因或异常剪接变异。此外，编码剪接因子 3b 蛋白复合物亚基 1 的 SF3B1 基因突变的频率约为 2%（4/216）[41]，该剪接因子基因的突变与 mRNA 剪接的特异性改变有关。

由于编码组蛋白修饰和染色质重塑相关蛋白的基因突变，包括 BAP1、SETD2 和 PBRM1，主要发生在间皮瘤中，因此估计是由于异常表观遗传调控引起的不同基因表达变化。间皮瘤中大部分解除调控的基因属于以下途径：血管生成、细胞黏附、p53 信号、整合素信号、MAPK 信号、凋亡和细胞周期调控 [44]。一组特殊的基因可以用于鉴别间皮瘤和其他疾病。这组 26 个基因可以用于鉴别胸膜间皮瘤与正常胸膜、肉瘤、肾细胞癌和胸腺瘤，具有高敏感性和特异性 [45]。也有报道称，从以往报道中选择的 117 个基因中缩选出的两个基因集，一个包括 22 个基因，另一个包含 40 个基因，可以区分恶性和良性胸膜增生 [44]。

MicroRNAs（miRNAs）是长度约 18 ～ 22 个核苷酸的短非编码 RNA，作为基因表达的转录后调控因子。众所周知，miRNA 的表达在人类癌症中通过多种机制发生失调，包括 miRNA 基因的扩增或缺失、miRNA 的转录控制异常、表观遗传变化失调以及生物发生成分的缺陷。在大多数情况下，MiR-31 的表达通过在 9p21.3 处与 CDKN2A 基因联合缺失而降低。MiR-34b 和 miR-34c 共享一个共同的初级转录本，在大多数（85%）的间皮瘤肿瘤中被甲基化所沉默。与正常胸膜相比，miR-15/16 家族在间皮瘤中表达显著下调。与正常胸膜相比，MiR-193a-3p 和 miR-200 家族在间皮瘤肿瘤中显示有统计学意义的低表达。包括 let-7 和 miR-21 在内的 miRNA 已经在不同的研究组中被多次报道。这些信息在参考文献 [46] 中进行了回顾。MiRNA 模拟物是一种小的双链 RNA 分子，旨在转染到细胞中时模拟内源性成熟 miRNA 分子。来自不对称细菌细胞分裂的 EDVTM 纳米细胞（EDVs）被用来传递 miRNAs。这种疗法被称为 TargomiRs，包括基于 miR-15/107 共识序列的专利 miRNA 模拟物，包装在靶向抗 EGFR 特异性抗体的

EDVs 中。该试验旨在检测胸膜 MM 或晚期 NSCLC 患者（ClinicalTrials.gov 识别号：NCT02369198）。该药物初步显示了其抗肿瘤活性[47]。

全面的分子表达谱，包括外显子组测序、拷贝数阵列、mRNA 测序、非编码 RNA 谱、DNA 甲基化和反相蛋白阵列，鉴定了四种不同的间皮瘤整合亚型[48]。本研究的结果（汇总见表 12.2）表明，4 个集群的存活率显著不同（$P < 0.0001$）[48]。预后不良亚群的病例显示 *AURKA* mRNA 表达较高，PI3K 和 mTOR 信号通路表达上调。本研究显示免疫检查点基因 *VISTA* 在上皮样胸膜间皮瘤中的强表达。将这些新发现的整合亚型与间皮瘤生物学相结合可能带来新的治疗策略。

表 12.2　通过多平台分子谱分析发现预后与胸膜 MM 四种不同整合亚型的关系

i 群集	组织学类型	分子表达谱特征	预后
1	上皮样	低体细胞拷贝数改变，低 *CDKN2A* 纯合子缺失，高 DNA 甲基化，高 BAP1 改变	最好
2	上皮样	低 *BAP1* 改变，低 DNA 甲基化	↕
3	双相型	高 *CDKN2A* 纯合子缺失，*CLDN1* 低表达	
4	双相型和肉瘤样	高 *MSLN* 启动子甲基化，高 *LATS2* 突变，高 *CDKN2A* 纯合子缺失，基因表达显示上皮 - 间质转化（*VIM*、*PECAM1* 和 *TGFB1* 的 mRNA 高表达，以及 miR-200 家族的低表达）	最差

8　结论

自从发现 *BAP1* 是间皮瘤和一些其他不同癌症的易感基因（归类为 BAP1 癌症综合征）以来，对间皮瘤患者和经历过环境或职业性致癌纤维暴露并因此具有发展为间皮瘤的高风险个体进行了大量的种系分析，关于恶性间皮瘤发病机制的分子机制的认识将受益于未来进一步研究的结果，这些研究需要完成关于癌症易感基因中存在的种系和体细胞变异的流行信息。

参考文献

1. Franke K, Paustenbach D. Government and navy knowledge regarding health hazards of asbestos: a state of the science evaluation (1900 to 1970). Inhal Toxicol. 2011;23(Suppl 3):1–20. https://doi.org/10.3109/08958378.2011.643417.

2. Sluis-Cremer GK, Liddell FD, Logan WP, Bezuidenhout BN. The mortality of amphibole miners in South Africa, 1946–80. Br J Ind Med. 1992;49(8):566–75.

3. Lanphear BP, Buncher CR. Latent period for malignant mesothelioma of occupational origin. J Occup Med. 1992;34(7):718–21.

4. Linton A, Vardy J, Clarke S, van Zandwijk N. The ticking time-bomb of asbestos: its insidious role in the development of malignant mesothelioma. Crit Rev Oncol Hematol. 2012;84(2):200–12. https://doi.org/10.1016/j.critrevonc.2012.03.001.

5. Carbone M, Adusumilli PS, Alexander HRJ, Baas P, Bardelli F, Bononi A, et al. Mesothelioma: scientific clues for prevention, diagnosis, and therapy. CA Cancer J Clin. 2019;69:402–29. https://doi.org/10.3322/caac.21572.

6. Baumann F, Ambrosi JP, Carbone M. Asbestos is not just asbestos: an unrecognised health hazard. Lancet Oncol. 2013;14(7):576–8. https://doi.org/10.1016/S1470-2045(13)70257-2.

7. Yang H, Rivera Z, Jube S, Nasu M, Bertino P, Goparaju C, et al. Programmed necrosis induced by asbestos in human mesothelial cells causes high-mobility group box 1 protein release and resultant inflammation. Proc Natl Acad Sci U S A. 2010;107(28):12611–6. https://doi.org/10.1073/pnas.1006542107.

8. Carbone M, Yang H. Mesothelioma: recent highlights. Ann Transl Med. 2017;5(11):238. https://doi.org/10.21037/atm.2017.04.29.

9. Carbone M, Emri S, Dogan AU, Steele I, Tuncer M, Pass HI, et al. A mesothelioma epidemic in Cappadocia: scientific developments and unexpected social outcomes. Nat Rev Cancer. 2007;7(2):147–54. https://doi.org/10.1038/nrc2068.

10. Roushdy-Hammady I, Siegel J, Emri S, Testa JR, Carbone M. Genetic-susceptibility factor and malignant mesothelioma in the Cappadocian region of Turkey. Lancet. 2001;357(9254):444–5. https://doi.org/10.1016/S0140-6736(00)04013-7.

11. Carbone M, Flores EG, Emi M, Johnson TA, Tsunoda T, Behner D, et al. Combined genetic and genealogic studies uncover a large BAP1 Cancer syndrome kindred tracing Back nine generations to a common ancestor from the 1700s. PLoS Genet. 2015;11(12):e1005633. https://doi.org/10.1371/journal.pgen.1005633.

12. Carbone M, Yang H, Pass HI, Krausz T, Testa JR, Gaudino G. BAP1 and cancer. Nat Rev Cancer. 2013;13(3):153–9.

13. Jensen DE, Proctor M, Marquis ST, Gardner HP, Ha SI, Chodosh LA, et al. BAP1: a novel ubiquitin hydrolase which binds to the BRCA1 RING finger and enhances BRCA1-mediated cell growth suppression. Oncogene. 1998;16(9):1097–112.

14. Ventii KH, Devi NS, Friedrich KL, Chernova TA, Tighiouart M, Van Meir EG, et al. BRCA1-associated protein-1 is a tumor suppressor that requires deubiquitinating activity and nuclear localization. Cancer Res. 2008;68(17):6953–62. https://doi.org/10.1158/0008-5472.CAN-08-0365.

15. Betti M, Aspesi A, Ferrante D, Sculco M, Righi L, Mirabelli D, et al. Sensitivity to asbestos is increased in patients with mesothelioma and pathogenic germline variants in BAP1 or other DNA repair genes. Genes Chromosomes Cancer. 2018;57(11):573–83. https://doi.org/10.1002/gcc.22670.

16. Betti M, Casalone E, Ferrante D, Aspesi A, Morleo G, Biasi A, et al. Germline mutations in DNA repair genes predispose asbestos-exposed patients to malignant pleural mesothelioma. Cancer Lett. 2017;405:38–45. https://doi.org/10.1016/j.canlet.2017.06.028.

17. Pastorino S, Yoshikawa Y, Pass HI, Emi M, Nasu M, Pagano I, et al. A subset of mesotheliomas

with improved survival occurring in carriers of BAP1 and other Germline mutations. J Clin Oncol Off J Am Soc Clin Oncol. 2018;36:3485–94. https://doi.org/10.1200/jco.2018.79.0352.

18. Panou V, Gadiraju M, Wolin A, Weipert CM, Skarda E, Husain AN, et al. Frequency of Germline mutations in cancer susceptibility genes in malignant mesothelioma. J Clin Oncol Off J Am Soc Clin Oncol. 2018;36(28):2863–71. https://doi.org/10.1200/jco.2018.78.5204.

19. Hassan R, Morrow B, Thomas A, Walsh T, Lee MK, Gulsuner S, et al. Inherited predisposition to malignant mesothelioma and overall survival following platinum chemotherapy. Proc Natl Acad Sci U S A. 2019; https://doi.org/10.1073/pnas.1821510116.

20. Bertelsen B, Tuxen IV, Yde CW, Gabrielaite M, Torp MH, Kinalis S, et al. High frequency of pathogenic germline variants within homologous recombination repair in patients with advanced cancer. NPJ Genom Med. 2019;4:13. https://doi.org/10.1038/s41525-019-0087-6.

21. Flores RM. Induction chemotherapy, extrapleural pneumonectomy, and radiotherapy in the treatment of malignant pleural mesothelioma: the memorial Sloan-Kettering experience. Lung Cancer. 2005;49(Suppl 1):S71–4. https://doi.org/10.1016/j.lungcan.2005.03.015.

22. Nasu M, Emi M, Pastorino S, Tanji M, Powers A, Luk H, et al. High incidence of somatic BAP1 alterations in sporadic malignant mesothelioma. J Thorac Oncol. 2015;10(4):565–76. https://doi.org/10.1097/JTO.0000000000000471.

23. Yoshikawa Y, Sato A, Tsujimura T, Emi M, Morinaga T, Fukuoka K, et al. Frequent inactivation of the BAP1 gene in epithelioid-type malignant mesothelioma. Cancer Sci. 2012;103(5):868–74. https://doi.org/10.1111/j.1349-7006.2012.02223.x.

24. Guo G, Chmielecki J, Goparaju C, Heguy A, Dolgalev I, Carbone M, et al. Whole-exome sequencing reveals frequent genetic alterations in BAP1, NF2, CDKN2A, and CUL1 in malignant pleural mesothelioma. Cancer Res. 2015;75(2):264–9. https://doi.org/10.1158/0008-5472.can-14-1008.

25. Lo Iacono M, Monica V, Righi L, Grosso F, Libener R, Vatrano S, et al. Targeted next-generation sequencing of cancer genes in advanced stage malignant pleural mesothelioma: a retrospective study. J Thorac Oncol. 2015;10(3):492–9. https://doi.org/10.1097/jto.0000000000000436.

26. Bott M, Brevet M, Taylor BS, Shimizu S, Ito T, Wang L, et al. The nuclear deubiquitinase BAP1 is commonly inactivated by somatic mutations and 3p21.1 losses in malignant pleural mesothelioma. Nat Genet. 2011;43(7):668–72. https://doi.org/10.1038/ng.855.

27. Eckel-Passow JE, Serie DJ, Cheville JC, Ho TH, Kapur P, Brugarolas J, et al. BAP1 and PBRM1 in metastatic clear cell renal cell carcinoma: tumor heterogeneity and concordance with paired primary tumor. BMC Urol. 2017;17(1):19. https://doi.org/10.1186/s12894-017-0209-3.

28. Chirac P, Maillet D, Lepretre F, Isaac S, Glehen O, Figeac M, et al. Genomic copy number alterations in 33 malignant peritoneal mesothelioma analyzed by comparative genomic hybridization array. Hum Pathol. 2016;55:72–82. https://doi.org/10.1016/j.humpath.2016.04.015.

29. Yoshikawa Y, Emi M, Hashimoto-Tamaoki T, Ohmuraya M, Sato A, Tsujimura T, et al. High-density array-CGH with targeted NGS unmask multiple noncontiguous minute deletions on chromosome 3p21 in mesothelioma. Proc Natl Acad Sci U S A. 2016;113(47):13432–7. https://doi.org/10.1073/pnas.1612074113.

30. Ly P, Cleveland DW. Rebuilding chromosomes after catastrophe: emerging mechanisms of chromothripsis. Trends Cell Biol. 2017;27(12):917–30. https://doi.org/10.1016/j.tcb.2017.08.005.

31. Mansfield AS, Peikert T, Smadbeck JB, Udell JBM, Garcia-Rivera E, Elsbernd L, et al. Neoantigenic potential of complex chromosomal rearrangements in mesothelioma. J Thorac Oncol. 2019;14(2):276–87. https://doi.org/10.1016/j.jtho.2018.10.001.

32. Bjorkqvist AM, Tammilehto L, Anttila S, Mattson K, Knuutila S. Recurrent DNA copy number changes in 1q, 4q, 6q, 9p, 13q, 14q and 22q detected by comparative genomic hybridization in malignant mesothelioma. Br J Cancer. 1997;75(4):523–7. https://doi.org/10.1038/bjc.1997.91.

33. Hagemeijer A, Versnel MA, Van Drunen E, Moret M, Bouts MJ, van der Kwast TH, et al.

Cytogenetic analysis of malignant mesothelioma. Cancer Genet Cytogenet. 1990;47(1):1–28. https://doi.org/10.1016/0165-4608(90)90258-c.

34. Taguchi T, Jhanwar SC, Siegfried JM, Keller SM, Testa JR. Recurrent deletions of specific chromosomal sites in 1p, 3p, 6q, and 9p in human malignant mesothelioma. Cancer Res. 1993;53(18):4349–55.

35. Hu Q, Akatsuka S, Yamashita Y, Ohara H, Nagai H, Okazaki Y, et al. Homozygous deletion of CDKN2A/2B is a hallmark of iron-induced high-grade rat mesothelioma. Lab Investig. 2010;90(3):360–73. https://doi.org/10.1038/labinvest.2009.140.

36. Nabeshima K, Matsumoto S, Hamasaki M, Hida T, Kamei T, Hiroshima K, et al. Use of p16 FISH for differential diagnosis of mesothelioma in smear preparations. Diagn Cytopathol. 2016;44(9):774–80. https://doi.org/10.1002/dc.23501.

37. Hamasaki M, Matsumoto S, Abe S, Hamatake D, Kamei T, Hiroshima K, et al. Low homozygous/high heterozygous deletion status by p16 FISH correlates with a better prognostic group than high homozygous deletion status in malignant pleural mesothelioma. Lung Cancer. 2016;99:155–61. https://doi.org/10.1016/j.lungcan.2016.07.011.

38. Bianchi AB, Mitsunaga SI, Cheng JQ, Klein WM, Jhanwar SC, Seizinger B, et al. High frequency of inactivating mutations in the neurofibromatosis type 2 gene (NF2) in primary malignant mesotheliomas. Proc Natl Acad Sci U S A. 1995;92(24):10854–8. https://doi.org/10.1073/pnas.92.24.10854.

39. Sekido Y, Pass HI, Bader S, Mew DJ, Christman MF, Gazdar AF, et al. Neurofibromatosis type 2 (NF2) gene is somatically mutated in mesothelioma but not in lung cancer. Cancer Res. 1995;55(6):1227–31.

40. Murakami H, Mizuno T, Taniguchi T, Fujii M, Ishiguro F, Fukui T, et al. LATS2 is a tumor suppressor gene of malignant mesothelioma. Cancer Res. 2011;71(3):873–83. https://doi.org/10.1158/0008-5472.CAN-10-2164.

41. Bueno R, Stawiski EW, Goldstein LD, Durinck S, De Rienzo A, Modrusan Z, et al. Comprehensive genomic analysis of malignant pleural mesothelioma identifies recurrent mutations, gene fusions and splicing alterations. Nat Genet. 2016;48(4):407–16. https://doi.org/10.1038/ng.3520.

42. Panagopoulos I, Thorsen J, Gorunova L, Haugom L, Bjerkehagen B, Davidson B, et al. Fusion of the ZC3H7B and BCOR genes in endometrial stromal sarcomas carrying an X;22-translocation. Genes Chromosomes Cancer. 2013;52(7):610–8. https://doi.org/10.1002/gcc.22057.

43. Hung YP, Dong F, Watkins JC, Nardi V, Bueno R, Dal Cin P, et al. Identification of ALK rearrangements in malignant peritoneal mesothelioma. JAMA Oncol. 2018;4(2):235–8. https://doi.org/10.1001/jamaoncol.2017.2918.

44. Bruno R, Ali G, Giannini R, Proietti A, Lucchi M, Chella A, et al. Malignant pleural mesothelioma and mesothelial hyperplasia: a new molecular tool for the differential diagnosis. Oncotarget. 2017;8(2):2758–70. https://doi.org/10.18632/oncotarget.13174.

45. De Rienzo A, Richards WG, Yeap BY, Coleman MH, Sugarbaker PE, Chirieac LR, et al. Sequential binary gene ratio tests define a novel molecular diagnostic strategy for malignant pleural mesothelioma. Clin Cancer Res. 2013;19(9):2493–502. https://doi.org/10.1158/1078-0432.CCR-12-2117.

46. Lo Russo G, Tessari A, Capece M, Galli G, de Braud F, Garassino MC, et al. MicroRNAs for the diagnosis and management of malignant pleural mesothelioma: a literature review. Front Oncol. 2018;8:650. https://doi.org/10.3389/fonc.2018.00650.

47. van Zandwijk N, Pavlakis N, Kao SC, Linton A, Boyer MJ, Clarke S, et al. Safety and activity of microRNA-loaded minicells in patients with recurrent malignant pleural mesothelioma: a first-in-man, phase 1, open-label, dose-escalation study. Lancet Oncol. 2017;18(10):1386–96. https://doi.org/10.1016/S1470-2045(17)30621-6.

48. Hmeljak J, Sanchez-Vega F, Hoadley KA, Shih J, Stewart C, Heiman D, et al. Integrative molecular characterization of malignant pleural mesothelioma. Cancer Discov. 2018;8(12):1548–65. https://doi.org/10.1158/2159-8290.Cd-18-0804.

第 13 章

间皮瘤的遗传易感性：间皮瘤的生物学机制和临床特征是什么？

Michele Carbone, Michael Minaai, Sandra Pastorino, and Haining Yang

【摘要】间皮瘤多年来一直是仅由接触环境致癌物石棉引起的恶性肿瘤的典型例子。近年来，矿物纤维如毛沸石和叶蛇纹石，以及治疗性电离辐射已被证明会导致间皮瘤。最重要的是，我们团队进行的分子遗传学研究表明，BAP1 基因的失活突变使个体易患间皮瘤。有时，这些突变会与接触石棉或其他致癌物相结合导致间皮瘤。最近的研究显示，至少 12% 的间皮瘤发生在种系 BAP1 突变的携带者或其他肿瘤抑制基因突变的携带者；这些患者的生存期可延长 5 年甚至更长时间。因此，间皮瘤现在已经成为研究人类癌症中基因 x 环境（GxE）相互作用的首选模型。在大多数的研究医院中，基因检测已成为间皮瘤患者的常规检测，希望很快所有患者都能进行检测，以确定可能的种系突变以及肿瘤特异性突变，从而为治疗提供信息。此外，可以对携带 BAP1 突变患者的家庭成员进行检测，如果突变呈阳性，他们可以参加早期检测的临床试验，往往可以挽救生命。

【关键词】BAP1；种系突变；间皮瘤；石棉；毛沸石

1 概述

矿物纤维被吸入并停留在肺泡中，由于纤维类型、大小和生物持久性不同，有些纤维通过淋巴管到达胸膜，在那里引起慢性炎症，导致瘢痕形成，被称为"胸膜斑"。有些人在胸膜斑的基础上发展成为间皮瘤。当石棉负荷较高时，纤维可以通过淋巴管甚至可能通过血液到达腹膜，在那里石棉会导致慢性炎症、粘连，并最终导致间皮瘤[1]。据

M. Carbone (✉) · M. Minaai · S. Pastorino · H. Yang
University of Hawai'i Cancer Center, Honolulu, HI, USA
e-mail: mcarbone@cc.hawaii.edu

估计，80% 的胸膜间皮瘤是由接触石棉或其他致癌矿物纤维引起的 [1-3]。腹膜间皮瘤与石棉的关联频率要少得多 [1]。约 50% 的腹膜间皮瘤发生在职业接触石棉的个体，特别是长期接触石棉的个体，因为石棉使肺泡负荷过载并到达腹膜 [4]。在过去，大多数腹膜间皮瘤发生在石棉工人中。在过去的 40 ～ 50 年里美国已经限制石棉的使用，大多数腹膜间皮瘤发生在没有明确石棉暴露证据的患者身上 [1, 2]。在美国 64 名接受手术的患者中，只有 8% 的患者被列为石棉暴露者 [1, 5]。腹膜间皮瘤与石棉之间的罕见关联（中国女性的一组腹膜间皮瘤并没有石棉暴露 [6] 的证据等）表明可能存在其他原因。携带 BAP1 和其他肿瘤抑制基因种系突变的年轻人可能有遗传易感倾向，其中主要是参与 DNA 修复和细胞死亡调控的基因 [1]。在某些情况下，种系突变和石棉暴露协同作用导致了间皮瘤的发生，即：基因 x 环境（GxE）的相互作用 [1]。

2　石棉和矿物纤维的致癌作用

尽管美国自 20 世纪 70 年代和 80 年代出台了严格的规定来限制石棉的使用，但 2003 年间皮瘤的发病率仍高达 3200 例 / 年，此后也没有增加或下降 [3]。全球范围内间皮瘤的发病率持续增加。从最初接触石棉或其他致癌的矿物纤维到发生间皮瘤大约需要 20 ～ 60 年的时间 [1]。这种长潜伏期为肿瘤生长早期阶段的预防、早期发现或干预提供了潜在的机会，在潜伏期间皮瘤的治疗应该相对容易些 [7]。

自然界中有 400 多种矿物纤维，其中 6 种青石棉、铁石棉、直闪石、阳起石、透闪石和温石棉被商业使用，数百万人暴露其中。为了简单起见，尽管它们有非常不同的矿物学特征，但这六种商用纤维被统称为"石棉" [8]。美国 20 世纪 70 年代末开始限制这六种矿物纤维的使用，西欧紧随其后，再后来几乎完全禁止。除了这六种受管制的石棉矿物外，还有大约 400 种未受管制的纤维具有与石棉矿物相似的物理和化学结构，它们也可能致癌 [9-11]。

虽然在实施监管措施后，美国和其他一些国家的职业接触石棉的人数已显著减少，但尚未观察到间皮瘤发病率的显著下降预期 [1, 10]。随着西方世界职业性石棉接触的减少，人类开发含有石棉和其他致癌纤维地质沉积地区所造成的环境接触正在增加 [8-12]。

青石棉是最有可能引起间皮瘤的石棉 [7]。毛沸石是一种沸石矿物纤维，是迄今为止已知的引起间皮瘤的最有效的纤维。矿物质纤维引起间皮瘤的不同效力与它们诱导慢性炎症 [13-16]、基因毒性 [17]、生物持续性 [1, 15] 和激活特异性信号通路的能力有关 [13, 14]。然而，并不是所有的纤维都一定是致癌的，需要大量证据来确定纤维或其他物质是否人类致癌物 [18]。例如，体外和体内实验表明，在加利福尼亚和内华达州的沙漠地区大量存在的坡缕石不会引起炎症或与间皮瘤相关的信号通路的改变，在给小鼠注射后也不会引起间皮瘤[19]。在可以严格控制和监测暴露的小鼠中，石棉暴露量和间皮瘤的发展之间存在有充分证据证明的剂量反应效应[20]。在人类中，因为剂量反应的问题不太清楚，所以研究起来很困难，这通常涉及到患者在几十年里暴露于不同类型的纤维，导致无法量化暴露[1]。而石棉矿工由于多年接触相同类型的纤维，因此可以根据他们在矿山的就业时间进行量化。一项针对南非石棉矿工的研究显示，其中 4.7% 的死亡是由 MM 造成的[21]。Sluis-Cremer 等人追踪调查了 7317 名白色石棉矿工（3212 名石棉矿工，3430 名青石棉矿工，675 名同时接触青石棉和石棉矿工），其中只有 8% 的矿工接触石棉超过 10年。在观察期间，有 1225 人死亡，比对照组多了 331 人。其中 30 人死于 MM，20 人是青石棉矿工（423 人死亡，占 4.7%），4 人是石棉矿工（648 人死亡，占 0.6%），6 人是混合暴露矿工（154 人，3.9%）。30 例 MM 中有 28 例发生在首次雇佣（潜伏期）后10 年或更长时间，只有 1 例发生在"仅"接触 8 年的工人中。其余 MM 病例的暴露时间无法评估，因为该矿工生活在一个被石棉污染的地区。这 30 名发生 MM 的矿工中没有一个暴露时间少于 3 个月（石棉和混合暴露）或 12 个月（青石棉）。在青石棉相关的 MM 病例中，6 例发生在暴露 12～95 个月的矿工中，6 例发生在暴露 96～191 个月的矿工中，8 例发生在暴露超过 192 个月的矿工中[21]。大多数接触过相同类型和数量石棉的工人在经历了类似的潜伏期后并没有发生间皮瘤，这一事实表明，一些人比其他人更容易患间皮瘤[22]。

石棉激活 NLRP3 炎症小体，进而诱导 IL-1β 分泌，触发石棉引起的早期炎症反应[23]。虽然这些反应依赖于 NLRP3，但目前尚不清楚 NLRP3 的激活是否在石棉诱导的间皮瘤中发挥了作用[24]。

最近的研究表明，一种与天然免疫相关的蛋白，高迁移率族蛋白 1（HMGB1）的释放与间皮瘤的发展有关[1, 7, 25]。当石棉沉积在肺和其他组织中，引起慢性炎症[25]诱变活性氧的产生主要是由间皮细胞和巨噬细胞在细胞外空间释放 HMGB1 所触发的[1, 7, 16, 17, 25]。生理上，HMGB1 存在于细胞核中，调节核小体组装和染色质结构[25]。细胞外 HMGB1 启动并维持炎症反应[25]。HMGB1 可通过坏死细胞的被动释放或巨噬细胞和间皮瘤细胞的主动分泌而进入细胞外空间。间皮瘤是由富含 HMGB1 的环境发展而来，因此，间皮瘤细胞"上瘾"，需要 HMGB1 才能恶性生长：事实上，抗 HMGB1 治疗可显著减少小鼠间皮瘤的生长[26, 27]。

下游的 HMGB1 介质包括肿瘤坏死因子 -α（TNF-α）和 NF-κB，它们直接促进石棉诱导的间皮瘤的生长[28, 29]。HMGB1 的细胞外分泌需要 HMGB1 的乙酰化，从而防止 HMGB1 的核易位。因此，HMGB1 在细胞质中积累，并分泌到细胞外。非乙酰化的HMGB1 定位于它与染色质结合的细胞核中。当细胞暴露于石棉后死于程序性坏死时，它们被动地释放非乙酰化核 HMGB1[25, 30]。

HMGB1 存在于间皮瘤患者的血清中[26, 30-32]。石棉暴露和间皮瘤患者会产生不同的 HMGB1 亚型[30]。在不久的将来，希望单独或与蛋白质组学研究相结合的 HMGB1 血清检测将有助于在早期阶段发现间皮瘤，届时可以更有效地对其进行临床治疗[30, 33]。

3 间皮瘤的遗传易感性

我们研究了土耳其卡帕多西亚三个村庄中间皮瘤的流行情况，其中 50% 的村民死于间皮瘤，我们认为其原因是 GxE 相互作用。这项研究，我们进行了 14 年以上，在我们的前合作者 Salih Emri 博士的一篇文章中进行了详细准确的描述[34]。在这里，我们将总结在卡帕多西亚的研究，然后描述我们发现的杂合子 BAP1 突变携带者发展成间皮瘤等恶性肿瘤及其相关机制。最初我们研究卡帕多西亚间皮瘤的流行发现[35]，尽管所有村民都暴露于毛沸石广泛暴露的相同环境致癌物中，但间皮瘤只聚集在某些家庭中，而有些家庭并未发生间皮瘤。通过研究这些家族，我们证实了间皮瘤的易感性在某些家族中以孟德尔的方式传播[36]。这是遗传学因素导致一些家族间皮瘤发展的首次证明[36]。有了这些信息，我们与土耳其合作伙伴 Izzetin Y.Baris、Umran Dogan 和 Salih Emri 博士一起在土耳其卫生部癌症控制主任 MuratTuncer 博士的支持下，说服土耳其卫生部建立两个新村庄，搬迁村民以消除暴露，从而消除 GxE 方式中的"E"，这将消除或减少后代间皮瘤的发病率。目前，被毛沸石污染的老城区已被废弃，村民们已迁入现代住宅。此外，我们还向 Murat Tuncer 博士提出一个请求，在"新"图兹科伊建立一个诊所，Murat Tuncer 博士协调了这个项目的快速实施，村民们现在可以在家附近接受治疗[34, 35]。总之，研究人员已与国家当局合作，正在采取措施预防或至少推迟后代间皮瘤的发生，同时为这些村民提供更好的生活和健康条件[34, 35]。

我们推测有一个基因 / 组存在，这个基因 / 组突变时会增加对石棉和毛沸石的易感性并导致间皮瘤，并进行了综述[34, 35]。我们获得了 NCI-P01 的资助（首席研究员 M.Carbone）。为了确定推测的间皮瘤易感基因，我们研究了来自卡帕多西亚和美国间皮瘤高发的家族。在获得资助并启动项目四年半后，尽管我们做了大量的实验室工作，但只得到了阴性数据——在 NGS 之前的时代，我们进行基因定位的方法只有阵列 -CGH、连锁分析和 Sanger 测序。我们的测序能力明显不足：有太多可能的染色体可以隐藏突变，没有足够的时间和资源来研究它们。一个同时发生 UVM 和间皮瘤的患者为我们指出了正确的 DNA 片段，因为间皮瘤和 UVM 经常携带 3p 缺失。我们将测序工作集中在 3p 上，发现在 2/2 个间皮瘤发病率高的家族中，所有受影响的家族成员都遗传了 BRCA1 相关蛋白 1（BAP1）杂合突变，这是导致患者出现间皮瘤和葡萄膜黑色素瘤的原因[37]。这是第一次发现一种基因在种系突变时会导致间皮瘤，也是首次在散发性间皮瘤中获得

BAP1 突变，可以通过 BAP1 核染色丢失来轻松检测——这项测试已经进入大多数病理实验室的常规测序。我们将这种情况命名为"BAP1 癌症综合征"[1, 38, 39]。为了验证我们的假设，即种系 BAP1 突变增加了对石棉的易感性[35, 36]，我们使用了小鼠 BAP1 杂合子缺失模型。我们发现，杂合子 BAP1 缺失降低了导致间皮瘤所需的石棉暴露的最低阈值[20]。种系 BAP1 突变也与透明细胞肾细胞癌、乳腺癌和各种类型的皮肤癌相关，而与其他恶性肿瘤的相关性较低[1, 40-43]。种系 BAP1 突变具有很高的外显性，近 100% 的突变携带者会在其一生中发生一种或多种癌症，其中约 1/3 为间皮瘤[1, 40-43]。临床上，在 BAP1 种系突变背景下发生的间皮瘤，其生存期显著延长，可超过 5 年[43-46]。然而，存在于 2/3 间皮瘤中的双等位体细胞 BAP1 突变，与类似的生存率改善无关[1]。

在几个家族中，BAP1 突变的起源可以追溯到 18 世纪初从德国移民到美国的一对瑞士夫妇，该家族直系旁系血缘性亲属约 8 万人，均携带有 BAP1 突变，经对这些人群每年进行皮肤和葡萄膜黑色素瘤筛查，使一些患者实现了肿瘤的早期发现和治愈性切除[41]。这些结果强调了识别种系 BAP1 突变携带者的价值，因为可以通过筛查家族成员，并且对携带 BAP1 突变的携带者进行早期检测，往往可以挽救生命[1, 7]。

杂合子种系 BAP1 突变的携带者从年轻时开始，通常会发展为良性黑色素细胞皮肤肿瘤，最初被鉴定为非典型的 Spitz 肿瘤[47]。然而，这些良性肿瘤具有独特的组织学特征，使它们不同于非典型的 Spitz 肿瘤，我们将它们命名为黑色素细胞 BAP1 突变的非典型皮内肿瘤（MBAITs）[38]，这一发现得到了其他人[40, 48]的证实。MBAITs（图 .13.1）为医生提供了识别 BAP1 突变携带者的明确的线索，从而对其进行早期癌症检测[1, 7, 40, 48]。

在平行研究中，我们和其他研究人员最初证实，在 22%～23% 的间皮瘤中，存在获得性的体细胞 BAP1 突变[37, 49]。然而，这些最初的研究低估了间皮瘤中双等位基因失活 BAP1 突变的发生率。在随后的研究中，我们发现，> 60% 的散发性间皮瘤携带体细胞失活双等位基因 BAP1 突变，在肿瘤细胞中通过 BAP1 核染色丢失可很容易检测到[50]，这一发现已被广泛接受[1, 51, 52]。那么，为什么我们在早期的研究中遗漏了超过一半的 BAP1 突变呢？我们发现，约 50% 的体细胞获得性突变包含约 100～3000kb 的 DNA 片段，因此可以通过高灵敏度的定制阵列 CGH（即每 250 个碱基对使用一个探针阵列 CGH）和免疫组化检测到；但这些微小的缺失很容易被二代测序（一种用于检测核苷酸水平突变的技术）遗漏[53]。大量研究表明，许多肿瘤与体细胞失活双等位基因 BAP1 突变有关，包括约 90% 的转移性 UVM、几乎所有类型的皮肤癌、40% 的食管鳞状细胞癌、15% 的透明细胞肾细胞癌等。杂合子种系 BAP1 突变的携带者与携带体细胞 BAP1 突变的癌症类型之间存在明显的重叠。

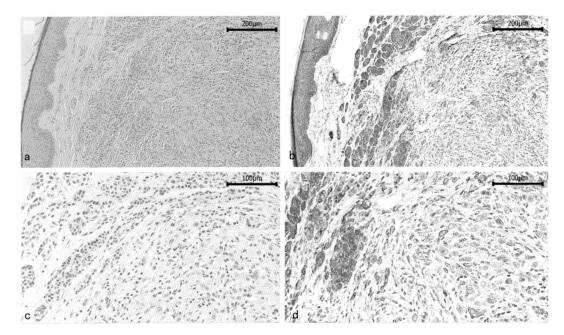

图 13.1 种系 BAP1 突变携带者的 MBAITs 病变[38]。MBAITs 的代表性图像。（a、c）苏木精伊红染色；（b 和 d）BAP1 染色。

注：MBAITs 细胞中无核染色，这是双等位基因 BAP1 失活的证据，而附近的细胞和膨胀的单核吞噬细胞显示核 BAP1 染色阳性。MBAITs 中存在有巨大的上皮样克隆细胞，类似于在 SPITZ 痣和 AST 中发现的克隆细胞（有时易与 MBAITs 混淆）。然而，MBAITs 中的细胞只存在于真皮中（没有表皮成分）。此病例就像在几乎所有的 MBAITs 中一样，可以在表皮下的左上角检测到附近由较小的 BAP1 阳性细胞形成的常规皮肤痣的残余，与 MBAITs 的大 BAP1 阴性上皮样细胞的特征相近。这种特征很少在 SPITZ 或 AST 病变中发现。与 SPITZ 痣相比，真皮深层没有成熟，与 AST 相比，Ki67 染色未显示，显示没有有丝分裂形成。此外，在 MBAITs 中没有检测到 SPITZ 肿瘤中常见的卡米诺小体。这些病变的描述情况见参考文献 [38]。放大图：（a）和（b）100×；（b）和（c）200×

4　机制：BAP1 是如何起作用的？ 为什么 BAP1 水平的降低会导致间皮瘤和其他癌症？

BAP1 是一种去泛素化酶（DUB），同时存在于细胞核和细胞质中[39]。BAP1 自身去泛素化以进入细胞核[54]。这是因为泛素结合酶 UBE2O 通过其核定位信号（NLS）的多重单泛素化诱导 BAP1 在细胞质中的隔离[54]。核 BAP1 通过促进同源重组（HR）来促进 DNA 双链断裂修复，这是一种无错误的修复机制[55, 56]。此外，核 BAP1 调控转录[57]。迄今为止发现的所有 BAP1 突变要么因为蛋白被截断而导致缺乏 NLS，要么影响催化亚基[1]。种系 BAP1 突变携带者和获得性 BAP1 突变携带者的癌症，包括间皮瘤，显示双等位基因失活[1]。几乎所有的 BAP1 突变要么是截断突变，要么是 BAP1 催化结构域的突变，从而阻止 BAP1 核易位，导致 BAP1 核染色阴性，当突变的非活性 BAP1 在细胞质中积累时，可能导致细胞质染色[1]。

我们发现[58]在细胞质中，BAP1 只存在于内质网（ER）中，在那里 BAP1 去泛素化、稳定并调节 IP3R3 Ca^{2+} 通道的活性。ER 上的 IP3R3 调节 Ca^{2+} 从内质网释放到细胞质和线粒体中。杂合子种系 BAP1 突变携带者的 BAP1 水平降低，导致 IP3R3 水平降低，从而减少 ER 中 Ca^{2+} 的释放。反过来，这又导致线粒体中 Ca^{2+} 水平较低，在石棉、紫外线、电离辐射等诱导 DNA 损伤后，使 BAP1 突变细胞执行凋亡能力降低（图 13.2）。由于 DNA 受损的 BAP1 突变细胞不会因诱导凋亡的机制而死亡，它们会继续分裂，随着时间的推移可能变成恶性细胞[58]。Zhang 等人最近的研究强调了 BAP1 在调节细胞死亡中的重要性，他发现 BAP1 可以促进铁死亡。因此，BAP1 突变也会损害这种形式的细胞死亡[59]。

我们进一步研究发现，来自携带种系 BAP1 突变的个体的"正常"原代细胞通过有氧糖酵解获得能量，从而表现出一系列被称为"Warburg 效应"的代谢改变，这是肿瘤细胞生长和侵袭的必需条件，从而促进了恶性细胞的生长[60]。因此，种系 BAP1 突变携带者的细胞已经为肿瘤生长做好了准备，当这些细胞积累遗传损伤并转化时，它们就能够生长为恶性肿瘤。这些发现可能为我们带来新的治疗方案，旨在取代 BAP1 活性，以改善 BAP1 缺失的下游效应，或靶向 BAP1 突变细胞的特定脆弱性。BAP1 突变也可能有助于指导当前的治疗：最近两项独立研究表明，BAP1 突变可导致对吉西他滨诱导的细胞凋亡产生耐药性，这表明吉西他滨不适合用于 BAP1 突变的间皮瘤[61, 62]。

5　关于可能导致间皮瘤的基因和因素的其他考虑

高达 50% 的间皮瘤中存在 CDKN2A 和 NF2 体细胞突变[63-66]。CDKN2A 编码 p16INK4A，该酶通过抑制 pRb 的磷酸化，结合并抑制 CDK4/ 细胞周期蛋白 D 酶的催化活性，诱导 G1 细胞周期阻滞。CDKN2A 还编码 p53 激活所必需的 p14ARF。因此，CDKN2A 的缺失同时抑制了 pRb 和 p53 的肿瘤抑癌通路[67]。在间皮瘤来源的细胞系中，p16/p14 突变的发生率较高，表明这些突变有利于组织培养中间皮瘤细胞的生成[67]。

神经纤维瘤病基因 NF2 编码 merlin。Merlin 下调黏附激酶的磷酸化，这是调节细胞迁移和侵袭的细胞通路的关键组成部分[65]。令人惊讶的是，92% 的间皮瘤活检可通过免疫组化检出 merlin 表达[65]，这表明 NF2 突变的生物学意义不大。间皮瘤中除 BAP1、CDKN2A 和 NF2 外，其他的突变均为个位数[63-66]。

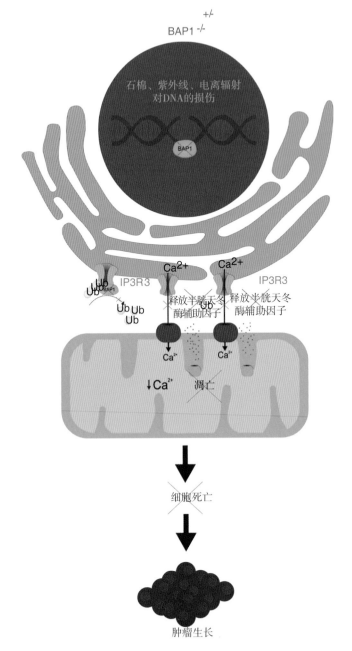

图 13.2　核 BAP1 调节 DNA 修复，细胞质 BAP1 调节细胞死亡。正常细胞每次分裂时都会积累突变。暴露于直接诱变剂后，如紫外线和电离辐射，或间接致癌物质，如石棉，这些致癌因素通过微环境中的细胞，主要是巨噬细胞产生诱变活性氧，从而导致 DNA 损伤。核 BAP1 参与了 DNA 修复的协调过程。当核 BAP1 水平降低或缺失时，细胞会积累更多的 DNA 损伤。DNA 损伤未被修复的细胞会通过细胞凋亡、铁死亡、程序性细胞坏死等方式引起细胞死亡。这些细胞被清除，从而使基因受损的细胞不会增殖而导致恶性肿瘤。BAP1 通过控制调节 Ca^{2+} 从内质网转移到线粒体的 IP3R3 Ca^{2+} 通道的稳定性，在细胞凋亡[58]中起着关键作用，还通过其他机制调节铁死亡[59]。细胞质 BAP1 减少或缺失的细胞，如种系 BAP1 突变携带者的正常细胞，执行细胞死亡的能力显著降低，因此其细胞积累遗传损伤，容易发生恶性转化，导致"BAP1 癌症综合征"，见参考文献 [1]

一些研究调查了 microRNAs（miRNAs）在间皮瘤中的可能发挥的作用，并将其作为可能的诊断 / 治疗靶点。这些研究的结果往往不一致，需要验证；见参考文献 [68]。其他致癌物或单独或与石棉共同与间皮瘤有关。猿病毒 40（SV40）DNA 序列已在人间皮瘤、淋巴瘤、骨和脑瘤中检测到；当 SV40 注射到仓鼠体内时，同样的肿瘤类型也会被诱发 [69, 70]。SV40 被证明是石棉的共同致癌物 [71]。然而，在人类肿瘤中，SV40 DNA 或 SV40 DNA 片段被检测为游离体。而在啮齿动物中，SV40 总是整合在肿瘤细胞的 DNA 中，这引起了人们对可能的实验室污染的担忧。但这个问题还未被解决，意见分歧依然存在 [72, 73]。一种新的病毒潜伏期机制的发现，SV40 在间皮细胞和脑细胞中持续存在，这可能解释了其中的一些差异 [74, 75]。

电离辐射也与间皮瘤有关。据报道，核电工人和接受治疗性外部放疗或索罗司特化疗的患者中，患间皮瘤的风险显著增加 [76-78]。放射治疗增加了胸膜间皮瘤风险比（HR=1.34）和腹膜间皮瘤（HR=2.20）的风险；潜伏期越长，风险越高 [78]。既往接受过放射治疗的淋巴瘤患者的间皮瘤平均潜伏期为 21.4 年，常有异常的组织学特征 [77]。这些患者与那些携带 BAP1 种系突变或其他肿瘤抑制基因突变的患者相似，更多可能是年轻女性，并且可能比石棉诱导的间皮瘤患者有更好的生存率 [1, 77, 79]。

6　结论

BAP1 种系突变导致间皮瘤的发现为间皮瘤的研究注入了新的活力。间皮瘤已成为研究人类癌症中 GxE 的首选癌症模型。通过对携带 BAP1 种系突变的患者和家庭成员进行基因筛查，已经为患者和家庭成员带来了益处 [1, 80-82]。

致谢　我们感谢所有受 "BAP1 癌症综合征" 影响的家庭成员，以及捐赠标本的 BAP1 突变肿瘤患者。这些标本使我们能够研究和发现该基因如何在不同类型的癌症中发挥作用，我们可将这些发现转化为改善癌症预防、诊断和预后（已实施）的治疗方法，我们希望在不久的将来能够使 BAP1 突变癌症患者得到有效治疗。

项目资助和说明： M.C 和 H.Y. 报告，项目资助资金来自美国国立卫生研究院 1R01CA198138；1R01CA237235；1R01ES030948、美国国防部 CA150671P1 和 UH 基金会捐款支持的 Honeywell 国际公司、里维埃拉联合 -4-a 治疗、Maurice 和 Joanna Sullivan 家庭基金会以及 Germaine Hope Brennan 基金会对 "恶性间皮瘤的发病机制" 的研究。M.C. 拥有 BAP1 的专利。M.C 和 H.Y. 拥有 "使用抗 HMGB1 单克隆抗体或其他 HMGB1 抗体作为新型间皮瘤治疗策略" 的专利，以及 "HMGB1 作为石棉暴露和间皮瘤早期检测的生物标志物"的专利。M.C.是一个经委员会认证的病理学家，为间皮瘤的专业知识和诊断提供咨询，包括付费咨询。

参考文献

1. Carbone M, Adusumilli PS, Alexander HR Jr, Baas P, Bardelli F, Bononi A, et al. Mesothelioma: scientific clues for prevention, diagnosis, and therapy. CA Cancer J Clin. 2019;69(5):402–29.

2. Delgermaa V, Takahashi K, Park EK, Le GV, Hara T, Sorahan T. Global mesothelioma deaths reported to the World Health Organization between 1994 and 2008. Bull World Health Organ. 2011;89(10):716–24, 24A–24C.

3. Henley SJ, Larson TC, Wu M, Antao VC, Lewis M, Pinheiro GA, et al. Mesothelioma incidence in 50 states and the District of Columbia, United States, 2003–2008. Int J Occup Environ Health. 2013;19(1):1–10.

4. Bridda A, Padoan I, Mencarelli R, Frego M. Peritoneal mesothelioma: a review. MedGenMed. 2007;9(2):32.

5. Lee M, Alexander HR, Burke A. Diffuse mesothelioma of the peritoneum: a pathological study of 64 tumours treated with cytoreductive therapy. Pathology. 2013;45(5):464–73.

6. Mao W, Zhang X, Guo Z, Gao Z, Pass HI, Yang H, et al. Association of asbestos exposure with malignant mesothelioma incidence in Eastern China. JAMA Oncol. 2017;3(4):562–4.

7. Carbone M, Kanodia S, Chao A, Miller A, Wali A, Weissman D, et al. Consensus report of the 2015 Weinman international conference on mesothelioma. J Thorac Oncol. 2016;11(8):1246–62.

8. Baumann F, Ambrosi JP, Carbone M. Asbestos is not just asbestos: an unrecognised health hazard. Lancet Oncol. 2013;14(7):576–8.

9. Baumann F, Buck BJ, Metcalf RV, McLaurin BT, Merkler DJ, Carbone M. The presence of asbestos in the natural environment is likely related to mesothelioma in young individuals and women from Southern Nevada. J Thorac Oncol. 2015;10(5):731–7.

10. Baumann F, Carbone M. Environmental risk of mesothelioma in the United States: an emerging concern-epidemiological issues. J Toxicol Environ Health B Crit Rev. 2016;19(5–6):231–49.

11. Wylie AG, Candela PA. Methodologies for determining the sources, characteristics, distribution, and abundance of asbestiform and nonasbestiform amphibole and serpentine in ambient air and water. J Toxicol Environ Health B Crit Rev. 2015;18:1):1–42.

12. Carbone M, Baris YI, Bertino P, Brass B, Comertpay S, Dogan AU, et al. Erionite exposure in North Dakota and Turkish villages with mesothelioma. Proc Natl Acad Sci USA. 2011;108(33):13618–23.

13. Qi F, Okimoto G, Jube S, Napolitano A, Pass HI, Laczko R, et al. Continuous exposure to chrysotile asbestos can cause transformation of human mesothelial cells via HMGB1 and TNF-alpha signaling. Am J Pathol. 2013;183(5):1654–66.

14. Ramos-Nino ME, Blumen SR, Sabo-Attwood T, Pass H, Carbone M, Testa JR, et al. HGF mediates cell proliferation of human mesothelioma cells through a PI3K/MEK5/Fra-1 pathway. Am J Respir Cell Mol Biol. 2008;38(2):209–17.

15. Hillegass JM, Shukla A, Lathrop SA, MacPherson MB, Beuschel SL, Butnor KJ, et al. Inflammation precedes the development of human malignant mesotheliomas in a SCID mouse xenograft model. Ann N Y Acad Sci. 2010;1203:7–14.

16. Yang H, Rivera Z, Jube S, Nasu M, Bertino P, Goparaju C, et al. Programmed necrosis induced by asbestos in human mesothelial cells causes high-mobility group box 1 protein release and resultant inflammation. Proc Natl Acad Sci USA. 2010;107(28):12611–6.

17. Xu A, Zhou H, Yu DZ, Hei TK. Mechanisms of the genotoxicity of crocidolite asbestos in mammalian cells: implication from mutation patterns induced by reactive oxygen species.

Environ Health Perspect. 2002;110(10):1003–8.

18. Carbone M, Klein G, Gruber J, Wong M. Modern criteria to establish human cancer etiology. Cancer Res. 2004;64(15):5518–24.

19. Larson D, Powers A, Ambrosi JP, Tanji M, Napolitano A, Flores EG, et al. Investigating palygorskite's role in the development of mesothelioma in southern Nevada: insights into fiber-induced carcinogenicity. J Toxicol Environ Health B Crit Rev. 2016;19(5–6):213–30.

20. Napolitano A, Pellegrini L, Dey A, Larson D, Tanji M, Flores EG, et al. Minimal asbestos exposure in germline BAP1 heterozygous mice is associated with deregulated inflammatory response and increased risk of mesothelioma. Oncogene. 2016;35(15):1996–2002.

21. Sluis-Cremer GK. Asbestos disease at low exposures after long residence times. Ann N Y Acad Sci. 1991;643:182–93.

22. Carbone M, Ly BH, Dodson RF, Pagano I, Morris PT, Dogan UA, et al. Malignant mesothelioma: facts, myths, and hypotheses. J Cell Physiol. 2012;227(1):44–58.

23. Dostert C, Petrilli V, Van Bruggen R, Steele C, Mossman BT, Tschopp J. Innate immune activation through Nalp3 inflammasome sensing of asbestos and silica. Science (New York, NY). 2008;320(5876):674–7.

24. Chow MT, Tschopp J, Moller A, Smyth MJ. NLRP3 promotes inflammation-induced skin cancer but is dispensable for asbestos-induced mesothelioma. Immunol Cell Biol. 2012;90(10):983–6.

25. Carbone M, Yang H. Molecular pathways: targeting mechanisms of asbestos and erionite carcinogenesis in mesothelioma. Clin Cancer Res. 2012;18(3):598–604.

26. Jube S, Rivera ZS, Bianchi ME, Powers A, Wang E, Pagano I, et al. Cancer cell secretion of the DAMP protein HMGB1 supports progression in malignant mesothelioma. Cancer Res. 2012;72(13):3290–301.

27. Mezzapelle R, Rrapaj E, Gatti E, Ceriotti C, Marchis FD, Preti A, et al. Human malignant mesothelioma is recapitulated in immunocompetent BALB/c mice injected with murine AB cells. Sci Rep. 2016;6:22850.

28. Liu JY, Brass DM, Hoyle GW, Brody AR. TNF-alpha receptor knockout mice are protected from the fibroproliferative effects of inhaled asbestos fibers. Am J Pathol. 1998;153(6):1839–47.

29. Yang H, Bocchetta M, Kroczynska B, Elmishad AG, Chen Y, Liu Z, et al. TNF-alpha inhibits asbestos-induced cytotoxicity via a NF-kappaB-dependent pathway, a possible mechanism for asbestos-induced oncogenesis. Proc Natl Acad Sci USA. 2006;103(27):10397–402.

30. Chen Z, Gaudino G, Pass HI, Carbone M, Yang H. Diagnostic and prognostic biomarkers for malignant mesothelioma: an update. Transl Lung Cancer Res. 2017;6(3):259–69.

31. Tabata C, Kanemura S, Tabata R, Masachika E, Shibata E, Otsuki T, et al. Serum HMGB1 as a diagnostic marker for malignant peritoneal mesothelioma. J Clin Gastroenterol. 2013;47(8):684–8.

32. Tabata C, Shibata E, Tabata R, Kanemura S, Mikami K, Nogi Y, et al. Serum HMGB1 as a prognostic marker for malignant pleural mesothelioma. BMC Cancer. 2013;13:205.

33. Ostroff RM, Mehan MR, Stewart A, Ayers D, Brody EN, Williams SA, et al. Early detection of malignant pleural mesothelioma in asbestos-exposed individuals with a noninvasive proteomics-based surveillance tool. PLoS One. 2012;7(10):e46091.

34. Emri SA. The Cappadocia mesothelioma epidemic: its influence in Turkey and abroad. Ann Transl Med. 2017;5(11):239.

35. Carbone M, Emri S, Dogan AU, Steele I, Tuncer M, Pass HI, et al. A mesothelioma epidemic in Cappadocia: scientific developments and unexpected social outcomes. Nat Rev Cancer. 2007;7(2):147–54.

36. Roushdy-Hammady I, Siegel J, Emri S, Testa JR, Carbone M. Genetic-susceptibility factor and malignant mesothelioma in the Cappadocian region of Turkey. Lancet. 2001;357(9254):444–5.

37. Testa JR, Cheung M, Pei J, Below JE, Tan Y, Sementino E, et al. Germline BAP1 mutations predispose to malignant mesothelioma. Nat Genet. 2011;43(10):1022–5.

38. Carbone M, Ferris LK, Baumann F, Napolitano A, Lum CA, Flores EG, et al. BAP1 cancer

syndrome: malignant mesothelioma, uveal and cutaneous melanoma, and MBAITs. J Transl Med. 2012;10:179.

39. Carbone M, Yang H, Pass HI, Krausz T, Testa JR, Gaudino G. BAP1 and cancer. Nat Rev Cancer. 2013;13(3):153–9.

40. Haugh AM, Njauw CN, Bubley JA, Verzi AE, Zhang B, Kudalkar E, et al. Genotypic and phenotypic features of BAP1 cancer syndrome: a report of 8 new families and review of cases in the literature. JAMA Dermatol. 2017;153(10):999–1006.

41. Carbone M, Flores EG, Emi M, Johnson TA, Tsunoda T, Behner D, et al. Combined genetic and genealogic studies uncover a large BAP1 cancer syndrome kindred tracing back nine generations to a common ancestor from the 1700s. PLoS Genet. 2015;11(12):e1005633.

42. Walpole S, Pritchard AL, Cebulla CM, Pilarski R, Stautberg M, Davidorf FH, et al. Comprehensive study of the clinical phenotype of germline BAP1 variant-carrying families worldwide. J Natl Cancer Inst. 2018;110(12):1328–41.

43. Pastorino S, Yoshikawa Y, Pass HI, Emi M, Nasu M, Pagano I, et al. A subset of mesotheliomas with improved survival occurring in carriers of BAP1 and other germline mutations. J Clin Oncol Off J Am Soc Clin Oncol. 2018:Jco2018790352.

44. Panou V, Gadiraju M, Wolin A, Weipert CM, Skarda E, Husain AN, et al. Frequency of germline mutations in cancer susceptibility genes in malignant mesothelioma. J Clin Oncol Off J Am Soc Clin Oncol. 2018;36(28):2863–71.

45. Hassan R, Morrow B, Thomas A, Walsh T, Lee MK, Gulsuner S, et al. Inherited predisposition to malignant mesothelioma and overall survival following platinum chemotherapy. Proc Natl Acad Sci USA. 2019;116(18):9008–13.

46. Baumann F, Flores E, Napolitano A, Kanodia S, Taioli E, Pass H, et al. Mesothelioma patients with germline BAP1 mutations have 7-fold improved long-term survival. Carcinogenesis. 2015;36(1):76–81.

47. Wiesner T, Obenauf AC, Murali R, Fried I, Griewank KG, Ulz P, et al. Germline mutations in BAP1 predispose to melanocytic tumors. Nat Genet. 2011;43(10):1018–21.

48. Piris A, Mihm MC Jr, Hoang MP. BAP1 and BRAFV600E expression in benign and malignant melanocytic proliferations. Hum Pathol. 2015;46(2):239–45.

49. Bott M, Brevet M, Taylor BS, Shimizu S, Ito T, Wang L, et al. The nuclear deubiquitinase BAP1 is commonly inactivated by somatic mutations and 3p21.1 losses in malignant pleural mesothelioma. Nat Genet. 2011;43(7):668–72.

50. Nasu M, Emi M, Pastorino S, Tanji M, Powers A, Luk H, et al. High incidence of somatic BAP1 alterations in sporadic malignant mesothelioma. J Thorac Oncol. 2015;10(4):565–76.

51. Mutti L, Peikert T, Robinson BWS, Scherpereel A, Tsao AS, de Perrot M, et al. Scientific advances and new frontiers in mesothelioma therapeutics. J Thorac Oncol. 2018;13(9):1269–83.

52. McCambridge AJ, Napolitano A, Mansfield AS, Fennell DA, Sekido Y, Nowak AK, et al. Progress in the management of malignant pleural mesothelioma in 2017. J Thorac Oncol. 2018;13(5):606–23.

53. Yoshikawa Y, Emi M, Hashimoto-Tamaoki T, Ohmuraya M, Sato A, Tsujimura T, et al. High-density array-CGH with targeted NGS unmask multiple noncontiguous minute deletions on chromosome 3p21 in mesothelioma. Proc Natl Acad Sci USA. 2016;113(47):13432–7.

54. Mashtalir N, Daou S, Barbour H, Sen NN, Gagnon J, Hammond-Martel I, et al. Autodeubiquitination protects the tumor suppressor BAP1 from cytoplasmic sequestration mediated by the atypical ubiquitin ligase UBE2O. Mol Cell. 2014;54(3):392–406.

55. Ismail IH, Davidson R, Gagne JP, Xu ZZ, Poirier GG, Hendzel MJ. Germline mutations in BAP1 impair its function in DNA double-strand break repair. Cancer Res. 2014;74(16):4282–94.

56. Yu H, Pak H, Hammond-Martel I, Ghram M, Rodrigue A, Daou S, et al. Tumor suppressor and deubiquitinase BAP1 promotes DNA double-strand break repair. Proc Natl Acad Sci USA. 2014;111(1):285–90.

57. Yu H, Mashtalir N, Daou S, Hammond-Martel I, Ross J, Sui G, et al. The ubiquitin carboxyl hydrolase BAP1 forms a ternary complex with YY1 and HCF-1 and is a critical regulator of

gene expression. Mol Cell Biol. 2010;30(21):5071–85.

58. Bononi A, Giorgi C, Patergnani S, Larson D, Verbruggen K, Tanji M, et al. BAP1 regulates IP3R3-mediated Ca(2+) flux to mitochondria suppressing cell transformation. Nature. 2017;546(7659):549–53.

59. Zhang Y, Shi J, Liu X, Feng L, Gong Z, Koppula P, et al. BAP1 links metabolic regulation of ferroptosis to tumour suppression. Nat Cell Biol. 2018;20(10):1181–92.

60. Bononi A, Yang H, Giorgi C, Patergnani S, Pellegrini L, Su M, et al. Germline BAP1 mutations induce a Warburg effect. Cell Death Differ. 2017;24(10):1694–704.

61. Okonska A, Bühler S, Rao V, Ronner M, Blijlevens M, IVd M-M, et al. Genome-wide silencing screen in mesothelioma cells reveals that loss of function of BAP1 induces chemoresistance to ribonucleotide reductase inhibition: implication for therapy. bioRxiv. 2018:381533.

62. Guazzelli A, Meysami P, Bakker E, Demonacos C, Giordano A, Krstic-Demonacos M, et al. BAP1 status determines the sensitivity of malignant mesothelioma cells to gemcitabine treatment. Int J Mol Sci. 2019;20(2):429.

63. Bueno R, Stawiski EW, Goldstein LD, Durinck S, De Rienzo A, Modrusan Z, et al. Comprehensive genomic analysis of malignant pleural mesothelioma identifies recurrent mutations, gene fusions and splicing alterations. Nat Genet. 2016;48(4):407–16.

64. Guo G, Chmielecki J, Goparaju C, Heguy A, Dolgalev I, Carbone M, et al. Whole-exome sequencing reveals frequent genetic alterations in BAP1, NF2, CDKN2A, and CUL1 in malignant pleural mesothelioma. Cancer Res. 2015;75(2):264–9.

65. Lo Iacono M, Monica V, Righi L, Grosso F, Libener R, Vatrano S, et al. Targeted next-generation sequencing of cancer genes in advanced stage malignant pleural mesothelioma: a retrospective study. J Thorac Oncol. 2015;10(3):492–9.

66. Ugurluer G, Chang K, Gamez ME, Arnett AL, Jayakrishnan R, Miller RC, et al. Genome-based mutational analysis by next generation sequencing in patients with malignant pleural and peritoneal mesothelioma. Anticancer Res. 2016;36(5):2331–8.

67. Kratzke RA, Otterson GA, Lincoln CE, Ewing S, Oie H, Geradts J, et al. Immunohistochemical analysis of the p16INK4 cyclin-dependent kinase inhibitor in malignant mesothelioma. J Natl Cancer Inst. 1995;87(24):1870–5.

68. Micolucci L, Akhtar MM, Olivieri F, Rippo MR, Procopio AD. Diagnostic value of microRNAs in asbestos exposure and malignant mesothelioma: systematic review and qualitative meta-analysis. Oncotarget. 2016;7(36):58606–37.

69. Carbone M, Rizzo P, Pass H. Simian virus 40: the link with human malignant mesothelioma is well established. Anticancer Res. 2000;20(2a):875–7.

70. Gazdar AF, Carbone M. Molecular pathogenesis of malignant mesothelioma and its relationship to simian virus 40. Clin Lung Cancer. 2003;5(3):177–81.

71. Kroczynska B, Cutrone R, Bocchetta M, Yang H, Elmishad AG, Vacek P, et al. Crocidolite asbestos and SV40 are cocarcinogens in human mesothelial cells and in causing mesothelioma in hamsters. Proc Natl Acad Sci USA. 2006;103(38):14128–33.

72. Dang-Tan T, Mahmud SM, Puntoni R, Franco EL. Polio vaccines, simian virus 40, and human cancer: the epidemiologic evidence for a causal association. Oncogene. 2004;23(38):6535–40.

73. Klein G, Powers A, Croce C. Association of SV40 with human tumors. Oncogene. 2002;21(8):1141–9.

74. Carbone M, Pannuti A, Zhang L, Testa JR, Bocchetta M. A novel mechanism of late gene silencing drives SV40 transformation of human mesothelial cells. Cancer Res. 2008;68(22):9488–96.

75. Zhang L, Qi F, Gaudino G, Strianese O, Yang H, Morris P, et al. Tissue tropism of SV40 transformation of human cells: role of the viral regulatory region and of cellular oncogenes. Genes Cancer. 2010;1(10):1008–20.

76. Goodman JE, Nascarella MA, Valberg PA. Ionizing radiation: a risk factor for mesothelioma. Cancer Causes Control. 2009;20(8):1237–54.

77. Chirieac LR, Barletta JA, Yeap BY, Richards WG, Tilleman T, Bueno R, et al. Clinicopathologic characteristics of malignant mesotheliomas arising in patients with a history of radia-

tion for Hodgkin and non-Hodgkin lymphoma. J Clin Oncol Off J Am Soc Clin Oncol. 2013;31(36):4544–9.

78. Farioli A, Ottone M, Morganti AG, Compagnone G, Romani F, Cammelli S, et al. Radiation-induced mesothelioma among long-term solid cancer survivors: a longitudinal analysis of SEER database. Cancer Med. 2016;5(5):950–9.

79. Barsky AR, Friedberg JS, Culligan M, Sterman DH, Alley E, Litzky LA, et al. Radiation-induced malignant mesothelioma: frequency and prognosis: mesothelioma, thymic malignancies, and other thoracic malignancies. Int J Radiat Oncol Biol Phys. 2014;90(5):S27–S8.

80. Kittaneh M, Berkelhammer C. Detecting germline BAP1 mutations in patients with peritoneal mesothelioma: benefits to patient and family members. J Transl Med. 2018;16(1):194.

81. Carbone M, Arron ST, Beutler B, Bononi A, Cavenee W, Cleaver JE, Croce CM, D'Andrea A, Foulkes WD, Gaudino G, Groden JL, Henske EP, Hickson ID, Hwang PM, Kolodner RD, Mak TW, Malkin D, Monnat RJ, Jr., Novelli F, Pass HI, Petrini JH, Schmidt LS, Yang H. Tumour predisposition and cancer syndromes as models to study gene-environment interactions. Nature reviews Cancer. 2020. Epub 2020/05/31. https://doi.org/10.1038/s41568-020-0265-y. PubMed PMID: 32472073.

82. Carbone M, Harbour JW, Brugarolas J, Bononi A, Pagano I, Dey A, Krausz T, Pass HI, Yang H, Gaudino G. Biological Mechanisms and Clinical Significance of BAP1 Mutations in Human Cancer. Cancer Discov. 2020;10(8):1103–20. Epub 2020/07/22. https://doi.org/10.1158/2159-8290.CD-19-1220. PubMed PMID: 32690542.

第 14 章

间皮瘤中频繁的 NF2 失活：
如何通过分子变异的靶向治疗
来治疗间皮瘤？

Yoshitaka Sekido

【摘要】NF2 基因最初被鉴定为神经纤维瘤病 2 型癌症综合征的致病基因。此后不久发现，在恶性间皮瘤（MM）中也存在 *NF2* 的频繁突变。最近的基因组分析表明，大约 40% 的间皮瘤病例显示 *NF2* 的失活改变。*NF2* 编码 moesin–ezrin–radixin–like（merlin）蛋白，这是一种调节多种细胞信号级联的蛋白，包括 Hippo 肿瘤抑制信号通路。MMs 还表现出 Hippo 通路成分包括 MST1/2 和 LATS1/2 的遗传或表观遗传失活，这表明 merlin–Hippo 通路失调在 MM 的发生发展中起着关键作用。Hippo 通路失活导致 YAP1/TAZ 转录辅助活化因子的组成性激活，从而赋予间皮细胞恶性表型。关键的 YAP1/TAZ 靶基因包括促癌细胞周期启动子基因如 *CCDN1* 和包括 *CTGF* 和 *IL1B* 的生长因子/细胞因子基因。同时，YAP1/TAZ 也可能作为特定细胞环境下的肿瘤抑制因子；例如，YAP1 促进调节性细胞死亡被称为铁死亡。这些数据表明，merlin（*NF2*）–Hippo 通路可能是 MM 的治疗靶点，并支持应根据 MM 通路的失调（或调控）状态研发有效杀死 MM 细胞新的策略。

【关键词】恶性间皮瘤；NF2；Hippo 通路；YAP1/TAZ

1 概述

对 20 年来恶性间皮瘤（MM）的基因组分析表明，MM 中存在特征性和选择性肿

Y. Sekido(✉)
Division of Cancer Biology, Aichi Cancer Center Research Institute, Nagoya, Japan

Division of Molecular and Cellular Oncology, Nagoya University Graduate School of Medicine, Nagoya, Japan
e-mail: ysekido@aichi-cc.jp

瘤抑制基因的频繁体细胞改变。代表性基因为 *CDKN2A*、神经纤维蛋白 2（*NF2*）、*BRCA1* 相关蛋白 1（*BAP1*）和 *TP53*。最近的全面基因组分析显示了 MM 更详细的基因组图谱。与其他实体恶性肿瘤相比，MMs 体细胞突变相对较少。从这些分析中新发现的基因包括参与组蛋白修饰和 RNA 加工的基因[1, 2]。MM 基因组改变的其他特征是广泛的染色体丢失，称为"基因组近单倍体化"[2]。在其他已知的致癌基因中只检测到非常罕见的突变。因此，针对具有特定激酶活性活化癌基因产物的传统方法不适用于MM；所以，需要建立不同的概念来开发针对这种疾病的新分子靶向疗法。

2 NF2

NF2 位于染色体 22q12 区域，最初被确定为一个导致家族性癌症综合征的基因。由NF2 编码的蛋白 moesin-ezrin-radixin like（merlin）是细胞骨架 4.1 蛋白家族的一员[3]。虽然 NF2 家族癌症综合征患者患 MM 的风险没有增加，但约 40% 的 MM 肿瘤样本显示NF2 失活[4]。在 MM 肿瘤中检测到的 NF2 失活改变包括无义 / 错义突变或小 / 大缺失，导致双等位基因的功能丧失。RNA 测序显示，在 MMs 中也发现了导致失活改变的 *NF2* 基因重排[1, 2]。NF2 突变似乎更常见于肉瘤样而非上皮样 MM。

除了 NF2 本身的遗传 / 表观遗传改变外，merlin 还可以通过其他机制失活。17kDa蛋白激酶 C 增强型磷酸酶抑制剂（CPI-17）抑制肌球蛋白磷酸酶（MYPT-1-PP1δ），在 Ser518 处去磷酸化 / 激活 merlin；因此，增加 CPI-17 表达通过磷酸化使 merlin 失活。羧基末端 NF2（亚型 2）剪接变体可能没有肿瘤抑制活性，尽管这一机制仍存在争议。NF2 靶向 microRNAs 的上调，如 has-miR-885-3p，也可以抑制 NF2（图 14.1）。在生理功能上，merlin 受来自 CD44、黏附连接和受体酪氨酸激酶（RTKs）的胞外信号调节（图14.1）。

2.1 NF2/Merlin 的抑瘤活性

NF2的转导可抑制 NF2 缺陷 MM 细胞的恶性表型。merlin 抑制黏附激酶（FAK）活性，从而破坏 FAK 与其结合伙伴 Src 和磷脂酰肌醇 -3- 激酶（PI3K）的调节亚基 p85 之间的相互作用[5]（图 14.1）。因此，merlin 失活可能与 FAK 活性的上调有关。

Nf2 敲除小鼠模型也证实了 Nf2 失活对 MM 发病机制的意义。例如，与石棉处理的野生型同窝小鼠相比，石棉暴露的 Nf2（+/-）敲除小鼠表现出 MM 肿瘤的形成明显加快[6]。Nf2、Bap1 和 / 或 Cdkn2A 组合间皮特异性缺失的条件敲除小鼠模型显示，三敲除小鼠发生高度侵袭性肿瘤 MM 的发生率增加，存活时间最短[7]。

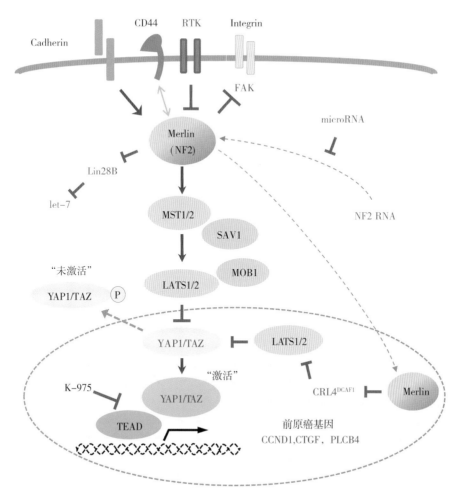

图 14.1 Merlin（NF2）–Hippo 通路。激活的 merlin 调节 Hippo 信号级联，并抑制 YAP1/TAZ 转录辅助活化因子。NF2 或 Hippo 成分的失活导致 YAP1/TAZ 的组成性低磷酸化（激活），从而增强原癌基因的转录

除了在细胞膜下发挥作用外，低磷酸化的 merlin 还可以易位到细胞核中（图 14.1）。Merlin 与 E3 泛素连接酶 CRL4[DCAF1] 结合，并抑制其靶蛋白 CRL4[DCAF1] 泛素化[8]。因此，merlin 通过抑制 MM 细胞系中的 CRL4[DCAF1] 表现出抑瘤活性[8]。由于 CRL4[DCAF1] 直接与 LATS1/2 结合以引导泛素化和降解[9]，在 NF2 缺陷细胞中去抑制的 CRL4[DCAF1] 促进 LATS1/2 的降解，从而激活 YAP1。

Merlin 还表现出细胞密度依赖性，但不依赖于 Hippo 通路的肿瘤抑制活性来抑制其下游靶点 Lin28B，一种 *let-7* microRNA 抑制剂[10]（图 14.1）。由于 *let-7* microRNA 通过沉默 MYC 和 RAS 致癌基因的表达发挥肿瘤抑制作用，因此 Lin28B 抑制 *let-7* 可促进细胞生长。

2.2 Hippo 通路

Hippo 通路是 merlin 调控的下游信号级联通路中最具代表性的信号通路之一。该通路参与了包括器官大小控制、发育、分化和癌症发展[11]等关键的生物学过程。该通路的四个核心成分包括 MST1 和 MST2 激酶、SAV1（也称为 WW45）、MOB1、LATS1 和 LATS2 激酶（图 .14.1）。

在 Hippo 通路激活的条件下，MST1/2 激酶磷酸化（激活）LATS1/2。然后，LATS1/2 磷酸化 YAP1 和 TAZ 转录辅助活化因子。磷酸化的 YAP1/TAZ 被保留在细胞质内或降解；因此，磷酸化的 YAP1/TAZ 是失活的形式。相反，当 Hippo 通路不活跃时，磷酸化不足的 YAP1/TAZ 进入细胞核并作为转录辅助活化因子发挥作用。YAP1/TAZ 与包括 TEA 结构域（TEAD）转录因子在内的几种不同的转录因子相互作用[12]。

除 NF2 外，MMs 还表现出其他 Hippo 通路成分的频繁失活。在 7% ～ 11% 的 MM 病例中可观察到 LATS2 突变或缺失[13]。对 MM 样本的全面基因组分析显示，包括 MST1 和 LATS1 在内的各种 Hippo 通路基因中存在频繁的拷贝数丢失[1]。也有报道称，这些成分的启动子区域发生了表观遗传学改变。

2.3 YAP1 和 TAZ 转录辅助活化因子

在约 70% 的原发性 MM 组织中可观察到 YAP1 的表达，大多数阳性病例显示细胞核中 YAP1 染色高于细胞质。激活的 YAP1/TAZ 诱导 MM 细胞中多种促癌基因的转录，包括编码细胞周期启动子如细胞周期蛋白 D1（CCND1）[14]、结缔组织生长因子（CTGF）[15]和磷脂酶 Cbeta4（PLCB4）[16]，以及细胞因子如白细胞介素 1β（IL1B）[17]。

YAP1/TAZ 激活的效果在永生化人间皮细胞中进行了测试。将外源性转导野生型 YAP1，以及激活的突变型 YAP1 S127A 接种到裸鼠体内时，刺激永生化间皮细胞形成间皮瘤样肿瘤[16]。一个被激活的突变体 TAZ S89A，而非野生型 TAZ，也诱导了类似的表型[17]。

CTGF 是一种分泌性细胞外基质相关的基质细胞蛋白，可调节细胞外基质（ECM）的相互作用、细胞增殖、迁移、纤维化和炎症。研究表明，在 MM 组织中，CTGF 的表达与大量的细胞外基质形成相关[15]，而在 TGF-β 刺激[15]和 β- 连环蛋白 -TCFLEF 信号[18]的作用下，CTGF 的表达进一步增强。CTGF 在肉瘤样型 MMs 中高表达，并介导了 MM 中的上皮 - 间质转化（EMT）[18]。

3 临床应用中的 NF2 突变状态

NF2 缺失已被认为是 MM 患者可能的诊断和预后 / 预测性生物标志物。CDKN2A

FISH 和 BAP1 免疫组化染色目前被认为是鉴别 MMs、其他恶性肿瘤和反应性间皮增生最有效的分子方法。最近的一项增加基因 NF2 筛查的研究报告提高了 MM 的诊断敏感性或特异性[19]。低 merlin 表达和高生存素标记指数均被证明是恶性胸膜间皮瘤（MPM）患者预后不良的指标[20]。同样，腹膜间皮瘤中纯合子 CDKN2A 缺失和半合子 NF2 缺失的共同作用是无进展生存和总生存率的独立预后负相关因素[21]。

FAK 抑制剂 VS-4718 可抑制缺乏 merlin 表达的 MM 细胞的增殖并诱导细胞凋亡[22]。然而，另一项在间皮瘤患者中的 II 期（COMMAND）试验表明，选择性 FAK 抑制剂 VS-6063（地法替尼）作为一线化疗后晚期 MPM 的维持治疗，并未显示出任何临床益处[23]。因此，FAK 抑制剂是否能为 merlin 阴性 MM 细胞患者提供临床益处尚不清楚。同时，另一项研究报道了 E- 钙黏蛋白的表达与 merlin 阴性的 MM 细胞对 FAK 抑制剂治疗的耐药性相关[24]。

3.1　Hippo 通路的直接靶向

Merlin-Hippo 通路是开发 MM 治疗方法的一个有吸引力的分子靶点。然而，将肿瘤抑制基因重新引入通路成分并激活肿瘤组织内的整个细胞在技术上具有挑战性。一种合理的方法是阻断 YAP1/TAZ 与其靶转录因子的相互作用。由于 TEADs 被认为参与了 MM 细胞中 YAP1/TAZ 的原癌功能，因此破坏 YAP1/TAZ 和 TEAD 的相互作用可能是一种方法。第一个抑制 YAP1-TEAD 结合的小分子是维替泊芬（Visudyne），它在临床上被用于新生血管性黄斑变性光动力治疗的光敏剂。维替泊芬治疗抑制了 YAP1 的活性，以及体外 MM 细胞系的存活率、侵袭性和肿瘤球的形成[25]。哺乳动物退化样蛋白 4（VGLL4）也被认为是一种天然的 YAP1 拮抗剂和一种模拟其关键相互作用域的合成肽（48-mer），通过与 YAP1 竞争与 TEADs 结合来抑制胃癌和肺癌细胞[26]。

最近发现的一种小分子 K-975 被证明可以中断 YAP1-TEAD 的相互作用[27]。K-975 与 TEAD1 的 Cys359 共价结合，TEAD1 是一个对 YAP1-TEAD 相互作用很重要的棕榈酰化位点。K-975 在体内外均能抑制 MM 细胞系的生长。K-975 与化疗药物联合使用延长了原位植入 MM 细胞小鼠的存活时间。因此，K-975 似乎是抑制 YAP1 激活 MM 细胞生长非常有效的药物。然而，K-975 在体内也造成了严重的肾脏损伤，这表明需要进一步开发来克服这种不良影响。

3.2　Hippo 通路的间接靶向

细胞代谢状态与 Hippo 信号转导有关。他汀类药物抑制甲羟戊酸胆固醇生物合成途径，对 MM 细胞系具有抗癌作用，与阿霉素联合使用对体内 MM 也有效[28]。值得注意的是，它们对甲羟戊酸途径的影响可以控制 YAP1/TAZ 的活性，因此他汀类药物可以抑制 YAP1/TAZ 的核定位和转录反应[29]。与这些数据一致的是，他汀类药物在 Hippo 通路失活的 MM 细胞中表现出更强的抗增殖活性[30]。

Merlin 是哺乳动物雷帕霉素复合物 1 靶点（mTORC1）的负调控因子。Merlin 缺陷型 MM 细胞对变构 mTOR 抑制剂雷帕霉素的生长抑制作用选择性敏感[31]。然而，mTOR 抑制剂依维莫司的 II 期研究结果表明，依维莫司对晚期 MPM 的临床活性有限。相比之下[32]，一项关于双 I 类 PI3K 和 mTOR 激酶抑制剂 apitolisib（GDC-0980）的一期研究显示，胸膜和腹膜间皮瘤患者有部分反应[33]。

靶向 YAP1/TAZ 诱导表达的基因产物可能是另一种合理的策略。如上所述，CTGF 是一个众所周知的 YAP1 靶基因，TAZ 也能增强 IL1B。人抗 CTGF 单克隆抗体泮瑞芦单抗（FG-3019）目前正在进行特发性肺纤维化（IPF）的临床试验[34]。由于泮瑞芦单抗对高度恶性卵巢癌有效[35]，因此也应将其作为一种潜在的 MM 治疗药物进行研究。最近的一项研究报道，FG-3019 在原位小鼠模型中显著抑制了间皮瘤的生长[36]。敲除 IL1B 和 IL1 受体拮抗剂可强烈抑制间皮瘤细胞增殖[17]。

3.3 其他 Hippo 通路目标策略

包括达沙替尼和帕唑帕尼在内的几种酪氨酸激酶抑制剂（TKIs），也已被证明可以抑制 YAP1/TAZ[37, 38]。虽然达沙替尼在体内外可抑制 MM 细胞的生长，但临床试验表明，达沙替尼对 MPM 患者没有临床益处。同时，抗寄生虫剂伊维菌素被证明能抑制 YAP1，从而抑制 MM 细胞增殖[38]。

诱导合成致死是另一种很有前景的治疗策略。最好的例子是聚（ADP-核糖）聚合酶（PARP）抑制剂奥拉帕利，它可以在含有 BRCA1/2 突变的乳腺癌细胞中诱导细胞毒性。这种现象是由于 BRCA1 失活和 PARP 抑制导致这些细胞内源性 DNA 损伤修复系统受到抑制而发生的。在这方面，当 PARP 抑制剂也用于 MM 细胞系时，无论 MM 细胞系的 BAP1 突变状态如何，PARP 抑制剂出人意料地对所有分析的细胞系都发挥了抑制作用[39]。无论如何，识别在 NF2 缺陷的 MM 细胞中诱导合成致死性的基因或药物可能为 MM 提供新的治疗方法。

4 YAP1/TAZ 作为肿瘤抑制因子

自发现 Hippo 通路以来，YAP1/TAZ 被认为可以同时致癌和抑制肿瘤，这取决于细胞环境。我们和其他研究小组主要关注 YAP1/TAZ 激活在间皮瘤的发展和进程中的致癌作用。

最近报道了一个有趣的发现[40]（图 14.2）。铁死亡是一种由细胞代谢和铁依赖性脂质过氧化驱动的细胞死亡过程。谷胱甘肽过氧化物酶 4(GPX4)是铁死亡的中枢调节因子，通过中和脂质过氧化物来保护细胞。值得注意的是，间质癌细胞和转移性癌细胞易发生铁死亡。Wu 等人证明铁死亡是由细胞接触介导的，如 E- 钙黏蛋白和 merlin(NF2)–Hippo 通路[40]。他们发现，NF2 失活使癌细胞在体内外对铁死亡敏感，因为 YAP1 过表达导致铁死亡调节因子 ACSL4 和 TFRC 的上调，表明 YAP1/TAZ 是诱导铁死亡的肿瘤抑制因子。这表明，merlin（NF2）–Hippo 信号通路的改变可以预测癌细胞对铁死亡诱导治疗的反应性。

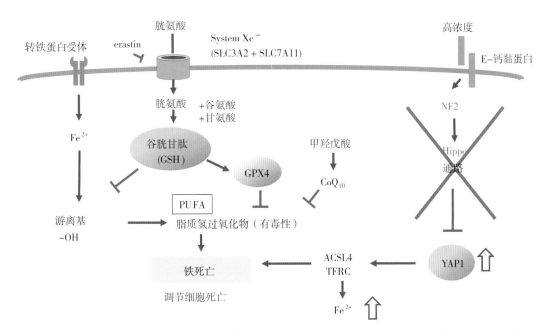

图 14.2　在 merlin（NF2）–Hippo 通路失活的情况下，激活的 YAP1 有助于促进铁死亡。多不饱和脂肪酸（PUFA）易受脂质过氧化影响，是铁死亡所必需的。
ACSL4：酰基辅酶 A 合成酶长链家族成员 4；GPX4：谷胱甘肽过氧化物酶 4；TFRC：转铁蛋白受体

5　结论

靶向 merlin（NF2）–Hippo 通路，包括上述方法，对 MM 患者来说是一种很有前景的治疗策略。自从发现了能直接抑制 YAP1–TEAD 结合的小化合物 K–975 以来，更直接的临床前研究有望分析如何靶向 Hippo 通路。目前需要解决的一个问题是，包括免疫组化在内的方法对评估 merlin（NF2）–Hippo 通路状态既不非常灵敏，也不具有特异性。需要更精确的分析和更有效的 MM 生物标志物来准确确定哪些 MM 病例与激活的 YAP1/TAZ 相关。

参考文献

1. Bueno R, Stawiski EW, Goldstein LD, Durinck S, De Rienzo A, Modrusan Z, et al. Comprehensive genomic analysis of malignant pleural mesothelioma identifies recurrent mutations, gene fusions and splicing alterations. Nat Genet. 2016;48:407–16.

2. Hmeljak J, Sanchez-Vega F, Hoadley KA, Shih J, Stewart C, Heiman D, et al. Integrative molecular characterization of malignant pleural mesothelioma. Cancer Discov. 2018;8:1548–65.

3. Petrilli AM, Fernandez-Valle C. Role of Merlin/NF2 inactivation in tumor biology. Oncogene. 2016;35:537–48.

4. Sato T, Sekido Y. NF2/Merlin inactivation and potential therapeutic targets in mesothelioma. Int J Mol Sci. 2018;19:pii: E988.

5. Poulikakos PI, Xiao GH, Gallagher R, Jablonski S, Jhanwar SC, Testa JR. Re-expression of the tumor suppressor NF2/merlin inhibits invasiveness in mesothelioma cells and negatively regulates FAK. Oncogene. 2006;25:5960–8.

6. Altomare DA, Vaslet CA, Skele KL, De Rienzo A, Devarajan K, Jhanwar SC, et al. A mouse model recapitulating molecular features of human mesothelioma. Cancer Res. 2005;65:8090–5.

7. Kukuyan AM, Sementino E, Kadariya Y, Menges CW, Cheung M, Tan Y, et al. Inactivation of Bap1 cooperates with losses of Nf2 and Cdkn2a to drive the development of pleural malignant mesothelioma in conditional mouse models. Cancer Res. 2019;79:4113–23.

8. Li W, You L, Cooper J, Schiavon G, Pepe-Caprio A, Zhou L, et al. Merlin/NF2 suppresses tumorigenesis by inhibiting the E3 ubiquitin ligase CRL4(DCAF1) in the nucleus. Cell. 2010;140:477–90.

9. Li W, Cooper J, Zhou L, Yang C, Erdjument-Bromage H, Zagzag D, et al. Merlin/NF2 loss-driven tumorigenesis linked to CRL4(DCAF1)-mediated inhibition of the hippo pathway kinases Lats1 and 2 in the nucleus. Cancer Cell. 2014;26:48–60.

10. Hikasa H, Sekido Y, Suzuki A. Merlin/NF2-Lin28B-let-7 is a tumor-suppressive pathway that is cell-density dependent and hippo independent. Cell Rep. 2016;14:2950–61.

11. Yu FX, Zhao B, Guan KL. Hippo pathway in organ size control, tissue homeostasis, and cancer. Cell. 2015;163:811–28.

12. Varelas X. The hippo pathway effectors TAZ and YAP in development, homeostasis and disease. Development. 2014;141:1614–26.

13. Murakami H, Mizuno T, Taniguchi T, Fujii M, Ishiguro F, Fukui T, et al. LATS2 is a tumor suppressor gene of malignant mesothelioma. Cancer Res. 2011;71:873–83.

14. Mizuno T, Murakami H, Fujii M, Ishiguro F, Tanaka I, Kondo Y, et al. YAP induces malignant mesothelioma cell proliferation by upregulating transcription of cell cycle-promoting genes. Oncogene. 2012;31:5117–22.

15. Fujii M, Toyoda T, Nakanishi H, Yatabe Y, Sato A, Matsudaira Y, et al. TGF-beta synergizes with defects in the hippo pathway to stimulate human malignant mesothelioma growth. J Exp Med. 2012;209:479–94.

16. Kakiuchi T, Takahara T, Kasugai Y, Arita K, Yoshida N, Karube K, et al. Modeling mesothelioma utilizing human mesothelial cells reveals involvement of phospholipase-C beta 4 in YAP-active mesothelioma cell proliferation. Carcinogenesis. 2016;37:1098–109.

17. Matsushita A, Sato T, Mukai S, Fujishita T, Mishiro-Sato E, Okuda M, et al. TAZ activation by hippo pathway dysregulation induces cytokine gene expression and promotes mesothelial cell transformation. Oncogene. 2019;38:1966–78.

18. Jiang L, Yamashita Y, Chew SH, Akatsuka S, Ukai S, Wang S, et al. Connective tissue growth factor and beta-catenin constitute an autocrine loop for activation in rat sarcomatoid mesothelioma. J Pathol. 2014;233:402–14.

19. Kinoshita Y, Hamasaki M, Yoshimura M, Matsumoto S, Iwasaki A, Nabeshima K. Hemizygous loss of NF2 detected by fluorescence in situ hybridization is useful for the

diagnosis of malignant pleural mesothelioma. Mod Pathol. 2020;33:235–44.

20. Meerang M, Berard K, Friess M, Bitanihirwe BK, Soltermann A, Vrugt B, et al. Low Merlin expression and high Survivin labeling index are indicators for poor prognosis in patients with malignant pleural mesothelioma. Mol Oncol. 2016;10:1255–65.

21. Singhi AD, Krasinskas AM, Choudry HA, Bartlett DL, Pingpank JF, Zeh HJ, et al. The prognostic significance of BAP1, NF2, and CDKN2A in malignant peritoneal mesothelioma. Mod Pathol. 2016;29:14–24.

22. Shapiro IM, Kolev VN, Vidal CM, Kadariya Y, Ring JE, Wright Q, et al. Merlin deficiency predicts FAK inhibitor sensitivity: a synthetic lethal relationship. Sci Transl Med. 2014;6:237ra68.

23. Fennell DA, Baas P, Taylor P, Nowak AK, Gilligan D, Nakano T, et al. Maintenance defactinib versus placebo after first-line chemotherapy in patients with merlin-stratified pleural mesothelioma: COMMAND-A double-blind, randomized, Phase II Study. J Clin Oncol. 2019;37:790–8.

24. Kato T, Sato T, Yokoi K, Sekido Y. E-cadherin expression is correlated with focal adhesion kinase inhibitor resistance in merlin-negative malignant mesothelioma cells. Oncogene. 2017;36:5522–31.

25. Tranchant R, Quetel L, Tallet A, Meiller C, Renier A, de Koning L, et al. Co-occurring mutations of tumor suppressor genes, LATS2 and NF2, in malignant pleural mesothelioma. Clin Cancer Res. 2017;23:3191–202.

26. Jiao S, Wang H, Shi Z, Dong A, Zhang W, Song X, et al. A peptide mimicking VGLL4 function acts as a YAP antagonist therapy against gastric cancer. Cancer Cell. 2014;25:166–80.

27. Kaneda A, Seike T, Uemori T, Myojo K, Aida K, Danjo T, et al. Discovery of a first-in-calss TEAD inhibitor which directly inhibits YAP/TAZ-TEAD protein-protein interaction and shows a potent anti-tumor effect in malignant pleural mesothelioma. AACR Annual Meeting; Apr 2; Atlanta, Georgia, USA, 2019.

28. Riganti C, Orecchia S, Pescarmona G, Betta PG, Ghigo D, Bosia A. Statins revert doxorubicin resistance via nitric oxide in malignant mesothelioma. Int J Cancer. 2006;119:17–27.

29. Sorrentino G, Ruggeri N, Specchia V, Cordenonsi M, Mano M, Dupont S, et al. Metabolic control of YAP and TAZ by the mevalonate pathway. Nat Cell Biol. 2014;16:357–66.

30. Tanaka K, Osada H, Murakami-Tonami Y, Horio Y, Hida T, Sekido Y. Statin suppresses hippo pathway-inactivated malignant mesothelioma cells and blocks the YAP/CD44 growth stimulatory axis. Cancer Lett. 2017;385:215–24.

31. Lopez-Lago MA, Okada T, Murillo MM, Socci N, Giancotti FG. Loss of the tumor suppressor gene NF2, encoding merlin, constitutively activates integrin-dependent mTORC1 signaling. Mol Cell Biol. 2009;29:4235–49.

32. Ou SH, Moon J, Garland LL, Mack PC, Testa JR, Tsao AS, et al. SWOG S0722: phase II study of mTOR inhibitor everolimus (RAD001) in advanced malignant pleural mesothelioma (MPM). J Thorac Oncol. 2015;10:387–91.

33. Dolly SO, Wagner AJ, Bendell JC, Kindler HL, Krug LM, Seiwert TY, et al. Phase I study of apitolisib (GDC-0980), dual phosphatidylinositol-3-kinase and mammalian target of rapamycin kinase inhibitor, in patients with advanced solid tumors. Clin Cancer Res. 2016;22:2874–84.

34. Richeldi L, Fernandez Perez ER, Costabel U, Albera C, Lederer DJ, Flaherty KR, et al. Pamrevlumab, an anti-connective tissue growth factor therapy, for idiopathic pulmonary fibrosis (PRAISE): a phase 2, randomised, double-blind, placebo-controlled trial. Lancet Respir Med. 2020;8:25–33.

35. Moran-Jones K, Gloss BS, Murali R, Chang DK, Colvin EK, Jones MD, et al. Connective tissue growth factor as a novel therapeutic target in high grade serous ovarian cancer. Oncotarget. 2015;6:44551–62.

36. Ohara Y, Chew SH, Misawa N, Wang S, Somiya D, Nakamura K, et al. Connective tissue growth factor-specific monoclonal antibody inhibits growth of malignant mesothelioma in an orthotopic mouse model. Oncotarget. 2018;9:18494–509.

37. Oku Y, Nishiya N, Shito T, Yamamoto R, Yamamoto Y, Oyama C, et al. Small molecules inhibiting the nuclear localization of YAP/TAZ for chemotherapeutics and chemosensitizers against breast cancers. FEBS Open Bio. 2015;5:542–9.

38. Nishio M, Sugimachi K, Goto H, Wang J, Morikawa T, Miyachi Y, et al. Dysregulated YAP1/TAZ and TGF-beta signaling mediate hepatocarcinogenesis in Mob1a/1b-deficient mice. Proc Natl Acad Sci USA. 2016;113:E71–80.

39. Srinivasan G, Sidhu GS, Williamson EA, Jaiswal AS, Najmunnisa N, Wilcoxen K, et al. Synthetic lethality in malignant pleural mesothelioma with PARP1 inhibition. Cancer Chemother Pharmacol. 2017;80:861–7.

40. Wu J, Minikes AM, Gao M, Bian H, Li Y, Stockwell BR, et al. Intercellular interaction dictates cancer cell ferroptosis via NF2-YAP signalling. Nature. 2019;572:402–6.

第 6 篇

临床表现与治疗

第 15 章

隧道式导管或胸膜固定术：如何减少恶性胸膜间皮瘤患者的积液？

Shamus R. Carr and Joseph S. Friedberg

【摘要】胸腔积液常见于恶性胸膜间皮瘤患者。它们会导致呼吸困难，生活质量下降，甚至可能导致体重下降。姑息治疗，无论是作为治疗的桥梁，还是作为全程诊疗计划的一部分，都应始终被考虑。治疗胸腔积液的选择方式有胸膜固定术或放置隧道式胸膜腔导管。本章讨论上述两种方法的优点和局限性以及当前和不断发展的治疗范例，以提供有助于对这些患者进行综合治疗决策的证据。

【关键词】胸膜固定术；胸膜腔导管；姑息治疗

1 概述

反复的胸腔积液引起的呼吸困难是恶性胸膜间皮瘤（MPM）患者最常见的症状之一。与大多数恶性积液一样，为了挽救患者的生命或提高生活质量，姑息对症支持治疗总是贯穿其中。连续胸腔穿刺术通常只适用于预期寿命以天或周为单位的患者，或在开始治疗后有望解决潜在问题的患者——而 MPM 并非如此。因此，对于 MPM，通常需要采用置管的方法。两种选择方式分别是放置隧道导管和胸膜固定术。

MPM 的诊断通常与胸腔积液的姑息治疗交织在一起。通过胸腔穿刺引流获得的肿瘤相关恶性积液细胞学检查提示"阴性"的比例高达 40%[1]。在 MPM 中，肉瘤样型的癌细胞往往比上皮样型的癌细胞更少渗入胸腔积液，这使得拟通过胸腔积液脱落细胞学检查来获得病理学诊断变得更加复杂和困难[2]。因此，细胞学是一种并不精确的 MPM 的病理诊断方法，要么是因为细胞学完全假阴性，要么是因为 MPM 亚分类为上皮样，

S. R. Carr · J. S. Friedberg (✉)

Division of Thoracic Surgery, Department of Surgery, University of Maryland School of
Medicine, Baltimore, MD, USA

e-mail: JFriedberg@som.umaryland.edu

而实际上是一种双相型，只是其中的肉瘤样型细胞并没有在胸腔积液的脱落细胞中被检测到。MPM 的亚型非常重要，因为它不仅影响预后，而且它可能决定患者采用的治疗方案和是否适合进行特定的临床试验，以及在许多中心，还可能决定患者是否适合手术治疗。

确定 MPM（包括亚型）的最准确的方法是胸腔镜活检。该方法的优势是明确诊断和缓解复发的胸腔积液。该手术通常可以通过一个 1cm 切口和 5mm 电视辅助胸腔镜手术以及标准胸腔镜器械来完成。该过程在双腔气管内管的全身麻醉下进行，允许渗出物完全引流，任何位置的切开，准确和深入的活检，捕获肿瘤和正常组织之间的界面（有时需要确定侵袭性作为诊断标准），并允许肺充气，以确定肺是否塌陷。最后一点，应慎重考虑术中是否使用滑石粉，可能对帮助决定隧道导管置入或胸膜固定术有特别的价值。这是因为胸膜 - 胸膜对位是影响胸膜固定术的必要因素，而肺的压迫在 MPM 中非常常见。肺部压迫不仅会阻碍胸膜固定术的成功，而且如果注入滑石粉，胸膜腔被感染，那么患者就会有被感染的异物，导致顽固性脓胸，这可能比潜在的癌症更大地威胁患者的生命。"医用"胸腔镜是获得足够活检的另一种选择，尽管它缺乏外科胸腔镜的稳健性，通常在有意识的镇静下进行，并且不允许进行相同程度的压力评估。

积液的缓解很可能会通过多种作用机制来提高患者的生活质量。最明显的是，如果在肺完全塌陷之前就被发现，肺的再扩张可以显著缓解呼吸困难。在一些患者中，特别是那些身体状况足够好，可以忍受大量积液的患者，实际上可能是纵隔移位和压塞样的生理因素导致了他们的呼吸困难。患者经常会抱怨疼痛，特别是当弯腰或进行 Valsalva动作时。疼痛经常被描述为部位不清楚、在"背部"或肩膀处，更提示疼痛是来源于横膈肌。引流积液，即使只是轻微地改善呼吸，也可以缓解这种症状。最后，特别是对于有大量胸腔积液的患者，体重减轻有时可归因于早期的饱腹感，可能是由于几升胸腔液体的重量通过横膈膜传递并压迫了胃（图 15.1）。

2 胸膜固定术与隧道式导管的比较

一旦确定患者需要持久的姑息治疗，就可以选择隧道导管置入或胸膜固定术。关于胸膜固定术，滑石粉似乎仍然是世界上最受欢迎的，也可以说是全球范围内可获得的最有效的药物[3]。隧道式导管是治疗该疾病的一个重大进展，中国的一项研究报告称，MPM 患者使用滑石粉行胸膜固定术的总缓解率仅为 68%[4]。这与在澳大利亚公布的单独研究结果类似[5]。最近的一项随机试验发现，无论病因如何，胸膜固定术治疗所有恶性积液的成功率为 78%[6]。

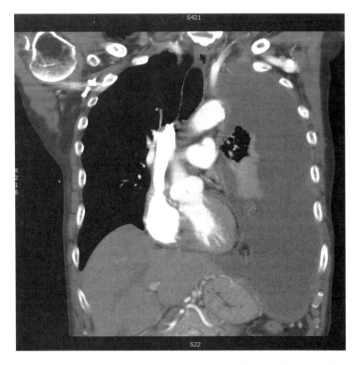

图 15.1　左侧大量胸腔积液，肺部几乎完全受压，对侧纵隔移位，膈肌外翻，胃受压。

虽然滑石粉似乎在胸膜固定术方面相当成功，但它确实有一些问题需要考虑。首先，虽然很少见，但滑石粉可能会引发全身性炎症反应，使患者出现低血压，需要支持性治疗，有时还需要使用血管活性药物。滑石粉也与急性呼吸窘迫综合征（ARDS）有关。美国使用的滑石粉磨得更细，颗粒更小，上述反应似乎更常见。而在欧洲使用更粗糙的滑石粉，这种情况似乎要少得多[7]。最后，与化学硬化剂不同，滑石粉是一种永久性的异物，可作为感染灶来源，并可能导致顽固性脓胸。此外，在胸膜固定术后，患者通常需要住院几天进行抽吸治疗，直到拔除胸管。

随着留置术和套管式胸膜引流（如 Aspira、PleurX）的发展，滑石粉胸膜固定术已经不那么常见了。放置导管后，患者通常可以在当天出院。然后，他们可以作为门诊病人开始引流积液。虽然与滑石粉胸膜固定术相比，放置导管的风险和放置后的住院时间较少，但也存在一些值得关注的问题。首先，据报道，在放置导管期间感染的风险在 2% ~ 8% 之间[8-11]。此外，导管可以放置相当长的时间。虽然没有关于 MPM 患者留置导管的平均时间长度的数据，但所有 MPE 患者完成胸膜固定术的时间约为 50 天[12]。超过 50% 的病例都会发生自发性胸膜固定[11, 13]。

滑石粉与留置胸膜导管的联合治疗已被提出作为门诊病人行胸膜固定中使用滑石粉并留置胸膜导管的临床试验（主题试验）。虽然这一想法可以减少导管置入的时间并实现胸膜固定，但它也有潜在的隐患，如导管堵塞、感染率增加和滑石粉相关的副作用。

这项试验目前正在进行中，预计不久会有结果。

胸膜固定术和隧道式胸腔导管之间如何选择需要根据每个患者的个体化情况。如果肺明显塌陷，但患者通过胸腔穿刺术得到了一些症状缓解，那么隧道式胸腔导管显然是正确的选择。如果肺完全扩张，无论是胸腔穿刺术还是术中检查，那么这两种选择都是合理的，应该基于术前与患者关于两种方法的相对优点和风险进行讨论。如果患者是潜在的手术候选者，且胸膜固定术并不能立即将患者排除在手术之外，那我们更倾向于用隧道式胸腔导管对患者进行姑息治疗。

3 尚未确诊时

当患者出现复发性单侧胸腔积液，且临床认为壁层胸膜增厚的轴位成像显示（例如CT扫描）有怀疑病变时，无论是否可能暴露石棉，活检都有助于明确诊断。在这些病例中，我们更倾向于进行电视辅助胸腔镜手术（VATS）活检。我们将摄像机的前端口放置在一个潜在的开胸手术的位置。这允许切除穿孔部位，因为 MPM 的穿孔部位种植复发并不少见[14-16]。我们尝试通过同一切口放置手术望远镜和活检钳，以减少可能出现的穿孔部位复发区域，如果使用 5mm 的 30° 胸腔镜，该切口长度很少超过 1cm。

引流积液、收集并送细胞学检查后，进行胸膜活检。这也可以评估疾病的病变程度和负担，有助于与患者和治疗团队的其他成员（如内科和放射肿瘤学）进行讨论。重要的是，冰冻切片上的"病变"组织应由病理学家负责确认。虽然不太可能在冰冻切片上确定明确的诊断，但获得足够的标本以建立永久性病理评估的诊断，而且应该得到确认。这是为了避免病理学家提出"需要更多组织"的要求，MPM 似乎比其他一些恶性肿瘤更容易发生，因为这类肿瘤细胞的形态非常平淡无奇，没有典型特征。此外，如果病理学家不确定冷冻切片上的标本是否为恶性时，捕获肿瘤和周围组织之间的侵袭性表现是很重要的，因为侵袭可能是诊断恶性肿瘤的必要条件。

活检完成后，放置一根留置的隧道式胸膜导管。放置导管的技术可能取决于进入胸部的位置，这可能是由液体位置决定的最安全的进入位置。大多数隧道导管套件都提供了一个用于隧道施工的可拆卸的套管针，或一个带可拆卸护套的 Seldinger 套件。任何一种都可以由外科医生自行决定，只需要注意将导管出口部位放置在患者容易接近的位置，如果病人将来还需手术，最好将其放置在一个可能适合未来切口的位置。后一点是由于 MPM 有发生切口种植的倾向。无论如何，导管的留置部分应放置在预期能最大限度引流积液的位置。一般原则上，特别是对于特别瘦的患者，要确保导管通过隧道穿过几厘米，并通过一个单独的部位取出，而不是试图将导管纳入单一的 VATS 切口。这样有助于避免渗漏，也将更准确地关闭 VATS 切口。一些人主张将涤纶套放在靠近胸部入口的位置，而另一些人主张将涤纶套放在靠近出口的位置。理论上说，前一种方法可降低液体沿管道流动的可能性（直到遇到涤纶套）。这种方法的缺点是可能需要进行一个反切口来取出管子。如果将涤纶套放置在出口部位远端 1cm 处，那么在门诊也可以很容易地取出套管，局部麻醉使出口处麻木，并在导管保持张力的情况下剥离涤纶套，将涤纶套送到出口部位。无论采用哪种方法，外科医生都必须在手术报告中注意涤纶套的位置，以便在导管引流完成后指导如何拔出。在仅有坊间证据的情况下，我们的做法是在闭合前用聚维酮碘和过氧化氢冲洗 VATS 切口，以努力减少肿瘤种植到切口内的机会。

4　排液频率

关于多久进行一次积液引流，以引流量还是引流频率来设定时间表，到目前为止尚无最佳方案。留置胸导管（AMPLE-2）试验[17]没有证明每日引流和症状引导引流方案在缓解症状方面有任何差异。然而，每日引流似乎更有效地实现自发性胸膜固定，这可能会提高患者的生活质量。在另一项单独的试验中，ASAP（使用长期留置胸膜导管的积极引流方案与标准引流方案的影响）试验评估了胸膜固定术时每天一次引流与每隔一天引流一次的影响。虽然两种方法在不良事件方面没有差异，但每日引流的患者自体胸膜固定发生得更快[18]。

我们目前建议从每日引流开始，然后，当每次引流量降至 100ml 以下时，将引流频率降低到每隔一天一次。当连续三次每次引流量低于 25ml 时，停止引流，一周后用胸片进行评估。如果成像显示没有积液，即可拔管。

5　排液堵塞

在文献中并没有推荐的关于处理胸膜导管阻塞的最佳方法。但有关于各种成功的技术的报道[19-21]。需要做的第一件事是确认有积液存在，并且没有发生自体胸膜粘连。这通常可通过双侧胸片来确认，也可以使用 CT 扫描。如果有明显的积液，则用 10 ～ 30ml 的生理盐水冲洗导管，有时有助于清除在导管中可能出现的纤维蛋白沉积物。如果导管引流顺畅但仍有少量返流，可以尝试灌注组织纤溶酶原激活剂（TPA）联合脱氧核糖核酸酶（即肺酶）。我们在 50ml 生理盐水中注射 5mg TPA，并将其与 5mg 核酸酶一起注射到一个注射器中。重要的是要注意积液的性质，如果有任何担心感染的问题，请将积液送去进行微生物分析。如果引流管被污染了，就应该把它拔掉。根据我们的经验，大多数情况下，堵塞的引流管可以冲洗并恢复功能。

6 成本 – 效益分析

最后要考虑的一点是这两种治疗方式的成本。虽然有文献对此进行了评价[22-25]，但文献中现有的数据都存在局限性。目前，考虑到所有的变量，还没有数据能有效地证明胸膜固定术或胸膜导管在总体上哪种更具成本 – 效益比。似乎导致留置胸膜导管成本上升的变量是随访家庭护理时间以及导管是否放置超过 14 周。虽然留置胸膜导管确实减少了总住院天数，但这种方法的临床意义尚不清楚[26]。

7 对硬化剂选择的考虑

多年来，除滑石粉外，许多不同的物质都被尝试注入胸膜腔以实现胸膜固定术。然而，目前可用的硬化剂数量有限，并且因国家而略有不同。使用不同的物质进行胸膜固定术似乎确实有一些差异。但是，滑石粉通常已被证明有非常高的胸膜固定术成功率，且其直接成本非常低。但最近滑石粉有诱发恶性肿瘤的可能性已经被报道，这引起了额外的法律关注。尽管存在上述问题，但纯化、分级的滑石粉制剂已被证明既安全又有效，滑石粉仍是最常用的硬化剂[27]。

8 结论

胸腔积液的姑息治疗是许多 MPM 患者护理的一个关键组成部分。用滑石粉进行胸膜固定术，是多年来唯一的长期姑息性治疗选择。隧道式导管的研发是一个重大的进步，已成为最受欢迎的选择。如果肺明显塌陷，那么胸膜固定术不是一个好的选择，假设进行胸腔穿刺术可以缓解症状，那么应放置隧道式导管。如果肺确实扩张，胸膜固定术可以实现胸膜 – 胸膜对位，那么这两种选择都是可行的。每种方法都有其相对的优点和风险，与患者坦率地交谈可能是决定采用哪种方法的最佳方式。

参考文献

1. Loveland P, Christie M, Hammerschlag G, Irving L, Steinfort D. Diagnostic yield of pleural fluid cytology in malignant effusions: an Australian tertiary centre experience. Intern Med J. 2018;48(11):1318–24. https://doi.org/10.1111/imj.13991.
2. Ascoli V, Bosco D, Carnovale Scalzo C. Cytologic re-evaluation of negative effusions from patients with malignant mesothelioma. Pathologica. 2011;103(6):318–24.
3. Miller Q, Meschter C, Neumaster T, et al. Comparison of pleurodesis by erythromycin, talc, doxycycline, and diazepam in a rabbit model. J Surg Educ. 2007;64(1):41–5. https://doi.org/10.1016/j.cursur.2006.07.006.

4. Chen J, Li Z, Xu N, Zhang X, Wang Y, Lin D. Efficacy of medical thoracoscopic talc pleurodesis in malignant pleural effusion caused by different types of tumors and different pathological classifications of lung cancer. Int J Clin Exp Med. 2015;8(10):18945–53.

5. Fysh ETH, Tan SK, Read CA, et al. Pleurodesis outcome in malignant pleural mesothelioma. Thorax. 2013;68(6):594–6. https://doi.org/10.1136/thoraxjnl-2012-203043.

6. Bhatnagar R, Piotrowska HEG, Laskawiec-Szkonter M, et al. Effect of thoracoscopic talc poudrage vs talc slurry via chest tube on pleurodesis failure rate among patients with malignant pleural effusions: a randomized clinical trial. JAMA. 2019;323(1):60–9. https://doi.org/10.1001/jama.2019.19997.

7. Gilbert CR, Haouzi P. Particle size, distribution, and behavior of talc preparations: within the United States and beyond. Current Opinion in Pulmonary Medicine. 2019;25(4):374–9. https://doi.org/10.1097/MCP.0000000000000573.

8. Gilbert CR, Lee HJ, Akulian JA, et al. A quality improvement intervention to reduce indwelling tunneled pleural catheter infection rates. Ann Am Thorac Soc. 2015;12(6):847–53. https://doi.org/10.1513/AnnalsATS.201411-511OC.

9. Lui MMS, Thomas R, Lee YCG. Complications of indwelling pleural catheter use and their management. BMJ Open Respir Res. 2016;3(1):e000123. https://doi.org/10.1136/bmjresp-2015-000123.

10. Wilshire CL, Gilbert CR, Louie BE, et al. Tunneled pleural catheter use for pleural palliation does not increase infection rate in patients with treatment-related immunosuppression. Support Care Cancer. 2018;26(5):1525–31. https://doi.org/10.1007/s00520-017-3989-9.

11. Porcel JM, Torres M, Pardina M, Civit C, Salud A, Bielsa S. Predictors of indwelling pleural catheter removal and infection: a single-center experience with 336 procedures. J Bronchology Interv Pulmonol. 2020;27(2):86–94. https://doi.org/10.1097/LBR.0000000000000632.

12. Fysh ETH, Bielsa S, Budgeon CA, et al. Predictors of clinical use of pleurodesis and/or indwelling pleural catheter therapy for malignant pleural effusion. Chest. 2015;147(6):1629–34. https://doi.org/10.1378/chest.14-1701.

13. Asciak R, Hallifax RJ, Mercer RM, et al. The hospital and patient burden of indwelling pleural catheters: a retrospective case series of 210 indwelling pleural catheter insertions. Respiration. 2019;97(1):70–7. https://doi.org/10.1159/000491934.

14. Agarwal PP, Seely JM, Matzinger FR, et al. Pleural mesothelioma: sensitivity and incidence of needle track seeding after image-guided biopsy versus surgical biopsy. Radiology. 2006;241(2):589–94. https://doi.org/10.1148/radiol.2412051020.

15. Froment M-A, Fréchette E, Dagnault A. Prophylactic irradiation of intervention sites in malignant pleural mesothelioma. Radiother Oncol. 2011;101(2):307–10. https://doi.org/10.1016/j.radonc.2011.08.038.

16. Lee C, Bayman N, Swindell R, Faivre-Finn C. Prophylactic radiotherapy to intervention sites in mesothelioma: a systematic review and survey of UK practice. Lung Cancer. 2009;66(2):150–6. https://doi.org/10.1016/j.lungcan.2009.06.014.

17. Muruganandan S, Azzopardi M, Fitzgerald DB, et al. Aggressive versus symptom-guided drainage of malignant pleural effusion via indwelling pleural catheters (AMPLE-2): an open-label randomised trial. Lancet Respir Med. 2018;6(9):671–80. https://doi.org/10.1016/S2213-2600(18)30288-1.

18. Wahidi MM, Reddy C, Yarmus L, et al. Randomized trial of pleural fluid drainage frequency in patients with malignant pleural effusions. The ASAP trial. American Journal of Respiratory and Critical Care Medicine. 2017;195(8):1050–7. https://doi.org/10.1164/rccm.201607-1404OC.

19. Vial MR, Ost DE, Eapen GA, et al. Intrapleural fibrinolytic therapy in patients with nondraining indwelling pleural catheters. J Bronchology Interv Pulmonol. 2016;23(2):98–105. https://doi.org/10.1097/LBR.0000000000000265.

20. Wilshire CL, Louie BE, Aye RW, Farivar AS, Vallières E, Gorden JA. Safety and efficacy of fibrinolytic therapy in restoring function of an obstructed tunneled pleural catheter. Ann Am

Thorac Soc. 2015;12(9):1317–22. https://doi.org/10.1513/AnnalsATS.201503-182OC.

21. Thomas R, Piccolo F, Miller D, et al. Intrapleural fibrinolysis for the treatment of indwell-

24. Penz ED, Mishra EK, Davies HE, Manns BJ, Miller RF, Rahman NM. Comparing cost of indwelling pleural catheter vs talc pleurodesis for malignant pleural effusion. Chest. 2014;146(4):991–1000. https://doi.org/10.1378/chest.13-2481.

25. Rial MB, Lamela IP, Fernández VL, et al. Management of malignant pleural effusion by an indwelling pleural catheter: a cost-efficiency analysis. Ann Thorac Med. 2015;10(3):181–4. https://doi.org/10.4103/1817-1737.160837.

26. Thomas R, Fysh ETH, Smith NA, et al. Effect of an indwelling pleural catheter vs talc pleurodesis on hospitalization days in patients with malignant pleural effusion: the AMPLE randomized clinical trial. JAMA. 2017;318(19):1903–12. https://doi.org/10.1001/jama.2017.17426.

27. Baiu I, Yevudza E, Shrager JB. Talc pleurodesis: a medical, medicolegal, and socio-economic review. Ann Thorac Surg. 2020;109(4):1294–301. https://doi.org/10.1016/j.athoracsur.2019.08.104.

第 16 章

先进的微创胸腔镜治疗间皮瘤：
在诊断中有什么作用？

Satoru Ishii

【摘要】胸腔镜检查可由内科医生在局部麻醉下进行，无需插管。胸腔镜下间皮瘤病变表现多样：有结节、胸膜增厚、肥厚性胸膜炎、肿块和炎症。最近有报道称，冷冻活检对诊断肥厚型很有帮助。

【关键词】胸腔镜检查；上皮样型；肉瘤样型；冷冻探针

1 概述

即使对胸腔穿刺术采集的标本进行细胞学诊断等检查，约 15% 的胸腔积液的病因仍未能得到诊断[1]。恶性间皮瘤等疾病很难明确诊断。虽然细胞学诊断和盲法胸膜活检合并胸腔穿刺术是评估胸膜疾病的简单程序，但据报道其诊断率较低[2, 3]。在癌性胸膜炎中细胞学诊断是最常用的，但据报道细胞学检查的阳性率仅为 62%，盲法胸膜活检的阳性率为 42%，两者联合的诊断率可达 74%。另外，据报道，在局部麻醉下，胸腔镜检查的诊断率高达 79% ～ 96%[4-7]。

胸腔镜检查的诊断率较高。胸腔镜检查和电视辅助胸腔镜手术（VATS）是两种可用于对未确诊的渗出性胸腔积液进行评价的方法。

VATS 可由一名外科医生在患者全身麻醉的情况下进行。但如果病变局限于壁胸膜和横膈膜，也可以由内科医生在局部麻醉下进行胸腔镜检查，而无需插管。McDonald 报道称，与胸腔镜检查相比，VATS 与手术相关的平均成本更高（VATS 为 7962 加拿大元，医学胸腔镜为 2815 加拿大元）[8]。

第一台用于胸腔检查的医学胸腔镜于 1910 年问世，关于胸腔镜检查的第一本出版

S. Ishii (✉)

Department of Respiratory Medicine, National Center for Global Health and Medicine,

Shinjuku–ku, Tokyo, Japan

e-mail: satishii@hosp.ncgm.go.jp

物于 20 世纪 60 年代问世 [9]。医学胸腔镜检查是一种侵入性较小的检查方法，近年来经常由内科医生进行操作。通过胸腔镜可以直接观察壁层胸膜，并取活检以安全和准确地诊断胸膜疾病。检查的时间只有半小时左右，因此很受欢迎。据报道，主要并发症（如脓胸、气胸等）的发生率为 1.8%，轻微并发症（如发热、剧烈疼痛等）的发生率为 7.3%，表明该手术相对安全 [10-12]。

2 医学胸腔镜检查步骤

医学胸腔镜检查在内窥镜室或手术室内进行。为控制疼痛，术前肌肉注射喷他佐辛 15mg。在建立一条外周静脉导管后，让患者取侧卧位，使胸腔积液侧位于最上方。所有患者在胸腔镜检查前均行胸部超声检查，以评估胸腔积液情况。世界范围内许多医院使用注射咪达唑仑以使患者舒适镇静 [13、14]。一般来说，皮肤消毒后，用 15 ～ 20ml 1% 利多卡因进行局部麻醉，在第 5 ～第 7 肋间隙腋中线上方切开皮肤。使用一个细直径的胸腔视频镜（LTF 240 或 LTF-Y0032，奥林巴斯医疗系统，日本）进行胸腔检查。在检查胸腔后，进行大约 7 处胸膜活检。在检查结束时，放置一个 22F 胸导管引流积液。

胸腔镜仅在尖端灵活。如果光纤在尖端弯曲的情况下向前推进，它将离开活检部位。放松弯曲部，稍微倾斜光纤，使其前进到目标位置，然后再次应用弯曲部。如果光纤过度倾斜，肋骨可能会受损，因此必须小心，需要技巧。现在，LTF-Y0032 能够以 180°的最大弯曲角度进行观察，从而使插入部位附近的区域可视化 [15]。虽然局部麻醉下胸膜镜对不明原因胸腔积液的诊断率较高，但常规胸腔镜的弯曲角度有限，存在盲区。LTF-Y0032 弯曲角为 180°，盲区缩小。

3 恶性间皮瘤

恶性间皮瘤会出现渗出性胸腔积液。恶性胸膜间皮瘤的诊断率，采用盲法胸膜活检为 20.7%，胸腔积液细胞学检查和胸膜活检联合检查为 38.7%，内科胸腔镜检查为 98%[16、17]。恶性间皮瘤分为三种组织学亚型：上皮样型（50% ～ 70%）、肉瘤样型（10% ～ 20%）和双相型。恶性间皮瘤（上皮型）表现为整个胸膜肥厚性改变，也可表现为不均匀分布，血管不规则（图 16.1）。

有的恶性间皮瘤（肉瘤样型）表现为肿块。LTF-Y0032 在完全向上的情况下，能够以 180°的最大弯曲角度进行观察，从而能够观察到导管插入部位和导管附近的肿块（图 16.2）。

胸腔镜下间皮瘤病变表现多样：Boutin 报道称结节占 39.6%，多发病灶占 32%，胸膜增厚占 11.2%，胸膜炎占 10.4%，肿块占 5.6%，炎症占 1.2%[17]。胸腔镜检查难以明确肉瘤样型和上皮型的区别。观察脏层胸膜对于间皮瘤的分期很重要[18]。

　　恶性胸膜间皮瘤不仅分为组织学亚型，还分为囊化型和肥厚型。囊化型易于组织活检，肥厚型因胸膜增厚包含脂肪组织而难以活检。

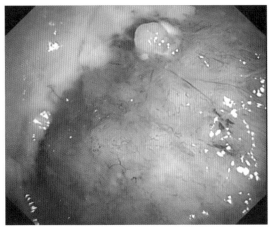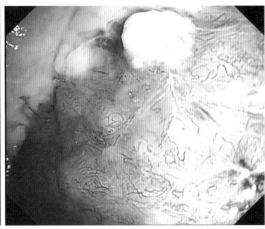

图 16.1　恶性间皮瘤（上皮样型）。使用 LTF-Y0032 观察到胸膜壁叶不均匀，窄带成像显示血管网上囊化形病变

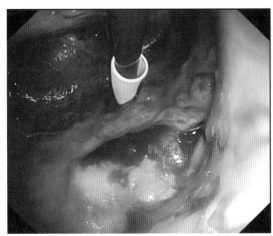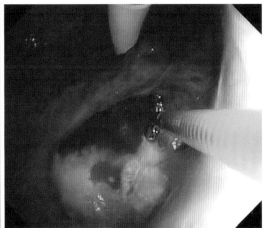

图 16.2　恶性间皮瘤（肉瘤样型）。LTF-Y0032 能够在完全向上定向时观察到最大曲率为 180°，从而能够观察到导管插入部位和导管附近肿块。活检钳插入并移动到肿块附近，肿块靠近导管。

　　最近有报道称，冷冻活检对诊断肥厚型间皮瘤很有帮助[19, 20]。德国爱博由一氧化二氮或二氧化碳冷却的 ERBE 1.9mm 冷冻探头（ERBE CRYO2 系统；德国图宾根的 ERBE Elektromedizin GmbH）可以迅速冻结周围组织。恶性胸膜间皮瘤的增厚脂肪型病变不能用常规的活检钳进行诊断。这种类型的间皮瘤的活检不仅需要收集胸膜表面的脂肪组织，还需要收集胸膜下脂肪组织，而冷冻探头对此很有用。

4　结论

　　医学胸腔镜检查可对病变进行直接观察并活检取出病变，提高了诊断率。医学胸腔镜检查的主要目的是观察胸腔积液患者的胸腔病变情况，并通过壁层胸膜活检确诊。最近有报道称，冷冻活检可用于诊断肥厚型间皮瘤。

参考文献

 1. Kendall SW, Bryan AJ, Large SR, et al. Pleural effusions: is thoracoscopy a reliable investigation? A retrospective review. Respir Med. 1992;86:437–40.
 2. Von Hoff D, Di Volsi V. Diagnostic reliability of needle biopsy of the parietal pleura: a review of 272 biopsies. Am J Clin Pathol. 1979;72:48–51.
 3. Poe R, Israel R, Utell M, et al. Sensitivity, specificity and predictive values of closed pleural biopsy. Arch Intern Med. 1984;144:325–8.
 4. Munavvar M, Khan MA, Edwards J, et al. The autoclavable semirigid thoracoscope: the way forward in pleural disease? Eur Respir J. 2007;29:571–4.
 5. McLean AN, Bicknell SR, McAlpine LG, et al. Investigation of pleural effusion: an evaluation of the new Olympus LTF semiflexible Thoracofiberscope and comparison with Abrams needle biopsy. Chest. 1998;114:150–3.
 6. Menzies R, Charbonneau M. Thoracoscopy for the diagnosis of pleural disease. Ann Intern Med. 1991;114:271–6.
 7. Lee P, Hsu A, Lo C, et al. Prospective evaluation of flexrigid pleuroscopy for indeterminate pleural effusion: accuracy, safety and outcome. Respirology. 2007;12:881–6.
 8. McDonald CM, Pierre C, de Perrot M, Darling G, Cypel M, Pierre A, et al. Efficacy and cost of awake thoracoscopy and video-assisted thoracoscopic surgery in the undiagnosed pleural effusion. Ann Thorac Surg. 2018;106:361–7.
 9. Sattler A. Zur Problematik des Pleuramesothelioms. Wien Klin Wochenschr. 1965;77:668–70.
10. Rahman NW, Ali NJ, Brown G, et al. Local anaesthetic thoracoscopy: British Thoracic Society pleural disease guideline 2010. Thorax. 2010;65:54–60.
11. Lee P, Mathur PN, Colt HG. Advances in thoracoscopy: 100 years since Jacobaeus. Respiration. 2010;79:177–86.
12. Lee P, Mathur PN. Advances in pleural diseases: what is the future for medical thoracoscopy? Curr Opin Pulm Med. 2016;22:297–308.
13. Tschopp JM, Purek L, Frey JG, et al. Titrated sedation with propofol for medical thoracoscopy: a feasibility and safety study. Respiration. 2011;82:451–7.
14. Grendelmeier P, Tamm M, Jahn K, et al. Propofol versus midazolam in medical thoracoscopy: a randomized, noninferiority. Respiration. 2014;88:126–36.
15. Ishii S, Ishii Y, Kaburagi T, Nakano T. Usefulness of new flex-rigid pleuroscopy in the diagnosis of malignant pleural mesothelioma. BMJ Case Rep. 2019;12:e226884.
16. Boutin C, Viallat JR, Cargnino P, et al. Thoracoscopy in malignant pleural effusions. Am Rev Respir Dis. 1981;124:588–92.
17. Boutin C, Rey F. Thoracoscopy in pleural malignant mesothelioma: a prospective study of 188 consecutive patients. Part1: diagnosis. Cancer. 1993;72:389–93.
18. Rusch VW, Chansky K, Kindler HL, et al. The IASLC mesothelioma staging project: proposals for the M Descriptors and for revision of the TNM stage groupings in the forthcoming (eighth) edition of theTNM classification for mesothelioma. J Thorac Oncol. 2016;11:2112–9.
19. Chan HP, Liew MF, Seet JE, Lee P. Use of cryobiopsy during pleuroscopy for diagnosis of

sarcomatoid malignant mesothelioma. Thorax. 2017;72:193–5.

20. Nakai T, Matsumoto Y, Sasada S, Tanaka M, Tsuchida T, Ohe Y, et al. Cryobiopsy during flex-rigid pleuroscopy: an emerging alternative biopsy method in malignant pleural mesothelioma. A comparative study of pathology. Japanese Journal of Clinical oncology. 2019;49:559–66.

第 17 章

胸膜间皮瘤局部生长的影像学评估：影像学检查在间皮瘤根治性手术中有什么作用？

Kazunori Okabe

【摘要】恶性胸膜间皮瘤（MPM）是一种预后极差的恶性肿瘤。可用于治疗 MPM 的选择包括化疗、手术、放疗和免疫检查点抑制剂中的一种或联合使用。胸膜外肺切除术（EPP）或胸膜切除术 / 胸膜剥脱术（P/D）适用于可手术的 MPM 患者。然而，很难决定一个病例是可手术的还是不可手术的。胸外科医生和肿瘤内科医生的决定可能会有所不同，通常应考虑影像学检查、血液检查、肺功能、心功能、全身状态和既往病史等因素。其中，影像学检查是最重要的因素之一。

我们对可手术 MPM 的一线治疗策略是先行 EPP，辅以半胸放疗，然后再进行化疗。在 2011 年至 2018 年期间，对连续 29 例上皮样 MPM 患者使用该治疗方案，结果显示其 5 年生存率为 43%，中位生存期为 58.9 个月。此外，预后有显著改善，中位生存期为近 5 年。本章显示了 4 例长期生存患者的图像。对于 MPM 的根治性手术，CT 和 ^{18}F- 脱氧葡萄糖正电子发射断层扫描（^{18}F-FDG PET）/CT 是评估可切除性的重要指标。

【关键词】恶性胸膜间皮瘤（MPM）；胸膜外肺切除术（EPP）；影像学诊断；影像学检查；可切除性

K. Okabe (✉)

Division of Thoracic Surgery, Bell Land General Hospital, Sakai, Osaka, Japan

e-mail: okabe-oka@umin.ac.jp

1　概述

MPM 是一种预后非常差的恶性肿瘤[1]。可手术的 MPM 患者可进行胸膜外肺切除术（EPP）[2-8] 或胸膜切除术 / 剥脱术（P/D）[7, 9] 治疗。影像学检查[10, 11] 是决定手术可操作性和分期的重要因素之一[12, 13]。这一决定不仅对放射科医生和肿瘤内科医生来说很难，对胸外科医生来说也是如此。国际间皮瘤小组（IMIG）指南[14] 的结论是，MPM 行 EPP 或 P/D 应根据肿瘤分布、机构经验、外科医生的偏好和经验来选择。对肿瘤分布的判断主要是基于影像学检查，但即使经验丰富的胸外科医生也很难做到这一点。

根据国际肺癌研究协会的间皮瘤数据库显示[15]，EPP 后 I 期 MPM 的中位生存期远远优于 P/D（40 个月 *vs* 23 个月）。我们对可手术 MPM 的标准治疗策略是先行 EPP，辅以 45 ～ 50.4Gy 的半胸放疗，然后用顺铂加培美曲塞化疗。在 EPP 不适用的情况下，通常进行 P/D 和辅助化疗。虽然众所周知，MPM 的预后很差，但在我们医院已经有了显著的改善。事实上，在 2011—2018 年期间，连续 29 例接受 EPP 治疗的上皮样 MPM 患者的分析显示，5 年生存率为 43%，中位生存期为 58.9 个月。在本章中，显示了接受标准治疗（其中包括 EPP）的长期生存者的图像。

2　左上皮样 MPM 患者，58 岁男性［图 17.1（a, b）］

一名 58 岁的男子因背部疼痛到另一家医院就诊。胸部 X 线及 CT 检查均显示左侧胸腔积液，胸膜增厚。电视辅助胸腔镜外科（VATS）下左侧胸膜活检显示病理诊断为上皮样 MPM。患者被转诊到我院，重复 CT 扫描发现左侧胸膜增厚，主动脉旁淋巴结肿大［图 17.1（a, b）］。随后行左侧 EPP 手术，总手术时间为 6 小时 56 分钟。在 EPP 手术期间不需要输血。患者术后出现的并发症为轻度间质性肺炎。病理诊断和 IMIG 分期[10] 分别为上皮样 MPM 和 T3（心包）N0M0，III 期。患者完成了 45 Gy 的半胸部放疗和化疗。患者在 EPP 术后 6 年零 7 个月因间皮瘤去世。

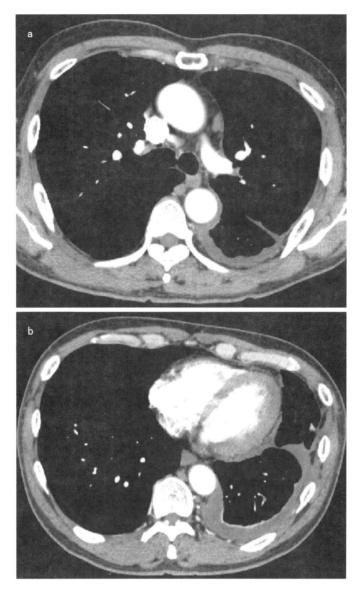

图 17.1 （a，b）左侧上皮样 MPM 的 CT 显示左侧胸膜增厚，主动脉旁淋巴结肿大

3 右侧上皮样 MPM，60 岁女性［图 17.2（a，b）］

一名 60 岁的妇女因咳嗽到另一家医院就诊。胸部 X 线片及 CT 检查均显示右侧胸腔积液，胸膜轻度增厚。右侧 VATS 胸膜活检的病理诊断为上皮样 MPM。她被转到我院，复查胸部 CT 示右侧胸膜增厚［图 17.2（a，b）］。患者行右侧 EPP 治疗，总手术时间为 6 小时 43 分钟。在 EPP 期间不需要输血。术后，患者出现心房颤动，这在医学上是可控的。病理诊断和 IMIG 分期[10] 分别为上皮样 MPM 和 T3（心包）N0M0，III 期。她完成了 45 Gy 的半胸部放疗和化疗。患者于 EPP 术后 5 年零 9 个月因间皮瘤去世。

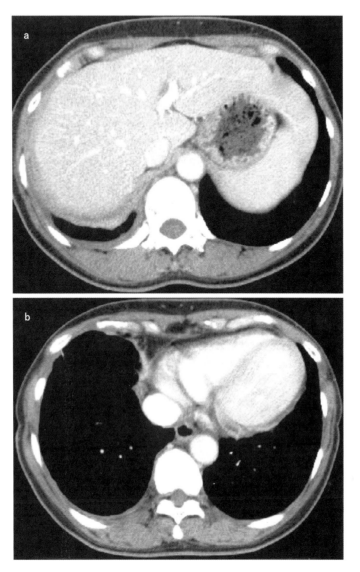

图 17.2　（a，b）右侧上皮样 MPM，CT 显示右侧胸膜增厚

4　左上皮样 MPM，51 岁女性［图 17.3（a，b）］

　　一名 51 岁的妇女因胸痛到另一家医院就诊。胸片及 CT 检查均显示左侧胸腔积液及胸膜增厚。左侧 VATS 胸膜活检的病理诊断为上皮样 MPM。随后她被转到我们医院，复查 CT 扫描显示左侧胸腔积液、肿瘤和胸膜增厚［图 17.3（a，b）］。患者接受了左侧 EPP 手术，总手术时间为 7 小时。在 EPP 手术期间不需要输血。患者术后病情平稳，无任何并发症。病理诊断和 IMIG 分期[10] 分别为上皮样 MPM 和 T3（心包）N0M0，III 期。她完成了 45 Gy 的半胸部放疗和化疗。在 EPP 术后 12 年零 2 个月，患者仍存活，状况良好，

无复发。

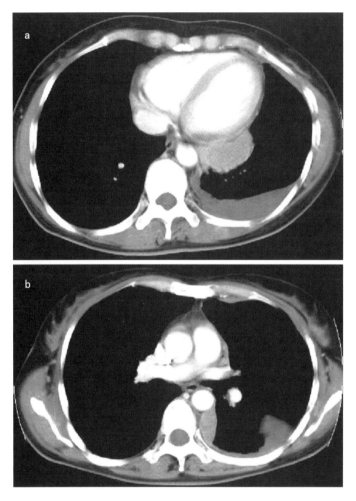

图 17.3　（a，b）左侧上皮样 MPM，CT 显示左侧胸腔积液、肿瘤及胸膜增厚

5　右上皮样 MPM，61 岁男性［图 17.4（a，b）和图 17.5（a，b）］

患者，男，61 岁，是一名建筑工人，曾接触过石棉纤维，因轻度发烧去另一家医院就诊。胸片及 CT 检查均显示右侧胸腔积液，未见胸膜增厚或肿瘤。胸腔穿刺术显示右侧有血性胸腔积液，细胞学诊断为 I 级。当时没有行 VATS 胸膜活检术。6 个月后，他出现双下肢水肿。进一步检查发现尿蛋白高，血清白蛋白低，诊断为肾病综合征。肾活检显示膜性肾病。患者开始类固醇治疗，肾病综合征得到了缓解，但未能治愈。随后，他出现了类固醇性糖尿病和心房颤动，并接受了华法林治疗。

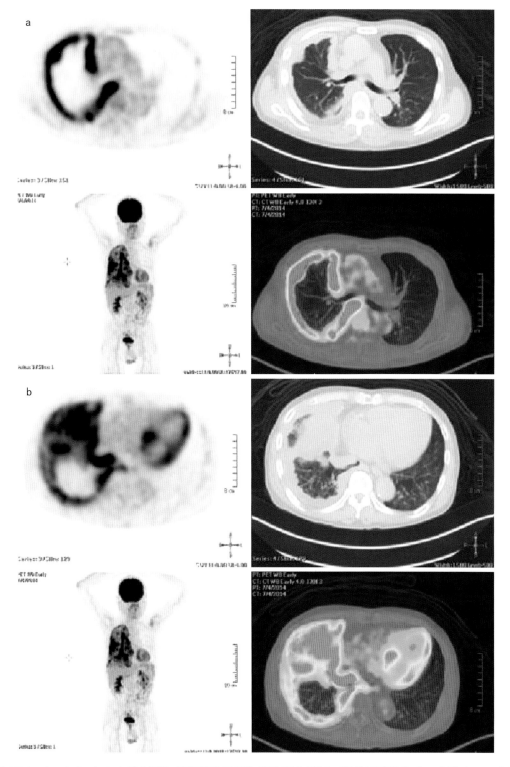

图 17.4　（a, b）右上皮样 MPM, PET/CT 显示胸膜肿瘤非常厚，隆凸下淋巴结（#7）肿大，二者均
　　　　为 PET 阳性。

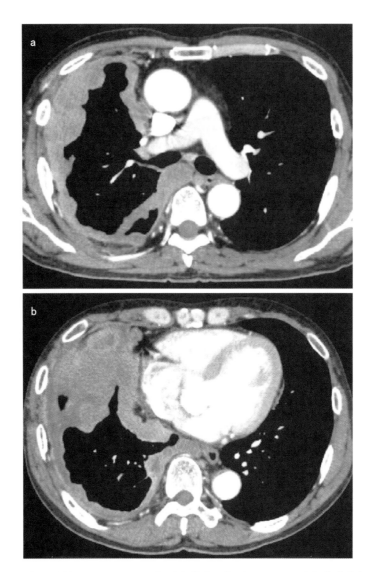

图 17.5 （a，b）右上皮样 MPM，CT 显示右侧胸膜增厚超过 3cm，右侧胸膜肿瘤超过 8cm，隆突下淋巴结（#7）增大

　　1 年后随访，CT 和 ^{18}F-FDG PET/CT 显示右侧胸膜明显增厚。此时，血清白蛋白为 2.7g/dl（正常范围 3.7 ～ 5.2g/dl），糖化血红蛋白 HbA1c 为 7%（正常范围 4.6% ～ 6.2%）。由于强烈怀疑是 MPM，他被转到我院。我们怀疑他的肾病综合征是一种副肿瘤综合征。上个月复查 PET/CT 显示，右侧胸膜肿瘤非常厚，隆突下淋巴结（#7）肿大，两者均为 PET 阳性［图 17.4（a，b）］。我院 CT 扫描显示右侧胸膜增厚超过 3cm，右侧胸膜肿瘤 > 8cm，隆突下淋巴结（#7）肿大［图 17.5（a，b）］。入院时，尿检显示尿糖（+++），蛋白尿（++）。此时，他因肾病综合征服用泼尼松龙 20mg，每天一次。随后行右侧 VATS 胸膜活检，病理诊断为上皮样 MPM。

在本例中，虽然患者有肾病综合征、糖尿病、房颤和慢性脑梗死，进行大手术似乎非常危险，但我们认为 EPP 手术对于 MPM、副肿瘤综合征甚至糖尿病患者的治疗是必不可少的。因此，他接受了被认为是宏观完全复位的右侧 EPP，总手术时间为 7 小时 57 分钟。在 EPP 期间输注了 12 个单位的红细胞。他在手术室里就拔管了，术后第 2 天开始喝水、进食和站起来。病理诊断和 IMIG 分期[10] 分别为上皮样 MPM 和 T3（心包）N2（#7 和心包）M0，Ⅲ 期。清扫了 5 枚（#7）淋巴结，均为转移性淋巴结。此外，1 枚心包淋巴结呈阳性。每 1 克干肺含石棉体数为 159 579 个。

术后并发症包括心房颤动复发、轻度二氧化碳中毒、纵隔向对侧移位，均得到成功治疗。EPP 术后一周，蛋白尿消退，肾病综合征治愈。类固醇逐渐减量使用至停用，糖尿病有所改善。患者完成了 50.4 Gy 半胸部放疗，随后进行了化疗。在发现血性胸腔积液后 6 年，在 EPP 术后 4 年零 9 个月，患者因间皮瘤去世。尽管晚期 MPM 有纵隔淋巴结转移，但他还是存活了相当长的一段时间。

6　结论

我们的标准治疗方案是先进行 EPP，辅以半胸放疗，然后进行化疗，这改善了可手术的 MPM 的预后。对于上皮样 MPM，该策略的 5 年生存率为 43%，中位生存期为 58.9 个月。事实上，即使对于患有非常晚期的 MPM 患者，也有可能治疗成功并存活超过 5 年。正如本章中介绍的四位长期生存者所证明的那样，胸外科医生、放射科医生和内科医生学会基于 CT 和 ^{18}F–FDG PET/CT 的图像来评估肿瘤侵袭性和评估 MPM 根治性手术的可切除性是非常必要的。

参考文献

1. Kindler HL, Ismaila N, Armato SG 3rd, Bueno R, Hesdorffer M, Jahan T, et al. Treatment of malignant pleural mesothelioma: American society of clinical oncology clinical practice guideline. J Cini Oncol. 2018;36:1343–73.
2. Sugarbaker DJ, Norberto JJ, Swanson SJ. Extrapleural pneumonectomy in the setting of multi-modality therapy for diffuse malignant pleural mesothelioma. Semin Thorac Cardiovasc Surg. 1997;9:373–82.
3. Sugarbaker DJ, Flores RM, Jaklitsch MT, Richards WG, Strauss GM, Corson JM, et al. Resection margins, extrapleural nodal status, and cell type determine postoperative long-term survival in trimodality therapy of malignant pleural mesothelioma: results in 183 patients. J Thorac Cardiovasc Surg. 1999;117:54–65.
4. Sugarbaker DJ, Wolf AS. Surgery for malignant pleural mesothelioma. Expert Rev Respir Med. 2010;4:363–72.
5. Sugarbaker DJ, Richards WG, Bueno R. Extrapleural pneumonectomy in the treatment of

epithelioid malignant pleural mesothelioma. Ann Surg. 2014;260:577–82.

6. de Perrot M, Feld R, Leighl NB, Hope A, Waddell TK, Keshavjee S, et al. Accelerated hemithoracic radiation followed by extrapleural pneumonectomy for malignant pleural mesothelioma. J Thorac Cardiovasc Surg. 2016;151:468–75.

7. Bueno R, Opitz I. Surgery in malignant pleural mesothelioma. J Thorac Oncol. 2018;13:1638–54.

8. Frick AE, Nackaerts K, Moons J, Lievens Y, Verbeken E, Lambrecht M, et al. Combined modality treatment for malignant pleural mesothelioma: a single-centre long-term survival analysis using extrapleural pneumonectomy. Eur J Cardiothorac Surg. 2019;55:934–41.

9. Friedberg JS. The state of the art in the technical performance of lung-sparing operations for malignant pleural mesothelioma. Semin Thorac Cardiovasc Surg. 2013;25:125–43.

10. Armato SG 3rd, Francis RJ, Katz SI, Ak G, Opitz I, Gudmundsson E, et al. Imaging in pleural mesothelioma: a review of the 14th International Conference of the International Mesothelioma Interest Group. Lung Cancer. 2019;130:108–14.

11. Elliott HS, Metser U, de Perrot M, Cho J, Bradbury P, Veit-Haibach P, et al. ^{18}F-FDG PET/CT in the management of patients with malignant pleural mesothelioma being considered for multimodality therapy: experience of a tertiary referral center. Br J Radiol. 2018;91:20170814.

12. The International Mesothelioma Interest Group. A proposed new international TNM staging system for malignant pleural mesothelioma. CHEST. 1995;108:1122–8.

13. Nicholson AG, Tsao MS, Travis WD, Patil DT, Galateau-Salle F, Marino M, et al. Eighth edition staging of thoracic malignancies. Arch Pathol Lab Med. 2018;142:645–61.

14. Rusch V, Baldini EH, Bueno R, De Perrot M, Flores R, Hasegawa S, et al. The role of surgical cytoreduction in the treatment of malignant pleural mesothelioma: Meeting summary of the International Mesothelioma Interest Group Congress, September 11-14, 2012, Boston, Mass. J Thorac Cardiovasc Surg. 2013;145:909–10.

15. Rusch VW, Giroux D, Kennedy C, Ruffini E, Cangir AK, Rice D, et al. Initial analysis of the international association for the study of lung cancer mesothelioma database. J Thorac Oncol. 2012;7:1631–9.

第 18 章

胸膜间皮瘤的 PET/CT 检查：在间皮瘤检测和治疗效果评估中的重要作用是什么？

Kazuhiro Kitajima, Hiroshi Doi, and Kozo Kuribayashi

【摘要】2-[^{18}F]-2- 脱氧葡萄糖（^{18}F-FDG）正电子发射断层扫描 / 计算机断层扫描（PET/CT）已成为临床肿瘤影像学中代谢和解剖学联合评估的强大工具。^{18}F-FDG PET/CT 也是治疗恶性胸膜间皮瘤患者的有用工具，包括诊断、初始分期和治疗效果评估。然而，关于 PET 还需要进一步的改进。

【关键词】FDG；PET/CT；恶性胸膜间皮瘤；诊断分期；治疗效果评估

1 概述

恶性胸膜间皮瘤（MPM）是最常见的原发性胸膜恶性肿瘤。MPM 起源于覆盖肺和胸壁的间皮细胞，与接触石棉密切相关，潜伏期从 20 年至 50 年不等。患者预后较差，中位生存期为 9 ～ 17 个月，如果未予治疗，该病通常在 4 ～ 8 个月内致人死亡[1]。目前尚没有普遍认可的标准治疗方案。在过去的几年里，MPM 患者的治疗进展包括统一分期系统、新型靶向药物、改进放射治疗技术的局部控制，以及降低接受根治性切除手术患者的发病率和死亡率[2]。此外，由于单一治疗模式常常失败，因此将化疗、放疗和

K. Kitajima (✉)
Division of Nuclear Medicine and PET Center, Department of Radiology, Hyogo College of Medicine, Nishinomiya, Hyogo, Japan

H. Doi
Department of Radiation Oncology, Kindai University Faculty of Medicine, Osaka–Sayama, Osaka, Japan

K. Kuribayashi
Division of Respiratory Medicine, Department of Internal Medicine, Hyogo College of Medicine, Nishinomiya, Hyogo, Japan

手术相结合的多模式方案应用越来越多。

MPM 累及壁层和内脏胸膜层，可沿叶间裂隙、横膈膜、纵隔、心包和腹膜扩散。MPM 可直接或通过肺间质和肺泡扩散间接侵入肺部。局部侵犯可累及胸膜外脂肪，并延伸到胸壁、软组织和肋骨。淋巴扩散很常见，50% 的病例累及纵隔淋巴结[3]。50% ～ 80% 的病例在尸检时可观察到胸外转移性疾病[4]。远处血行转移也很常见，可累及肺、肝、脾、肾上腺、淋巴结、骨骼和大脑。

了解计算机断层扫描（CT）、磁共振成像（MRI）和 2-[18F]-2- 脱氧葡萄糖（18F-FDG）正电子发射断层扫描（PET）/CT 各自的优点和局限性对于 MPM 患者的适当管理治疗（诊断、初始分期、治疗计划、治疗效果评估、再分期和预后）至关重要。本综述讨论了 18F-FDG PET/CT 在 MPM 治疗、病灶诊断、初始分期和疗效评估中的现实意义和未来作用。

2 诊断

胸腔积液细胞学检查和胸膜穿刺活检对 MPM 诊断的敏感性较低（分别为 26% 和 20.7%）[5]。如果在这些标本中发现恶性细胞，可能很难将 MPM 从腺癌或严重的非典型性细胞中区分出来。相比之下，图像引导下的针芯活检显示了诊断准确性（超声为 77%，CT 为 83%）[6]。当需要更大的诊断样本时，选择 Cope 针活检、电视辅助胸腔镜手术（VATS）和开放活检术。VATS 的诊断率为 98%，但只有在脏层和壁层胸膜表面不粘连的情况下才能进行。VATS 发生胸膜壁种植的机率为 50%，而影像引导活检为 22%[5、6]。

18F-FDG PET/CT 正越来越多地用于 MPM 的诊断。MPM 患者的 PET/CT 表现通常包括单侧圆周或近周胸膜和胸膜裂隙增厚，显示 18F-FDG 的亲和力（图 18.1，18.2，18.3）。使用视觉分析或半定量测量［最大标准摄取值（SUV$_{max}$）］，许多研究小组已经证明了 18F-FDG PET 和 PET/CT 的临床效果，用于鉴别 MPM、炎症病变和良性胸膜肿瘤的敏感性为 60% ～ 100%，特异性为 62% ～ 100%，准确率为 84% ～ 98%[7-17]（表 18.1）。但 18F-FDG PET 成像对亚厘米癌症、低体积 MPM（图 18.4）、低级别 MPM 的敏感性较差，因为目前的 PET/CT 相机的空间分辨率有限，约为 5 ～ 6mm[18]。特异性也不是特别高，因为 18F-FDG 摄取也可见于几种炎症状态，包括胸膜炎、慢性肉芽肿、良性石棉样斑、肺炎旁积液、滑石粉胸膜粘连和一些良性肿瘤，如孤立性纤维瘤[19、20]。美国国家综合癌症网络（NCCN）指南建议在实施胸膜融合术前应进行 18F-FDG PET 分期[2]。据报道，使用双时间点的 18F-FDG PET，包括在注射后 90 ～ 120 分钟的延迟采集，可以提高敏感性和特异性[17]；然而，结果并不令人满意。肉瘤样 MPM 组织的 SUV$_{max}$ 值显著高于上皮样 MPM 组织[15]。

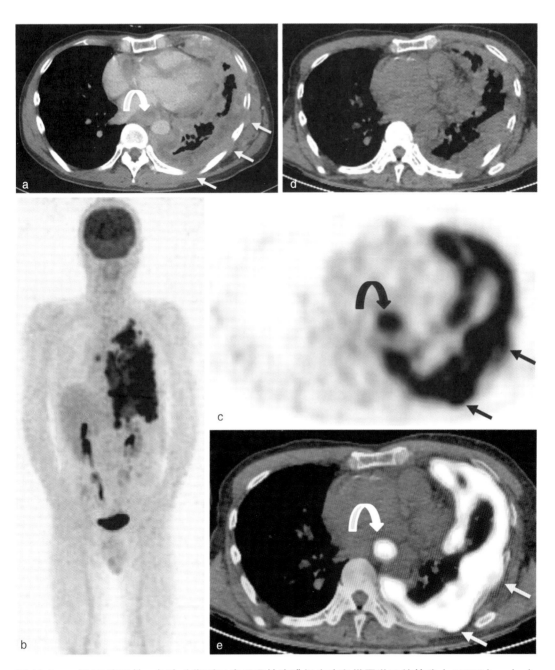

图 18.1　一例 56 岁男性，初次分期时已发现恶性胸膜间皮瘤和纵隔淋巴结转移（cT4N2）。（a）增强 CT 显示左半胸结节性胸膜增厚，并侵犯左前外侧胸壁（箭头）和左肋骨（箭头）。在纵隔中可见一个肿大的淋巴结（21mm×30mm）（弯曲箭头），提示存在淋巴结转移。（b）^{18}F-FDG PET 图像的最大密度投影（MIP）显示左半胸和纵隔有多处高强度摄取。（d）^{18}F-FDG PET，（c）CT 和（e）融合 PET/CT 显示 ^{18}F-FDG 高强度摄取对应于左半胸结节性胸膜增厚和纵隔淋巴结肿大（弯曲箭头），证实有淋巴结转移。与增强 CT 相比，左前外侧胸壁和左侧肋骨（箭头）的侵犯不那么明显

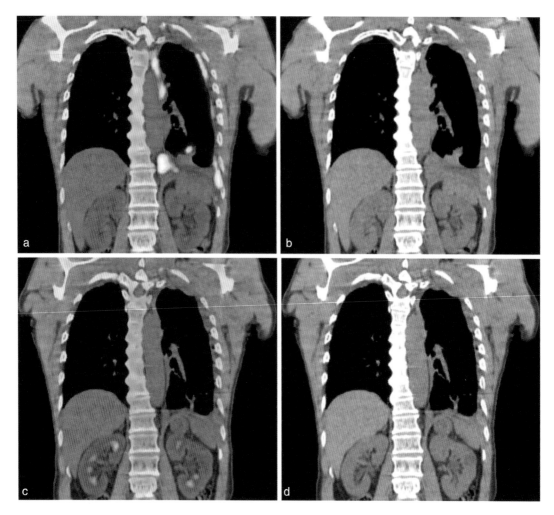

图 18.2 一例 66 岁男性恶性胸膜间皮瘤患者的化疗反应。治疗前冠状面重建融合（a）^{18}F–FDG PET/CT 和（b）CT 部分显示 ^{18}F–FDG 中度摄取，对应于左半胸的结节性胸膜增厚。冠状面重建融合（c）^{18}F–FDG PET/CT 和（d）化疗三个周期后的 CT 部分显示左侧胸膜厚度减少，几乎没有 ^{18}F–FDG 摄取。^{18}F–FDG PET/CT 明确了化疗的绝佳效果（完全代谢缓解 complete metabolic response：CMR）

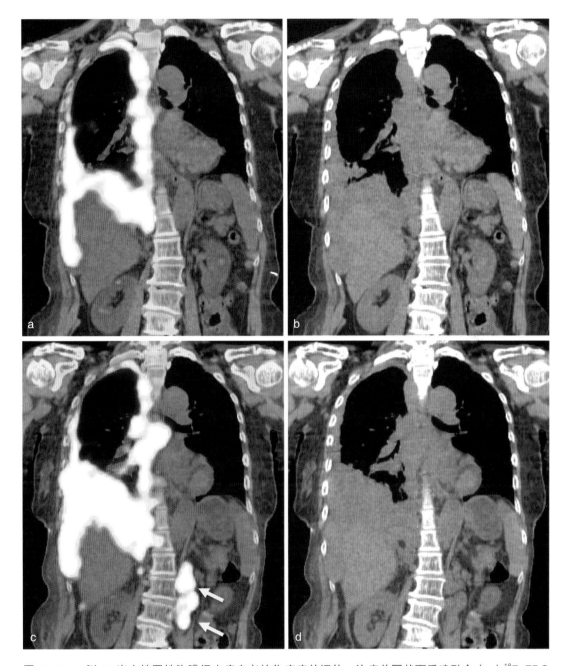

图 18.3　一例 65 岁女性恶性胸膜间皮瘤患者的化疗疗效评估。治疗前冠状面重建融合（a）[18]F–FDG PET/CT 和（b）CT 部分显示出 ^{18}F–FDG 较强摄取，对应于右半胸的结节性胸膜增厚。冠状面重建融合（c）[18]F–FDG PET/CT 和（d）化疗三个周期后的 CT 显示右侧胸膜增厚和 ^{18}F–FDG 部分摄取增强。若干腹部淋巴结肿大并伴有 ^{18}F–FDG 强摄取出现（箭头）。[18]F–FDG PET/CT 表明患者化疗后出现疾病进展（疾病代谢进展，progressive metabolic disease：PMD）

表 18.1　^{18}F–FDG PET（/CT）鉴别恶性胸膜间皮瘤与良恶性胸膜病变的研究

作者	参考文献	年	N	界限值	Sen	Spe	Acc	^{18}F–FDG PET 或 PET/CT
Bury	[7]	1997	25	Visual	100	78	92	PET
Bénard	[8]	1998	28	2.0	91	100	93	PET
Carretta	[9]	2000	14	Visual	92	100	92	PET
Gerbaudo	[10]	2002	15	Visual	97	80	94	PET
Kramer	[11]	2004	32	Visual	95	92	94	PET
Duysinx	[12]	2004	98	Visual	97	89	94	PET
Yildirim	[13]	2009	31	2.2	94	100	96	PET/CT
Orki	[14]	2009	83	3.0	100	95	98	PET/CT
Terada	[15]	2012	76	3.5	60	93	NA	PET/CT
Elboga	[16]	2012	50	Visual	92	62	84	PET/CT
Abe	[17]	2012	90	2.0	97	88	91	PET/CT（早期）
					100	88	92	PET/CT（延迟）

N：患者数量；Sen：敏感性；Spe：特殊性；Acc：准确性；^{18}F–FDG：2- 氟 -2 脱氧葡萄糖；PET：正电子发射断层扫描 / 计算机断层扫描；NA：不可用

　　此外，^{18}F–FDG PET/CT 可用于计划图像引导和手术活检术的患者，因为 ^{18}F–FDG 摄取最多的部位和 / 或最容易获取的部位可以被识别并作为组织采样的位置。

3　分期

　　为了更好地评估新的治疗方案，临床和病理上准确的分期系统对于选择预后相似的同质组患者进入临床试验至关重要。由国际间皮瘤小组提出的分期系统已被国际抗癌联盟和美国癌症联合委员会所接纳[2, 21]。该系统根据肿瘤 – 淋巴结 – 转移（TNM）分类来描述肿瘤的范围。影像学检查的一个重要作用是识别不可切除的疾病，从而避免不必要的外科手术。这包括 T3（可切除；胸壁受累、胸内筋膜受累、纵隔脂肪累及或非透壁心包受累）和 T4（不可切除；弥漫性肿瘤侵犯或多发胸壁灶，直接侵犯纵隔器官、脊柱、心包内表面或对侧胸膜、经横膈膜侵犯）疾病，识别 N3 淋巴结受累并识别远处转移。

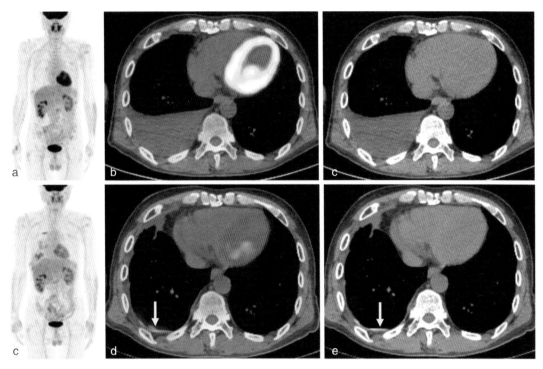

图 18.4　一例 68 岁男性恶性胸膜间皮瘤（cT1N0M0）患者，在滑石粉胸膜固定术和新辅助化疗（NAC）前后进行了 ^{18}F-FDG PET/CT 扫描。（a）滑石粉胸膜固定术和新辅助化疗（NAC）前进行 ^{18}F-FDG PET 扫描，显示右侧胸膜 FDG 摄取无异常。治疗前轴向（b）融合 ^{18}F-FDG PET/CT 和（c）滑石粉胸膜固定术和 NAC 前的 CT 扫描显示胸腔积液 FDG 摄取无异常。（d）滑石粉胸膜固定术和 NAC 后进行 ^{18}F-FDG PET 扫描，显示右侧胸膜多处 FDG 摄取异常。（e）轴向 ^{18}F-FDG PET/CT 和（f）滑石粉胸膜固定术和 NAC 后 CT 部分显示右侧胸膜增厚的高密度区有中度 ^{18}F-FDG 摄取（箭头），表明是由于滑石粉胸膜固定术所致良性肉芽肿性炎的非特异性 ^{18}F-FDG 摄取。

增强 CT 仍然是评估 MPM 的主要影像手段，能有效显示原发肿瘤、胸内淋巴结病变和胸外扩散程度（图 18.1）。^{18}F-FDG PET/CT 可准确显示胸外淋巴结病变和转移性疾病（图 18.1）。与单独使用 CT 相比，^{18}F-FDG PET/CT 已被证明可以提高分期的准确性，主要是通过识别额外的淋巴结受累程度和远处转移的位置。在一项对 29 例患者进行的前瞻性研究中，Erasmus 等人[22] 指出，通过使用 ^{18}F-FDG PET/CT 识别局部晚期肿瘤（常规影像学上未见胸外转移），41% 的患者规避了手术。在一项研究[23] 中，^{18}F-FDG PET/CT 提高了 70% 的患者手术评估准确性，而在另一项研究[24] 中，33% 的患者改变了治疗计划。然而，在淋巴结转移的诊断中，增强 CT 和 ^{18}F-FDG PET/CT 都有一定的局限性。

4 治疗效果评估

目前，增强 CT 是评估 MPM 治疗反应的金标准成像技术。然而，由于胸膜形状复杂，CT 在解剖成像上测量肿瘤负荷方面有差异。为了解决与 MPM 的非球形形态相关的问题，Byrne 和 Nowak[25] 提出了一种改良实体肿瘤疗效评估标准（modified RECIST）。然而，它的使用并没有完全克服在响应解释中的差异。

^{18}F-FDG PET 是一种代谢评估工具，在化疗效果评估中发挥了新的作用（图 18.2，图 18.3）（表 18.2）。此外，由于新陈代谢活动的变化通常发生在化疗期间肿瘤大小

表 18.2　采用 ^{18}F-FDG PET/CT 评价恶性胸膜间皮瘤化疗疗效的研究

作者	参考文献	年份	病例数	化疗药物	PET/CT 时间	PET/CT 参数	效果标准
Ceresoli	[26]	2006	20	培美曲塞	基线和 2 个周期的化疗后	ΔSUV	RECIST, EORTEC
Francis	[30]	2007	23	顺铂和吉西他滨	基线和 1 个周期的化疗后	ΔSUV, ΔMTV	mRECIST, EORTEC
Veit-Haibach	[31]	2010	41	培美曲塞和铂类	基线和经过 3 个周期的化疗	ΔSUV, ΔMTV, ΔTLG	mRECIST, EORTEC
Schaefer	[32]	2012	41	培美曲塞和铂类	基线和化疗 3、6、9、12、15 个周期后	ΔSUV, ΔMTV, ΔTLG	mRECIST, EORTEC
Tsutani	[28]	2013	50	顺铂和培美曲塞	基线和经过 3 或 4 个周期的化疗	ΔSUV	mRECIST
Lopci	[27]	2015	131	培美曲塞	基线和 2 个周期的化疗后	ΔSUV, ΔTLG	
Kanemura	[35]	2017	82	培美曲塞和铂类	基线和经过 3 个周期的化疗	ΔSUV	mRECIST, EORTEC

^{18}F-FDG：2-[^{18}F]-2- 脱氧 -d- 葡萄糖；PET：正电子发射断层扫描 / 计算机断层扫描；Δ：百分比变化；SUV：最大标准摄取值；MTV：代谢性肿瘤体积；TLG：全病变糖酵解；RECIST：实体肿瘤疗效评估标准；EORTEC：欧洲癌症研究和治疗组织；m：修改的

的变化之前，[18]F-FDG PET 能够在 CT 有可测量的变化之前检测到化疗效果，并可能更早地检测到对化疗有效者和对化疗无效者。Ceresoli 等 [26] 使用 ^{18}F-FDG PET 评估 20 例 MPM 患者接受两周期单用培美曲塞或培美曲塞联合卡铂治疗后治疗效果的预测价值，结果有代谢反应者的早期代谢反应（SUV 减少 25%）与肿瘤进展的中位时间（代谢反应者为 7 个月）之间存在显著相关性（$P < 0.05$），但未发现肿瘤进展时间与解剖结构反应之间的相关性。另一组研究同样是为了评估 ^{18}F-FDG PET 的预测价值，研究包括

131 例 MPM 患者，在两个周期培美曲塞化疗后用 PET 评估治疗反应，结果显示 SUV_{max}（ΔSUV_{max}）的百分比变化与全组的无进展生存期（PFS）显著相关（$P=0.02$），与 65 名未接受滑石粉胸膜固定术的患者的 PFS 和总生存期（OS）显著相关（无进展生存期 $P < 0.01$，总生存期 $P=0.03$）[27]。日本的 Tsutani 等[28]评估了新辅助化疗后 ^{18}F-FDG PET/CT 和 CT 代谢反应对评估可切除 MPM 患者胸膜外肺切除术的预后的作用，并阐明代谢反应（SUV_{max} 下降 $\geq 30\%$）与 OS 显著相关，而改良 RECIST 反应与 OS 无相关性。

由于 SUV_{max} 方法仅基于单个像素，对于评估弥漫性、复杂、往往几何形状多样的异质性肿瘤使用 SUV_{max} 的效果是有限的，而且还需要考虑肿瘤总体积。基于体积的 PET/CT 定量参数包括肿瘤代谢体积（MTV）和总病灶糖酵解（TLG），TLG 可以通过将 MTV 乘以加权肿瘤的体积负荷和代谢活性的平均 SUV 来计算，是包含总肿瘤体积和代谢活性的三维测量方法，可能比单像素方法（SUV_{max}）更敏感[29]。

在一项对 23 例经过一个周期化疗后的 MPM 患者进行的前瞻性研究中，Cox 回归分析显示，糖酵解总量减少与患者生存率的提高之间在统计学上有显著相关[30]。SUV_{max} 降低或 CT 显示的缩小均未显示与患者生存率显著相关。在一项对 41 例 MPM 患者的研究中[31]，提出了 PET 参数的新阈值（降低 $< -25\%$，$-25\% \sim -75\%$，$> -75\%$），3 个周期化疗后 MTV 和 TLG 的降低与生存率的提高相关（分别是 $P=0.002$ 和 $P=0.01$）。虽然化疗后的 CT 效果也与 OS 显著相关（$P=0.001$），但 SUV_{max} 和平均 SUV 与 OS 均无显著相关性。同一研究组[32]研究了 41 例持续接受培美曲塞和铂类化疗的患者，并比较了治疗前后改良 RECIST 标准、欧洲癌症研究和治疗组织（EORTC）评分、SUV_{max}、TLG 和 MTV 的变化。他们发现，SUV_{max} 在个体患者中随着时间的推移有很大的差异，而 SUV_{max} 的变化并不能预测 OS。根据改良 RECIST 标准，CT 上的形态学改变与化疗 15 个周期后的总生存率和预测生存期的相关性最高。与治疗前扫描相比，TLG 和 MTV 可预测持续反应和显著延长的总生存期，但这些参数仅预测到了第 6 个周期的总生存期。

5　CT 和 PET 疗效标准

5.1　实体肿瘤疗效评估新标准（mRECIST）

2004 年发表了在 MPM 患者中使用 CT 的 mRECIST 评价标准[25]（表 18.3）。在该方案中，通过对垂直于胸壁的最大肿瘤厚度进行 6 次测量相加来评估总体肿瘤负荷，并在三个至少间隔 1cm 的可重复标志上进行两次测量。mRECIST 将完全缓解（CR）定义为所有靶病灶消失，部分缓解（PR）定义为肿瘤最长径减少超过 30%，疾病进展（PD）为肿瘤最长径增加超过 20%。疾病稳定（SD）为 $-30\% \sim 20\%$ 之间的肿瘤改变。对于随访评估，所有测量值均在相同的位置和水平上进行。

表 18.3　改良 RECIST、EORTC 和 PERCIST 之间的比较

	改良 RECIST[25]	EORTC[33]	PERCIST[34]
病变测量	用 10mm 层面 CT 扫描	按体表面积进行病灶 FDG SUV_{max} 的均一化	最小肿瘤 SUL 是肝脏平均 SUL 的 1.5 倍
病变数量	最多 6 个	未指定	最多 5 个
CR/CMR	所有靶病灶消失	完全没有 FDG 摄取	所有代谢活性肿瘤的消失（＜平均肝脏活性，与背景难以区分）
PR/PMR	靶病灶直径和减少＞30%	SUV_{max} ＞减少 25%	SUL_{peak} ＞降低 30%
SD/SMD	不符合其他标准	不符合其他标准	不符合其他标准
PD/PMD	靶病灶直径和增加＞20% 或出现新病灶	SUV_{max} 增加＞25% 或出现新病灶	SUL_{peak} 增加＞30%，TLG 增加＞75%，或出现新的 FDG 摄取病变

RECIST：实体肿瘤反应评价标准；EORTC：欧洲癌症研究和治疗组织评价标准；PERCIST：实体肿瘤的正电子发射断层扫描反应评价标准；FDG：氟脱氧葡萄糖；SUV_{max}：最大标准化摄取值；SUL：最大去脂肪标准摄取值；TLG：肿瘤总糖酵解值

5.2　欧洲癌症研究和治疗组织（EORTC）

EORCT 的 PET 反应标准公布于 1999 年[33]（表 18.3）。根据标准中定义的四个类别对每次扫描的反应进行分类。完全代谢缓解（CMR）定义为所有病灶内 ^{18}F-FDG 摄取的完全消失，使其无法与周围组织区分。部分代谢缓解（PMR）是在超过一个治疗周期后，SUV_{max} 减少了至少 25%。疾病代谢进展（PMD）是 SUV_{max} 增加了至少 25% 或发现新的 ^{18}F-FDG 摄取病变。疾病代谢稳定（SMD）是介于 PMR 和 PMD 之间的一种反应。

5.3　实体肿瘤治疗疗效 PET 评价标准（PERCIST）

实体肿瘤治疗疗效 PET 评价标准（PERCIST）发布于 2009 年[34]（表 18.3）。在肿瘤 FDG 摄取最高部位的 1.2cm 直径的感兴趣区域（ROI）中计算峰值标准化摄取值（SUV_{peak}），然后标准化 SUL_{peak}（SUV_{peak}×[去脂肪体重]/[总体重]）。SUL_{peak} 也用于确定肿瘤的该值是否大于平均肝脏 SUL 值 +2SD（正常肝右叶 3cm 直径的球形 ROI）的 1.5 倍。PERCIST 显示的完全代谢缓解（CMR）为：一个病灶内 FDG 摄取的完全消退，水平低于平均肝脏活跃度，与周围的背景无法区分，没有新的 FDG 摄取病变的典型癌症模式。部分代谢缓解（PMR）：与基线测量相比，同一病变的靶体积中至少 SUL_{peak}

减少 30%。疾病代谢进展（PMD）：FDG 摄取峰值增加 30%，TLG 增加超过 75%，或出现新的 FDG 摄取病灶，这些病变是典型的癌症病灶，与治疗效果或感染无关。疾病代谢稳定（SMD）：不符合 CMR、PMR 或 PMD 条件的疾病。如果存在多个病灶，则对摄取率最高的 5 个病灶进行评估，并选择最差的客观反应进行 PERCIST 评估。

虽然有几个小组对改良 RECIST 和 EORTC 进行了比较，但这两个标准孰优孰劣仍存在争议。在对 41 例 3 个周期培美曲塞和铂类化疗后的 MPM 患者的疗效评价中，Veit-Haibach[31] 阐述改良 RECIST 和 EORTC 的 CR+PR/SD/PD 分别为 10/30/1，EORTC 的 CR+PR/SD/PD 分别为 14/23/4。此外，Schaefer[32] 评估了连续使用以培美曲塞和铂类为基础的化疗反应，结果表明，EORTC 不能预测 OS，而改良 RECIST 与 OS 高度相关，可预测持续化疗至第 15 个周期的生存率。Kanemura 和 Kuribayashi[35] 比较了改良 RECIST 标准和 EORTC 标准评估 82 例 MPM 患者接受 3 个周期培美曲塞和顺铂或培美曲塞和卡铂治疗后的疗效。改良 RECIST 标准显示 PR/SD/PD 患者分别为 15/62/5 例，但 62 例改良 RECIST 分类为 SD 患者可被 EORTC 评价标准分类为有代谢反应者（CMR/PMR/SMD=2/18/24）和疾病代谢进展者（PMD=18）。他们的研究表明，44 例有代谢反应者（CMR/PMR/SMD）的中位进展时间（TTP）显著长于 18 例 PMD 者（13.7 个月 对 10.0 个月，$P < 0.001$），并得出结论，FDG-PET/CT 可用于进一步精确分类改良 RECIST SD 患者中的无应答者。目前还没有关于评估 MPM 患者 PERCIST 评价标准的报道。

目前测量 ^{18}F-FDG 摄取的方法多种多样，化疗的时间和用于确定疗效的阈值也各不相同。据报道，滑石粉胸膜固定术增加了胸膜增厚的高密度区域的 ^{18}F-FDG 摄取（图 18.4），使 PET/CT 难以区分良性肉芽肿性炎症和恶性肿瘤，因此这可能会干扰 FDG-PET/CT 对化疗后疾病的评估[36]。因此，在 ^{18}F-FDG PET 作为监测治疗反应的工具之前，还需要进一步的研究来解决这些主要问题，才能得出明确的结论。

6　结论

^{18}F-FDG PET/CT 可以对肿瘤进行代谢和形态学的联合评估，显著提高诊断准确性，并对 MPM 患者的治疗（包括诊断、初始分期和疗效评估）产生重大影响。有待研发更高空间分辨率的新型 PET 摄像机和比 ^{18}F-FDG 更新型的放射性示踪剂，目前 ^{18}F-FDG 仍是目前化疗疗效评估的最佳方法。

参考文献

1. Tsao AS, Wistuba I, Roth JA, Kindler HL. Malignant pleural mesothelioma. J Clin Oncol. 2009;27:2081–90. https://doi.org/10.1200/JCO.2008.19.8523.
2. National Comprehensive Cancer Network. NCCN Clinical Practice Guidelines in Oncology™. Malignant pleural methothelioma updates in Version 2.2018. https://www2.tri-kobe.org/nccn/guideline/lung/english/mpm.pdf.
3. Truong MT, Viswanathan C, Godoy MB, Carter BW, Marom EM. Malignant pleural mesothelioma: role of CT, MRI, and PET/CT in staging evaluation and treatment considerations. Semin Roentgenol. 2013;48:323–34. https://doi.org/10.1053/j.ro.2013.03.017.
4. Pass HI, Kranda K, Temeck BK, Feuerstein I, Steinberg SM. Surgically debulked malignant pleural mesothelioma: results and prognostic factors. Ann Surg Oncol. 1997;4:215–22. https://doi.org/10.1007/bf02306613.
5. Boutin C, Rey F, Gouvernet J, Viallat JR, Astoul P, Ledoray V. Thoracoscopy in pleural malignant mesothelioma: a prospective study of 188 consecutive patients. Part 2: prognosis and staging. Cancer. 1993;72:394–404. https://doi.org/10.1002/1097-0142(19930715)72:2<394::aid-cncr2820720214>3.0.co;2-5.
6. Metintas M, Ozdemir N, Isiksoy S, Kaya T, Ekici M, Erginel S, et al. CT-guided pleural needle biopsy in the diagnosis of malignant mesothelioma. J Comput Assist Tomogr. 1995;19:370–4. https://doi.org/10.1097/00004728-199505000-00006.
7. Bury T, Paulus P, Dowlati A, Corhay JL, Rigo P, Radermecker MF. Evaluation of pleural diseases with FDG-PET imaging: preliminary report. Thorax. 1997;52:187–9. https://doi.org/10.1136/thx.52.2.187.
8. Benard F, Sterman D, Smith RJ, Kaiser LR, Albelda SM, Alavi A. Metabolic imaging of malignant pleural mesothelioma with fluorodeoxyglucose positron emission tomography. Chest. 1998;114:713–22. https://doi.org/10.1378/chest.114.3.713.
9. Carretta A, Landoni C, Melloni G, Ceresoli GL, Compierchio A, Fazio F, et al. 18-FDG positron emission tomography in the evaluation of malignant pleural diseases: a pilot study. Eur J Cardiothorac Surg. 2000;17:377–83. https://doi.org/10.1016/s1010-7940(00)00377-8.
10. Gerbaudo VH, Sugarbaker DJ, Britz-Cunningham S, Di Carli MF, Mauceri C, Treves ST. Assessment of malignant pleural mesothelioma with 18F-FDG dual-head gamma-camera coincidence imaging: comparison with histopathology. J Nucl Med. 2002;43:1144–9.
11. Kramer H, Pieterman RM, Slebos DJ, Timens W, Vaalburg W, Koeter GH, et al. PET for the evaluation of pleural thickening observed on CT. J Nucl Med. 2004;45:995–8.
12. Duysinx B, Nguyen D, Louis R, Cataldo D, Belhocine T, Bartsch P, et al. Evaluation of pleural disease with 18-fluorodeoxyglucose positron emission tomography imaging. Chest. 2004;125:489–93. https://doi.org/10.1378/chest.125.2.489.
13. Yildirim H, Metintas M, Entok E, Ak G, Ak I, Dundar E, et al. Clinical value of fluorodeoxyglucose-positron emission tomography/computed tomography in differentiation of malignant mesothelioma from asbestos related benign pleural disease: an observational pilot study. J Thorac Oncol. 2009;4:1480–4. https://doi.org/10.1097/JTO.0b013e3181c0a7ff.
14. Orki A, Akin O, Tasci AE, Ciftci H, Urek S, Falay O, et al. The role of positron emission tomography/computed tomography in the diagnosis of pleural diseases. Thorac Cardiovasc Surg. 2009;57:217–21. https://doi.org/10.1055/s-2008-1039314.
15. Terada T, Tabata C, Tabata R, Okuwa H, Kanemura S, Shibata E, et al. Clinical utility of 18-fluorodeoxyglucose positron emission tomography/computed tomography in malignant pleural mesothelioma. Exp Ther Med. 2012;4:197–200. https://doi.org/10.3892/etm.2012.572.
16. Elboga U, Yılmaz M, Uyar M, Zeki Çelen Y, Bakır K, Dikensoy O. The role of FDG PET-CT in differential diagnosis of pleural pathologies. Rev Esp Med Nucl Imagen Mol. 2012;31:187–91. https://doi.org/10.1016/j.remn.2011.06.002.
17. Abe Y, Tamura K, Sakata I, Ishida J, Ozeki Y, Tamura A, et al. Clinical implications

of 18F-fluorodeoxyglucose positron emission tomography/computed tomography at delayed phase for diagnosis and prognosis of malignant pleural mesothelioma. Oncol Rep. 2012;27:333–8. https://doi.org/10.3892/or.2011.1520.

18. Roca E, Laroumagne S, Vandemoortele T, Berdah S, Dutau H, Maldonado F, et al. ^{18}F-fluoro-2-deoxy-d-glucose positron emission tomography/computed tomography fused imaging in malignant mesothelioma patients: looking from outside is not enough. Lung Cancer. 2013;79:187–90. https://doi.org/10.1016/j.lungcan.2012.10.017.

19. Nguyen NC, Tran I, Hueser CN, Oliver D, Farghaly HR, Osman MM. F-18 FDG PET/CT characterization of talc pleurodes is induced pleural changes over time: a retrospective study. Clin Nucl Med. 2009;34:886–90. https://doi.org/10.1097/RLU.0b013e3181bece11.

20. Kitajima K, Doi H, Kuribayashi K. Present and future roles of FDG-PET/CT imaging in the management of malignant pleural mesothelioma. Jpn J Radiol. 2016;34:537–47. https://doi.org/10.1007/s11604-016-0555-1.

21. Rusch VW. A proposed new international TNM staging system for malignant pleural mesothelioma: from the international mesothelioma interest group. Chest. 1995;108:1122–8. https://doi.org/10.1378/chest.108.4.1122.

22. Erasmus JJ, Truong MT, Smythe WR, Munden RF, Marom EM, Rice DC, et al. Integrated computed tomography–positron emission tomography in patients with potentially resectable malignant pleural mesothelioma: staging implications. J Thorac Cardiovasc Surg. 2005;129:1364–70. https://doi.org/10.1016/j.jtcvs.2004.10.034.

23. Wilcox BE, Subramaniam RM, Peller PJ, Aughenbaugh GL, Nichols Iii FC, Aubry MC, et al. Utility of integrated computed tomography-positron emission tomography for selection of operable malignant pleural mesothelioma. Clin Lung Cancer. 2009;10:244–8. https://doi.org/10.3816/CLC.2009.n.033.

24. Ambrosini V, Rubello D, Nanni C, Farsad M, Castellucci P, Franchi R, et al. Additional value of hybrid PET/CT fusion imaging vs. conventional CT scan alone in the staging and management of patients with malignant pleural mesothelioma. Nucl Med Rev Cent East Eur. 2005;8:111–5.

25. Byrne MJ, Nowak AK. Modified RECIST criteria for assessment of response in malignant pleural mesothelioma. Ann Oncol. 2004;15:257–60. https://doi.org/10.1093/annonc/mdh059.

26. Ceresoli GL, Chiti A, Zucali PA, Rodari M, Lutman RF, Salamina S, et al. Early response evaluation in malignant pleural mesothelioma by positron emission tomography with [^{18}F] fluorodeoxyglucose. J Clin Oncol. 2006;24:4587–93. https://doi.org/10.1200/JCO.2006.06.8999.

27. Lopci E, Zucali PA, Ceresoli GL, Perrino M, Giordano L, Gianoncelli L, et al. Quantitative analyses at baseline and interim PET evaluation for response assessment and outcome definition in patients with malignant pleural mesothelioma. Eur J Nucl Med Mol Imaging. 2015;42:667–75. https://doi.org/10.1007/s00259-014-2960-y.

28. Tsutani Y, Takuwa T, Miyata Y, Fukuoka K, Hasegawa S, Nakano T, et al. Prognostic significance of metabolic response by positron emission tomography after neoadjuvant chemotherapy for resectable malignant pleural mesothelioma. Ann Oncol. 2013;24:1005–10. https://doi.org/10.1093/annonc/mds537.

29. Kitajima K, Doi H, Kuribayashi K, Hashimoto M, Tsuchitani T, Tanooka M, et al. Prognostic value of pretreatment volume-based quantitative ^{18}F-FDG PET/CT parameters in patients with malignant pleural mesothelioma. Eur J Radiol. 2017;86:176–83. https://doi.org/10.1016/j.ejrad.2016.11.019.

30. Francis RJ, Byrne MJ, van der Schaaf AA, Boucek JA, Nowak AK, Phillips M, et al. Early prediction of response to chemotherapy and survival in malignant pleural mesothelioma using a novel semiautomated 3-dimensional volume based analysis of serial ^{18}F-FDG PET scans. J Nucl Med. 2007;48:1449–58. https://doi.org/10.2967/jnumed.107.042333.

31. Veit-Haibach P, Schaefer NG, Steinert HC, Soyka JD, Seifert B, Stahel RA. Combined FDG-PET/CT in response evaluation of malignant pleural mesothelioma. Lung Cancer.

2010;67:311–7. https://doi.org/10.1016/j.lungcan.2009.04.015.

32. Schaefer NG, Veit-Haibach P, Soyka JD, Steinert HC, Stahel RA. Continued pemetrexed and platin-based chemotherapy in patients with malignant pleural mesothelioma (MPM): value of ^{18}F-FDG-PET/CT. Eur J Radiol. 2012;81:e19–25. https://doi.org/10.1016/j.ejrad.2010.11.006.

33. Young H, Baum R, Cremerius U, Herholz K, Hoekstra O, Lammertsma AA, et al. Measurement of clinical and subclinical tumour response using [^{18}F]-fluorodeoxyglucose and positron emission tomography: review and 1999 EORTC recommendations. European Organization for Research and Treatment of Cancer (EORTC) PET Study Group. Eur J Cancer. 1999;35:1773–82. https://doi.org/10.1016/s0959-8049(99)00229-4.

34. Wahl RL, Jacene H, Kasamon Y, Lodge MA. From RECIST to PERCIST: evolving considerations for PET response criteria in solid tumors. J Nucl Med. 2009;50(Suppl 1):122S–50S. https://doi.org/10.2967/jnumed.108.057307.

35. Kanemura S, Kuribayashi K, Funaguchi N, Shibata E, Mikami K, Doi H, et al. Metabolic response assessment with ^{18}F-FDG-PET/CT is superior to modified RECIST for the evaluation of response to platinum-based doublet chemotherapy in malignant pleural mesothelioma. Eur J Radiol. 2017;86:92–8. https://doi.org/10.1016/j.ejrad.2016.11.009.

36. Kitajima K, Nakamichi T, Hasegawa S, Kuribayashi K, Yamakado K. Fluorodeoxyglucose versus choline positron emission tomography/computed tomography response evaluation in two malignant pleural mesothelioma patients treated with talc pleurodesis and neoadjuvant chemotherapy. Cureus. 2018;10(11):e3654. https://doi.org/10.7759/cureus.3654.

第 19 章

间皮瘤的姑息治疗：如何正确管理间皮瘤的临床症状？

Helen Clayson

【摘要】恶性胸膜间皮瘤的症状负担较高。本章讨论了如何缓解由于呼吸困难、疼痛和其他与这种毁灭性疾病相关的症状而造成的痛苦的姑息治疗选择。

【关键词】间皮瘤；呼吸困难；疼痛；症状；姑息治疗

1 概述

胸膜间皮瘤是一种恶性度极高的疾病，尽管对这种肿瘤的治疗进行了大量研究，但其预后仍然很差，通常在诊断后 18 个月内死亡，而且患者有很多明显的疾病症状[1]。对间皮瘤患者经历的报告显示，痛苦是多维度的：疾病对生理、心理和社会领域均造成了影响[2, 3]。

一些国际组织和最近的一篇文献综述强调了姑息治疗对间皮瘤患者的重要性，以改善患者的生活质量和减少痛苦。姑息治疗可以与任何积极的肿瘤治疗同时进行[4, 5, 6]。本文讨论了间皮瘤最常见的症状，并为通过姑息治疗来缓解这些症状提出了建议。

姑息治疗的定义：

世界卫生组织（WHO）对姑息治疗的定义为"一种通过对疼痛和其他身体、心理和精神问题进行早期干预和无可挑剔的评估和治疗来预防和缓解痛苦，从而改善面临危及生命的疾病相关问题的患者及其家人的生活质量的方法"[7]。

2 恶性胸膜间皮瘤的临床表现

大多数恶性胸膜间皮瘤患者都有呼吸困难和 / 或疼痛的症状，这种情况下的疼痛在

H. Clayson (✉)
Masterton Medical, Masterton, New Zealand

整个疾病过程中日趋加重[1, 2, 6, 8]。作为临床试验的一部分进行的一项生活质量评估显示，间皮瘤的评分在以下方面的得分比肺癌患者更差：呼吸困难、疼痛、失眠、咳嗽、厌食和疲劳[9]。一项对英国 80 例恶性胸膜间皮瘤患者的病历进行了回顾性文献综述报告了所记录的患者身体症状发生率，如表 19.1 所示[2]。

表 19.1　身体症状发生率 [2]

症状	发病率 %（n=80 例）
呼吸困难	96
疼痛	91
咳嗽	41
体重减轻	41
厌食症	25
出汗	18
恶心	14
疲劳	13
吞咽困难	11
便秘	10
腹水	9
呕吐	6
疼痛性转移	6

2.1　呼吸困难

最常见的症状是呼吸困难。最初，这很可能是由于胸腔积液所致，经抽吸可缓解。由于胸腔积液容易复发，胸膜固定术是预防复发最有效的方法。在疾病早期进行胸膜固定术最有效。如果胸膜固定术无效，可使用隧道式留置胸膜导管。这可以在家处理，有时可以让塌陷的肺重新扩张。如果有广泛的胸膜受累或已经发展成"固定肺"，则需要行胸膜切除术或肺部分切除术[1, 2, 10]。当患者可能患有如慢性阻塞性肺疾病或心力衰竭等导致呼吸困难的合并症时，应该积极治疗合并症。对 80 例恶性胸膜间皮瘤患者的病例回顾显示，75% 的患者有一种或多种合并症，69% 的患者有吸烟史[2]。偶尔，产生呼吸困难是由于原发性心包间皮瘤或胸膜累及引起的心包积液。这可能是一种医疗紧急情况，并与较短的生存时间相关[11]。

缓解呼吸困难需要多模式方法，包括使用手持风扇或吸氧、阿片类药物、镇静剂（如苯二氮䓬类药物）和心理干预[12, 21]。

呼吸困难是一种生物 – 社会 – 心理反应。呼吸困难的"亲身体验"包括身体感觉和社会心理因素 / 情感因素。必须向患者解释呼吸困难的原因，恢复掌握感以对抗失控、耻辱和对死亡迫在眉睫的恐惧等感觉 [2, 12, 13]。

非药物干预也是有帮助的。患者可以学习自救技术，如噘嘴呼吸、使用手持风扇、起搏活动和必要时使用助行器。对于病情良好的患者，肺康复可能是有用的 [13, 14, 15]。

手持风扇排出的空气可以减少一些间皮瘤患者的呼吸困难感 [16]。除非血氧饱和度较低，否则不推荐使用吸氧来缓解呼吸困难，即使这样，它也可能无效 [17]。

吗啡能有效地减少气喘感 [18]。对于阿片类药物依赖的患者，传统的做法是从小剂量开始，然后在稳定后转为长效吗啡。然而，另一种方案已被证明是安全有效的：从口服长效吗啡 10 mg/24 小时开始，如果需要，增加到 30 mg/24 小时 [19]。对于已经在服用吗啡止痛的患者，使用大剂量吗啡治疗呼吸困难是正常的做法，尽管较低的剂量已被证明是同样有效的 [20]。

对于有明显合并症的患者，例如有肾功能损害，应该使用较低剂量的吗啡，如 1mg/4 小时口服或更少，或者，也可以舌下或皮下使用芬太尼或阿芬太尼，因为它们不通过肾脏排泄 [21]。

呼吸困难会导致焦虑，从而加剧呼吸困难，形成恶性循环。诸如放松、冥想、分散注意力和创造性活动等补充疗法可能是有益的，而一些患者会发现咨询很有帮助。短效苯二氮䓬类药物，如口服劳拉西泮或鼻腔注射咪达唑仑，可能也有效 [19]。重要的是教育照顾者如何处理呼吸困难，以及当呼吸困难出现时如何帮助患者，例如，变换体位、用药、通过安抚或分散注意力来帮助患者 [1, 2, 12, 21]。

呼吸困难常伴有咳嗽，这可能是由于感染、合并症、胸膜或心包积液，或偶尔由于肿瘤刺激横膈肌导致的。包括胸部 X 线在内的检查可以显示具体引起咳嗽的原因。咳嗽通常在放疗后持续一到两周。如果排除了所有可治疗的原因，那么一些简单的方法可能会有所帮助，比如在感觉咳嗽时喝传统的止咳糖浆或喝水。对于排除了可治疗性的顽固性咳嗽，可能需要口服吗啡进行止咳 [21]。

在生命末期的难治性、令人痛苦的呼吸困难可以通过使用中枢作用镇静剂如咪达唑仑来治疗，通常可通过持续皮下输注以顺利实现症状的控制。氟哌啶醇和左旋丙嗪对较烦躁的患者有效 [21]。

2.2　疼痛

大多数恶性胸膜间皮瘤患者都会出现疼痛症状 [1, 12]（表 19.1）。在 20 世纪 60 年代，现代姑息治疗和临终关怀的先驱，西塞莉·桑德斯夫人，提出了"全方位疼痛"的概念，即：包括病人所经历的所有身体、心理、社会、精神和实际问题的痛苦 [22]。这一概念强调了需要多维方法来缓解疼痛，并强调了姑息治疗的整体精神。间皮瘤通常是一种进展迅速的疾病，由于间皮瘤疼痛的复杂性，有效治疗具有挑战性，因此患者需要及时和全面的止痛，并尽早进行姑息治疗 [1, 23]。

恶性胸膜间皮瘤患者可经历任一或所有各种类型的疼痛：局部胸壁疼痛、弥漫性疼痛、钝痛和 / 或严重尖锐刺激性胸膜疼痛；疼痛的症状通常随着疾病的进展程度而加重。恶性胸膜间皮瘤疼痛的发病机制是多因素的。间皮瘤的疼痛通常是由伤害性和神经性疼痛共同引起的。伤害性疼痛是由炎症恶变而来的，它激活了如胸膜、肺或周围软组织中神经支配组织的伤害性感受器。当神经组织（例如肋间神经）受到侵袭性肿瘤的挤压、压迫或破坏时，就会发生神经性疼痛。疼痛也可能是侵入性手术的结果，如胸腔穿刺术或胸膜剥脱术后，当肿瘤细胞随伤口播散穿过胸壁，并在切口部位或手术瘢痕处形成引起疼痛的胸壁结节 [1, 6, 8, 12]。

多年来，世界卫生组织癌症止痛阶梯一直是公认的癌症疼痛治疗指南（图 19.1）[24]。

然而，新提出的模型，如疼痛金字塔和疼痛平台，阐述了随着现代止痛学的进步而调整的控制疼痛的多模式方法 [12, 25]。

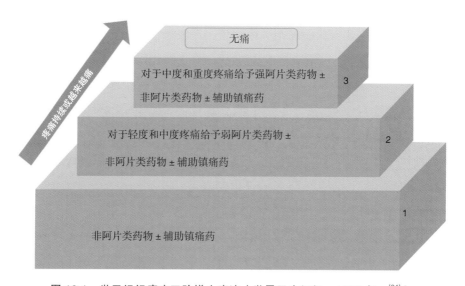

图 19.1 世卫组织癌症三阶梯止痛法（世界卫生组织，1986 年，[24]）

在恶性胸膜间皮瘤的早期阶段，简单的镇痛药如扑热息痛和 / 或非甾体抗炎药可能足以控制疼痛，但疼痛在整个疾病中是逐渐加重的，由于其复杂性，通常需要阿片类药物 ± 辅助镇痛药 [1, 2, 6]。

根据姑息治疗指南，吗啡是一种安全有效的药物。在所有情况下，当给患者开吗啡时，都需要让患者理解为什么要使用吗啡，并解除对吗啡的恐惧。由于最初使用吗啡的剂量很低，而且在目前对癌症止痛成瘾控制比较严苛的背景下，这不太可能是一个令人担忧的问题。阿片类镇痛药物的替代给药途径，如经皮芬太尼贴片或持续皮下注射吗啡或其他阿片类药物在口服途径不可行时是有用的，特别是在生命末期。在切换阿片类药物时需要注意，了解它们的相对强度，并提供转换表以供参考。定期服用阿片类药物镇痛的患者应一直给予额外的短效阿片类药物，以防因阵发性爆发性疼痛而引起的焦虑和痛苦而导致生活质量降低 [26, 27]。

辅助镇痛药如去甲替林或加巴喷丁可用于治疗神经性疼痛，通常与吗啡或其他阿片类药物联合使用。然而，Bennett 等（2011）认为传统用于神经性疼痛的药物相对无效，并强调需要密切监测这些药物的副反应，如果在 4 ～ 8 天内疗效不明显，则应停用这些药物 [28]。美沙酮和氯胺酮是强大的镇痛药，作用范围广泛，包括阻断 NMDA 受体通道，但由于其作用复杂、副作用风险以及与其他药物的相互作用，它们只能在姑息医学专家建议后才能使用 [27]。

骨痛在本质上通常是炎症性的，使用非甾体抗炎药有效，放疗也有效，耐受性好。姑息性放疗也能有效缓解有胸壁或神经根受累部位的转移疼痛 [1, 12, 29]。

介入性镇痛可用于神经性疼痛的局部控制，例如，肋间神经阻滞，最好是在超声引导下进行，以降低发生气胸的风险 [12]。

对于不能通过药物控制的顽固性单侧疼痛，可选择经皮颈椎脊髓皮质切开术，可切除对侧脊髓丘脑束。然而，这种方法并不适合广泛使用，并不是所有有严重疼痛的患者都适合这种干预 [30]。

一项小型研究调查了使用 20 Gy 剂量，分 5 次进行放疗对局部胸壁疼痛的镇痛作用，结果显示，在第 5 周评估的 30 名患者中，47% 的患者疼痛得到了改善，5 例患者疼痛完全缓解 [31]。一项随机对照研究正在进行中，以确定最佳方案 [32]。

由于疼痛的复杂性和间皮瘤的快速进展，有必要经常回顾患者的镇痛作用并对变化作出快速反应。当疼痛控制面临挑战，或者患者有多种症状或令人担心的合并症（包括心理 – 社会问题）时，建议采用专业的姑息治疗服务。家庭 / 非正式护理人员需要教育和支持来管理癌症疼痛患者。临床护理专家、补充疗法和临终关怀都可以对患者及其家属有所帮助 [1, 2]。

2.3　胃肠道症状：厌食症、体重减轻、恶心、呕吐

这些常见症状可能是由于疾病、治疗或两者共同导致的。恶病质综合征包括厌食症、体重减轻、虚弱和贫血，与肿瘤和宿主因素（高代谢、慢性炎症和激素异常）相互作用有关 [33]。

非药物治疗方法包括解决经常因恶性肿瘤而改变的饮食偏好、少吃多餐、避免有强烈气味的食物或烹饪手法、使用小盘子和向营养师寻求建议，这些方法都会有所帮助。食用生姜和针灸也很有效。

抗恶心药 / 止吐药的选择取决于引起症状的起因。便秘是一个常见的问题。应用止吐药

要根据患者的血液生化检查结果和药物副作用耐受情况（包括阿片类药物）。甲氧氯普安（胃复安）可促进胃肠道运动，并有中枢性抗呕吐作用。如果发生持续恶心和/或呕吐，有可能是因为治疗疼痛和其他症状的药物并未被吸收，这时应该使用肠外药物。在许多情况下，需要不止一种止吐药。标准的姑息治疗指南可在网上获得，以获得进一步建议[34]。

3 恶性间皮瘤的其他身体症状

关于这些症状的治疗指南可以很容易在循证网站上找到，如苏格兰姑息治疗指南[35]。

3.1 吞咽困难

间皮瘤虚弱患者引起吞咽困难的常见原因是一种念珠菌感染，可用口服制霉菌素治疗。在某些情况下，肿瘤会引起食道压迫，应进行影像学检查。治疗将取决于压迫的性质和患者的情况。

3.2 出汗

有些间皮瘤患者会表现为丑角综合征（Harlequin syndrome）：偶尔会出现单侧面部易多汗，这是由于交感神经系统被侵犯所致。如果出汗症状比较严重，可以进行星状神经节阻滞[10]。

3.3 便秘

3.3.1 腹水

当肿瘤细胞穿透横膈膜时，在胸膜间皮瘤或原发性腹膜间皮瘤中会出现过多的腹膜积液。可以在必要时通过穿刺术或通过永久性留置腹膜导管来进行姑息治疗。这可以在社区护理服务机构的支持下在家中进行管理[23]。

3.3.2 疼痛转移

虽然在大量尸检中发现 55% 的间皮瘤患者有转移，但很少有临床意义。对于转移灶是否需要治疗取决于转移部位和症状负担[8]。

4 心理层面和社会层面的痛苦

间皮瘤患者经常经历各种不同的心理痛苦，焦虑、抑郁和创伤应激症状都比较常见。这方面的讨论超出了本文的范围。

面对绝症和应对多种身体症状时，患者（和他们的家人）经常将疾病归因于雇主的疏忽或他们自己过去忽视了石棉的风险，害怕疾病会遗传给其他家庭成员，再如疾病的不确定性和难以控制，因治疗与家人分离，担心痛苦的死亡，丧失认同感，以及对间皮瘤作为一种工业疾病相关的复杂医疗 – 法律程序，都是间皮瘤患者面临的问题[2, 3, 36–39]。

最近一项关于对间皮瘤社会影响的研究报告显示，身体功能和行动能力的丧失对患者是毁灭性的打击，造成对护理人员的高度依赖；这种情况对病人和家庭照顾者都造成了不良影响。患者及其家属面临的一个问题往往是对这种相对罕见的疾病知识了解不足。自助小组和临床护理专家可以帮助对抗社会孤立，并提供支持和可靠的信息[2, 36–39]。

5　结论

间皮瘤的姑息治疗比较复杂，需要一种及时和全面的应对方法。必须在早期阶段提供全面的姑息治疗干预措施，必要时提供专家姑息治疗服务，以减轻这种致命性疾病给患者造成的痛苦。

参考文献

1. Bibby A, Tsim S, Kanellakis N, et al. Malignant pleural mesothelioma: an update on investigation, diagnosis and treatment. European Respiratory Review. Dec 2016;25(142):472–86.
2. Clayson H, The experience of mesothelioma in Northern England. PhD thesis. University of Sheffield, Sheffield, UK. 2007.
3. Cairncross G, et al. 'You can't do anything like you used to': an Australian study of the implications of Asbestos-related disease for both caregivers and society. International Journal of Health, Safety and Environments (IJHSE). 2018;4(3):236–47.
4. Scherpereel A, Astoul P, Baas P, et al. Guidelines of the European Respiratory Society and the European Society of Thoracic Surgeons for the management of malignant pleural mesothelioma. Eur Respir J. 2010;35:479–95.
5. BTS British Thoracic Society Standards of Care Committee. BTS statement on malignant mesothelioma in the UK, 2007 Thorax 2007;62:Suppl 2, ii1–ii19.
6. Saunders J, Ashton M, Hall C, et al. Pain management in patients with malignant mesothelioma: challenges and solutions Lung Cancer: Targets and Therapy 2019;10:37–46.
7. World Health Organization. WHO definition of palliative care 2002. http://www.who.int/cancer/palliative/definition/en/. Accessed 1 Sep. 2019.
8. Mercadante Macleod N, Kelly C, Stobo J, et al. Pain in malignant pleural mesothelioma: a prospective characterization study. Pain Med. 2016;17(11):2119–26.
9. Nowak A, Stockler MR, Byrne MJ. Assessing quality of life during chemotherapy for mesothelioma: feasibility, validity, and results of using the European Organisation for Research and Treatment of Cancer Core Quality of Life Questionnaire and Lung Cancer Module. J Clin Oncol. 2004;22:3172–80.
10. Davies HE, Mishra EK, Kahan BC, et al. Effect of an indwelling pleural catheter vs chest tube and talc pleurodesis for relieving dyspnea in patients with malignant pleural effusion: the TIME2 randomized controlled trial. JAMA. 2012;307:2383–9.
11. Thomason R, Schlegel W, et al. Primary malignant mesothelioma of the pericardium. Texas

Heart Institute J. 1994;21:170–4.

12. Ahmedzai S, Clayson H. Supportive and palliative care in mesothelioma. In: O'Byrne K, Rusch V, editors. Malignant pleural mesothelioma. New York: Oxford University Press Inc; 2006.

13. Hutchinson A, Barclay-Klingle N, Galvin K, Johnson M. Living with breathlessness: a systematic literature review and qualitative synthesis. European Respiratory Journal 2018;51(2):1701477. https://erj.ersjournals.com/lens/erj/51/2/1701477. Accessed 22 Sep. 2019.

14. Bredin M, Corner J, Krishnasamy M, et al. Multicentre randomised controlled trial of nursing intervention for breathlessness in patients with lung cancer. BMJ. 1999;318(7188):901–4.

15. Bausewein C, Booth S, Gysels M, Higginson I. Non-pharmacological interventions for breathlessness in advanced stages of malignant and non-malignant diseases. Cochrane Database Syst Rev. 2008;2:CD005623.

16. Bausewein C, Booth S, et al. Effectiveness of a hand-held fan for breathlessness: a randomised phase II trial. BMC Palliative Care. 2010;2:22.

17. Campbell ML, Yarandi H, Dove-Medows E. Oxygen is nonbeneficial for most patients who are near death. J Pain Symptom Management. 2013;45(3):517–23.

18. Barnes H, McDonald J, Smallwood N, Manser R. Opioids for the palliation of refractory breathlessness in adults with advanced disease and terminal illness. Cochrane Database Syst Rev. 2016;3:CD011008.

19. Currow DC, McDonald C, Oaten S, et al. Once-daily opioids for chronic dyspnea: a dose increment and pharmacovigilance study. J Pain Symptom Manag. 2011;42(3):388–99.

20. Allard P, Lamontagne C, et al. How effective are supplementary doses of opioids for dyspnoea in terminally ill cancer patients? A randomised continuous sequential clinical trial. J Pain Symptom Management. 1999;17:256–65.

21. Scottish Palliative Care Guidelines 2019. Breathlessness. NHS Scotland 2019. https://www.palliativecareguidelines.scot.nhs.uk. Accessed 1 Sep. 2019.

22. Saunders CM. The management of terminal malignant disease. 1st ed. London: Edward Arnold; 1978.

23. Mercadante S, Degiovanni D, Casuccio A. Symptom burden in mesothelioma patients admitted to home palliative care. Curr Med Res Opin. 2016;32(12):1985–1988. https://www.ncbi.nlm.nih.gov/pubmed/27532369. Accessed 21 Sep. 2019.

24. World Health Organisation. Cancer pain relief and palliative care: report of a WHO expert committee. Tech. Rep. Ser. 804. Geneva: WHO, 1990.

25. Leung L. From ladder to platform: a new concept for pain management. J Prim Health Care. 2012;4(3):254–8.

26. Strong opioids for pain management for adults in palliative care. Best Practice. https://bpac.org.nz/BPJ/2012/December/docs/bpj_49_opioids_pages_8-17.pdf. Accessed 23 Sep. 2019.

27. Scottish palliative care guidelines. Choosing and changing opioids. NHS Scotland. https://www.palliativecareguidelines.scot.nhs.uk/guidelines/pain/choosing-and-changing-opioids.aspx. Accessed 23 Sep. 2019.

28. Bennett MI. Effectiveness of antiepileptic or antidepressant drugs when added to opioids for cancer pain: systematic review. Palliat Med. 2011;25:553–9.

29. Akmansu M, Erpolat OP, Goksel F, Tunc E, Ozturk C. Radiotherapy applications of patients with malignant mesothelioma: a single center experience. Rep Pract Oncol Radiother. 2012;18(2):82–6.

30. Feizerfan A, Antrobus JHL. Role of percutaneous cervical cordotomy in cancer pain management. Cont Educ Anaesth Crit Care Pain. 2014;14(1):23–6.

31. MacLeod N, Chalmers A, O'Rourke N. Is radiotherapy useful for treating pain in mesothelioma?: a phase II trial. J Thoracic Oncol. 2015;10(6):944–50.

32. Ashton M, O'Rourke N, Macleod N, et al. SYSTEMS-2: A randomised phase II study of radiotherapy dose escalation for pain control in malignant pleural mesothelioma. Clin Transl Radiat Oncol. 2018;8:45–9.

33. Dev R, Wong A, et al. The evolving approach to management of cancer cachexia. Oncology Journal. January 15, 2017. https://www.cancernetwork.com/oncology-journal/evolving-approach-management-cancer-cachexia. Accessed 12 Sep. 2019.

34. Scottish palliative care guidelines. Nausea and vomiting. NHS Scotland. https://www.palliativecareguidelines.scot.nhs.uk/guidelines/pain/choosing-and-changing-opioids.aspx. Accessed 23 Sep. 2019.

35. Scottish palliative care guidelines. Symptom control. NHS Scotland. https://www.palliativecareguidelines.scot.nhs.uk/guidelines/symptom-control. Accessed 1 Sep. 2019.

36. Dooley J, Wilson JP et al. Stress and depression of facing death: investigation of psychological symptoms in patients with mesothelioma. Australian Journal of Psychology 2011;62:3. https://aps.onlinelibrary.wiley.com/doi/abs/10.1080/00049530903510757. Accessed 13 Sep. 2019.

37. Hughes N, Arber A. The lived experience of patients with pleural mesothelioma. Int J Palliat Nurs. 2008;14:66–71.

38. Arber A, Spencer L. 'It's all bad news': the first 3 months following a diagnosis of malignant pleural mesothelioma. Psycho-Oncology. 2013;22:528–1533.

39. Buultjens J, Cairncross G, Tucker J, Sen S. 'You can't do anything like you used to': an Australian study of the implications of asbestos-related disease for both caregivers and society. ASJ: International Journal of Health, Safety and Environments (IJHSE). 2018;4(03):236–47.

第 20 章

晚期间皮瘤的支持治疗：间皮瘤护理人员在临床实践中的重要作用是什么？

Yasuko Nagamatsu

【摘要】晚期恶性胸膜间皮瘤是一种罕见的由石棉诱发的侵袭性胸膜表面恶性肿瘤，是一种无法治愈、有症状且预后不良的恶性肿瘤。它会对患者及其家属造成身体上、社会上、情感上和精神上的痛苦。为了维持患者及其家属的生活质量，支持治疗是必不可少的。晚期间皮瘤的支持治疗包括症状管理、决策支持、护理协调、情感支持、受害者关怀、家庭护理和石棉相关疾病的预防。对于晚期间皮瘤的成功支持治疗，需要一个多学科团队，包括胸科医生、外科医生、肿瘤医生、姑息治疗专家、放射科医生、心理学家、肿瘤护士、家庭护理护士、药剂师、营养师、律师和患者支持小组的支持者。间皮瘤护理人员的作用是通过提供支持性护理以及授权多学科团队及时提供支持治疗，主动维护患者及其家属的护理质量。

【关键词】支持治疗；护理；生活质量；家庭护理；临终关怀

1 概述

恶性胸膜间皮瘤（MPM）会对患者及其家属造成身体上、社会上、情感上和精神上的痛苦；因此，支持治疗是必不可少的。间皮瘤的支持治疗包括症状管理、决策支持、护理协调、情感支持、临终关怀、家庭护理以及预防与石棉相关的疾病。本章介绍了间皮瘤为何会影响患者及其家属的生活质量，以及间皮瘤护理人员如何支持他们维持生活质量（QOL）。

Y. Nagamatsu (✉)

St. Luke's International University, Tokyo, Japan

e-mail: sarah-nagamatsu@slcn.ac.jp

2　为什么患者及其家属需要支持治疗

患者及其家属需要支持治疗，因为 MPM 是：（a）"无法治愈，有症状，预后不良"；（b）"罕见"的；（c）"石棉诱发的"。

2.1　无法治愈，有症状，预后不良

MPM 是一种难以治愈的恶性肿瘤。确诊后的生存时间为 8 ～ 11 个月[1-4]。MPM 可引起胸痛、呼吸困难、胸腔积液、咳嗽、疲劳、厌食、体重减轻、出汗、不适等各种症状[5-16]。

2.2　罕见疾病

MPM 是一种相对罕见的恶性肿瘤。MPM 可能不被患者及其家人、医护人员和社会大众所熟知。基于 MPM 疾病证据、治疗方案、护理和法律利益的可靠信息是有限的。

许多患者及其家人希望与其他患有相同疾病的人和他们的家人见面，分享他们的感受，交换信息，并互相支持[17, 18]。不幸的是，这些患者和他们的家人几乎没有机会与其他患者见面。由于人们对 MPM 缺乏了解，患者及其家人很难获得公众的支持[8, 17]。最终，患者及其家人往往是孤立的[18]。

2.3　石棉诱导

由于大多数 MPM 是由石棉诱导的，患者及其家属作为受害者感觉很困惑，因为发生 MPM 不是他们的错。患者及其家属往往很难接受患有这种疾病，并难以面对他们的生活。

受害者的感受往往很难被公众甚至医护人员理解，因为他们认为 MPM 并不是唯一致命的癌症。然而，对于患者及其家属来说，石棉诱发的恶性肿瘤是极其难以接受的。

病人及其家属表达了对使用石棉的社会或公司的愤怒，并渴望得到正义[17, 19]。然而，诉讼或获得赔偿所涉及的法律程序对于患者及其家属来说是一个很大的负担[8, 9, 17, 18]。

3　间皮瘤护理人员的作用：MPM 中支持治疗的关键角色

间皮瘤护理人员是 MPM 支持治疗的关键角色，其作用如下：
- 负责多学科团队对症状管理的护理协调
- 情感支持和受害者关怀
- 决策支持

- 家庭护理

- 预防

MPM 的支持治疗需要一个多学科团队，包括胸科医生、外科医生、肿瘤医生、姑息治疗专家、放射科医生、心理学家、肿瘤护士、家庭护理护士、药剂师、营养师、律师和患者支持小组的支持者。间皮瘤护理人员的作用是通过提供支持性护理以及协调多学科团队及时提供支持治疗，主动维持患者及其家属的护理质量。

3.1 多学科团队专家对症状管理的护理协调

MPM 进展迅速，并随时能引起严重症状。无论患者身在何处，医护人员都应准备应用由包括多学科团队在内工作的姑息治疗专家或疼痛管理专家所提供的适当治疗。在患者出现症状之前，协调所提供的护理是很重要的。

3.2 情感支持和受害者关怀

医护人员必须了解患者及其家属所面临的困境，并让他们表达自己的愤怒、悲伤或焦虑。真诚的同情是你的病人和他们的家人所能得到的最大支持，这将使他们能够在 MPM 的治疗过程中坦然面对和生活。

3.3 决策支持

医护人员应该提供安静的环境，准确的信息，倾听的耳朵，及时的建议，亲切的话语，以及温暖的手。也应该允许患者及其家属提出任何问题。

3.4 家庭护理

这些家属是第二受害者。许多家庭对 MPM 的确诊感到愤怒和崩溃。

3.5 预防

预防并不是真正的临床护理。然而，预防接触石棉是非常重要的，因为如果人们不接触石棉，患 MPM 的可能性就很小。重要的是要教育人们了解石棉的危害，并通过禁止使用或防止接触石棉来保护人们不受石棉的危害。

4 根据 MPM 阶段提供护理需求和可能的支持治疗

4.1 关于诊断

患者及其家属在检查期间和等待诊断时都感到很焦虑 [9]，特别是那些因为 MPM 而失去同事的人。当 MPM 的诊断被证实时，就会出现一种不好的预感。那些不知道 MPM 这个名称的人会对不熟悉的诊断感到困惑，为糟糕的预后感到震惊 [9, 17]，为有限的治疗选择而感到崩溃 [9, 17]。患者和他们的家人对石棉诱导的疾病感到遗憾和愤怒 [8, 17, 18]。对于刚确诊的患者及其家属来说，很难理解医生给出的所有治疗建议。为了使这些患者及其家属能够做出最佳决定，间皮瘤护士和医护人员最好提供咨询，以确保患者及其家属充分了解疾病和治疗选择的益处及风险。对治疗选择的建议对患者及其家属会很有帮助。患者及其家属也应该有机会思考他们想要什么样的治疗方法，也就是说，他们是否想要用激进的化疗来治愈 MPM，即使副作用很大？还是他们想要一个相对较短的寿命，但在家里就可控制症状？还是他们想参加一项临床试验？这个选择过程是思考他们想要如何度过余生的一个机会。如果患者及其家属难以面对严重的预后，经常发生抑郁症状时，由心理医生进行治疗是相当必要的。应提供有关法律福利和病人支持小组的信息。

4.2 关于初级处理

如果患者及其家人想通过手术或化疗，希望能杀死肿瘤，那么医护人员应该为他们后续回家后的生活做好准备。化疗所涉及的护理与其他癌症的护理基本相同。本章介绍了胸膜外肺切除术（EPP）的护理，EPP 是 MPM 的一种独特治疗方法（表 20.1）。

表 20.1 行胸膜外肺切除术（EPP）患者的护理措施

在 EPP 时，外科医生将胸膜从胸壁上移除，并切除患病的肺，切除部分心包、横膈膜和壁胸膜，并使用 Gore-Tex 进行重建。
以下是推荐的护理措施：
手术前：缓解焦虑。
术后
• 应用疼痛管理，因为 EPP 会引起严重疼痛。
• 患者 30° 半坐位，并进行口腔护理，因为部分肺切除后如果出现肺部感染可能是致命的。
• 预防心悸，因为心包被摘除后容易发生心悸。
康复
• 向患者及其家属解释，EPP 后出现心悸和呼吸困难是正常的，这会影响他们的进食和如厕等活动。
• 保证在未来副作用会消退。
• 控制肠道运动，以免对膈肌造成压力。
• 协调出院后的护理。

4.3 在家中

虽然 EPP 患者需要控制他们的症状，如疼痛，心悸，呼吸困难数月，但患者及其家属在接受痛苦的治疗后可以过上平静的生活。医护人员必须尽一切努力，通过及时观察和症状管理来维持患者及其家属的生活质量（QOL）。建议向患者及其家属强调，在病情恶化前做任何他们想做的事情。与其他患有相同疾病的患者聊天也有帮助。

4.4 后续治疗

有证据的有效治疗仍然有限。渴望治愈的病人及其家属会变得不耐烦或崩溃。任何可用的 MPM 临床试验信息都应该在患者提出要求时提供给患者。

4.5 当没有更有效的治疗方法来治疗 MPM 时

在这个阶段，已没有其他措施可以阻止 MPM 的进展。对于患者及其家属来说，很难面对被告知这种困境，因为这表明死亡即将到来[17]。一些患者希望继续治疗以求生存；然而，只有当有可能治愈 MPM，且副作用的风险小于益处时，才应该采取治疗。医护人员应该理解患者及其家属的感受，并解释说明，无证据的治疗会影响生活质量，甚至会缩短生命。

确保病人及其家属得到照顾和支持是极其重要的。医护人员应该解释说，尽管没有有效的治疗方法来治愈 MPM，但仍有许多治疗方法和护理可以管理症状以维持 QOL。此外，应该提供临终关怀选择，允许患者及其家属作出以下决定：

- 他们想死在哪里？在家？安养院？医院？
- 他们死后想和谁葬在一起？
- 他们想怎么死？有什么计划吗？

医护人员必须明白，在这个阶段，患者及其家属总是很难做出决定的。一旦他们做出了选择，他们的决定就必须得到尊重。

当患者及其家属出现抑郁症状时，请咨询心理专家。

4.6 临终关怀

呼吸困难、疼痛、疲劳和厌食症会进展迅速。一般来说，这时患者是清醒的，能够进食和说话，直到他们死亡前的最后几天。在这一阶段，重要的是要控制症状和建立有利的环境，以便与家人和平告别。

4.7 悲伤关怀

因石棉相关疾病而失去亲人会给家庭带来额外的痛苦。MPM 患者家庭的痛苦持续时间更长，存在长期悲伤的风险[8]。因此，悲伤关怀是非常重要的。其中一个建议是与其他失去亲人的 MPM 家庭交流这些感受。

5　结论

晚期间皮瘤患者及其家人需要各种形式的支持治疗，如症状管理、决策支持、护理协调、情感支持、受害者关怀、家庭护理和石棉相关疾病的预防。为了成功地对晚期间皮瘤患者及其家属进行支持治疗，需要一个多学科团队，包括胸科医生、外科医生、肿瘤医生、姑息治疗专家、放射科医生、心理学家、肿瘤护士、家庭护理护士、药剂师、营养师、律师和患者支持小组的支持者。间皮瘤护理人员的作用是通过提供支持性护理以及授权多学科团队提供及时的支持治疗，主动维护患者及其家属的护理质量。

参考文献

1. Beckett P, Edwards J, Fennell D, Hubbard R, Woolhouse I, Peake M. Demographics, management and survival of patients with malignant pleural mesothelioma in the National Lung Cancer Audit in England and Wales. Lung Cancer. 2015;88(3):344–8.
2. Carioli G, Bonifazi M, Rossi M, Zambelli A, Franchi M, Zocchetti C, Gasparini S, Corrao G, La Vecchia C, Negri E. Management and survival of pleural mesothelioma: a record linkage study. Respiration. 2018; 95(6):405-413.
3. Gemba K, Fujimoto N, Aoe K, Kato K, Takeshima Y, Inai K, Kishimoto T. Treatment and survival analyses of malignant mesothelioma in Japan. Acta Oncologica. 2013;52(4):803–8.
4. Damhuis R, Khakwani A, De Schutter H, Rich A, Burgers J, Van Meerbeeck J. Treatment patterns and survival analysis in 9014 patients with malignant pleural mesothelioma from Belgium, the Netherlands and England. Lung Cancer. 2015;89(2):212–7.
5. Scherpereel A, Astoul P, Baas P, Berghmans T, Clayson H, De Vuyst P, Dienemann H, Galateau-Salle F, Hennequin C, Hillerdal G. Guidelines of the European Respiratory Society and the European Society of Thoracic Surgeons for the management of malignant pleural mesothelioma. Eur Respir J. 2010;35(3):479–95.
6. Committee BTSSoC. BTS statement on malignant mesothelioma in the UK, 2007. Thorax. 2007;62(Suppl 2):ii1.
7. Bibby AC, Tsim S, Kanellakis N, Ball H, Talbot DC, Blyth KG, Maskell NA, Psallidas I. Malignant pleural mesothelioma: an update on investigation, diagnosis and treatment. Eur Respir Rev. 2016;25(142):472–86.
8. Clayson H. The experience of mesothelioma in Northern England: University of Sheffield; 2007.
9. Clayson H, Seymour J, Noble B. Mesothelioma from the patient's perspective. Hematol Oncol Clin. 2005;19(6):1175–90.
10. Muers MF, Stephens RJ, Fisher P, Darlison L, Higgs CM, Lowry E, Nicholson AG, O'Brien M, Peake M, Rudd R. Active symptom control with or without chemotherapy in the treatment of patients with malignant pleural mesothelioma (MS01): a multicentre randomised trial. The Lancet. 2008;371(9625):1685–94.
11. Nagamatsu Y, Oze I, Aoe K, Hotta K, Kato K, Nakagawa J, Hara K, Kishimoto T, Fujimoto N. Quality of life of survivors of malignant pleural mesothelioma in Japan: a cross sectional study. BMC Cancer. 2018;18(1):350.
12. Nowak AK, Stockler MR, Byrne MJ. Assessing quality of life during chemotherapy for

pleural mesothelioma: feasibility, validity, and results of using the European Organization for Research and Treatment of Cancer Core Quality of Life Questionnaire and Lung Cancer Module. J Clin Oncol. 2004;22(15):3172–80.

13. O'Brien ME, Watkins D, Ryan C, Priest K, Corbishley C, Norton A, Ashley S, Rowell N, Sayer R. A randomised trial in malignant mesothelioma (M) of early (E) versus delayed (D) chemotherapy in symptomatically stable patients: the MED trial. Ann Oncol. 2005;17(2):270–5.

14. Roberts ME, Neville E, Berrisford RG, Antunes G, Ali NJ. Management of a malignant pleural effusion: British Thoracic Society pleural disease guideline 2010. Thorax. 2010;65(Suppl 2):ii32–40.

15. Geltner C, Errhalt P, Baumgartner B, Ambrosch G, Machan B, Eckmayr J, Klepetko W. Management of malignant pleural mesothelioma–part 1: epidemiology, diagnosis, and staging. Wiener klinische Wochenschrift. 2016;128(17–18):611–17.

16. van Zandwijk N, Clarke C, Henderson D, Musk AW, Fong K, Nowak A, Loneragan R, McCaughan B, Boyer M, Feigen M. Guidelines for the diagnosis and treatment of malignant pleural mesothelioma. J Thorac Dis. 2013;5(6):E254.

17. Nagamatsu Y, Horiuchi S, Natori Y. The stages and difficulties of patients with malignant pleural mesothelioma. J Hum Care Stud. 2012;12:69–81.

18. Hughes N, Arber A. The lived experience of patients with pleural mesothelioma. Int J Palliat Nurs. 2008;14(2):66–71.

19. Warby A, Dhillon HM, Kao S, Vardy JL. A survey of patient and caregiver experience with malignant pleural mesothelioma. Supportive Care in Cancer, 2019:27(12):4675–86.

第 7 篇

当前治疗标准和
未来展望

第 21 章

间皮瘤的抗血管生成疗法：在间皮瘤治疗中的作用是什么？

Wieneke Buikhuisen and Paul Baas

【摘要】众所周知，恶性胸膜间皮瘤的血管生成因子与生存率之间存在相关性。本章我们将重点介绍这一现象的背景知识，并呈现抗血管生成药物研究的现有数据。迄今为止，仅有有限的证据表明，使用抗血管生成药物的干预措施对该疾病的预后有较大影响；大部分数据表明，单药疗法是无效的，抗血管生成药物应该与化疗联合使用或在多模式环境下进行研究。

【关键词】VEGF 受体；贝伐珠单抗；间皮瘤；血管生成

1　概述

现在证据表明，新生血管形成是间皮瘤进展的重要决定因素。最早由朱达·福克曼（Judah Folkman）观察到肿瘤血管按比例生成，即实体肿瘤的生长总是伴随着新生血管[1]。他指出，肿瘤内的肿瘤细胞群和毛细血管内皮细胞群可能构成一个高度整合的生态系统。在这个生态系统中，这两个细胞群体的有丝分裂指数可能相互依赖。肿瘤细胞似乎能刺激内皮细胞的增殖，而内皮细胞可能对肿瘤的生长速率有间接影响。伍德（Wood）的实验证明，肿瘤植入物能够刺激邻近毛细血管内皮细胞分裂的速度[2]。从兔耳动脉将肿瘤细胞注入，肿瘤细胞进入毛细血管后，穿过毛细血管壁，到达血管外间隙，在那里形成了一个微小的肿瘤结节。在它们到达仅 18 小时后，就可观察到起源于邻近的毛细血

W. Buikhuisen (⊠)

The Netherlands Cancer Institute, Amsterdam, The Netherlands

e–mail: w.buikhuisen@nki.nl

P. Baas

The Netherlands Cancer Institute, Amsterdam, The Netherlands

Leiden University Medical Center, Leiden, The Netherlands

管后小静脉的内皮细胞再生和新的毛细血管芽形成。1968 年，有研究表明，即使肿瘤植入物被封闭在微孔过滤器中，也能诱导产生新的毛细血管芽。在实验室中，尽管通过微孔滤膜分离了肿瘤和其间质，阻止了细胞的通过，但在肿瘤移植物附近的仓鼠颊袋中始终可见增殖的血管[3]。这些研究表明，肿瘤能够释放一些信息至附近的内皮细胞，使它们从以前静止的、不能再生的状态转变为快速分裂的再生细胞，从而以每天 1mm 的速度生长形成新的毛细血管芽。研究还表明，在没有新生血管的情况下，大多数实体肿瘤在 2～3mm 大小时停止生长，进入休眠状态。然而，当肿瘤从这种休眠状态转移到高度血管化的环境时，新血管快速的生成促进肿瘤快速生长。在血管化建立后，营养物质的扩散效率也会随着与每个毛细血管距离的增加而减弱。

Folkman 称血管内皮生长因子（VEGF）为肿瘤血管生成因子（TAF）的主要"扩散信息"之一，它是与新生血管相关的最强大的内皮细胞特异性有丝分裂原。VEGF 家族的主要成员包括 VEGF-A、VEGF-B、VEGF-C、VEGF-D 和胎盘生长因子（PIGF），以及 VEGFR-1、VEGFR-2 和 VEGFR-3 三种受体酪氨酸激酶。VEGF-A，通常简称为 VEGF，可与内皮细胞 VEGF 受体结合。当其与 VEGFR-2 结合后会启动一系列细胞内信号通路，导致新血管生成、增加细胞分裂、迁移、改变血管通透性和增强细胞存活所需的多种功能[4]。

有证据表明，新生血管生成是间皮瘤发生和进展的重要决定因素。微血管密度（MVD）可用来评估血管生成的水平，间皮瘤的血管生成高于其他常见肿瘤。此外，在间皮瘤中，高 MVD 与低生存率独立相关，其风险因素高于其他预后因素如组织学亚型和年龄[5-7]。在临床前模型中，VEGF 促进间皮瘤的增殖，而抗 VEGF 及其受体抑制间皮瘤的生长[5]。在间皮瘤患者中，可观察到血清 VEGF 水平比其他肿瘤或健康志愿者高 2～3 倍。与那些接触过石棉但没有发展成 MPM 的患者相比，MPM 患者的 VEGF 血清水平更高[8]。然而，血管生成是一个复杂的过程，不仅受到 VEGF 家族的调控，还受到其他多种信号蛋白的调控。血小板衍生生长因子（PDGF）的表达模式证明，其在恶性间皮瘤也有自分泌生长刺激因子的作用[9, 10]。此外，临床前研究表明成纤维细胞生长因子（FGF）及其受体通过促进细胞增殖和迁移来参与恶性胸膜间皮瘤的发病[11]，也可通过 Src 和 Abl 激酶的信号转导促进 MPM 细胞迁移[12, 13]。

2　抗血管生成：单药治疗

大多数早期试验探索了在再度恶化或复发的情况下抗血管生成治疗作为单药治疗的效果。仅有几种药物被挑选出联合铂类和培美曲塞作为一线疗法在临床研究中进行评估。然而，这些研究的结果普遍令人失望，临床获益缺乏或有限，阻碍了抗血管生成药物的进一步的发展。

索拉非尼　作为单药在两项 II 期研究中进行了探索。索拉非尼是一种口服药物，是 RAS/RAF/MEK 通路的有效抑制剂，同时靶向 VEGFR 和 c-Kit。在 CALCB 30307 研究中[14]，初治或接受过一种化疗方案的间皮瘤患者连续口服索拉非尼 400 mg，主要研究终点是部分缓解（PR）。共纳入 51 例患者，50 例可评估并纳入分析。有 3 例患者有部分缓解（6%），分别持续了 3 个月、6 个月和 6 个月。3 例表现出有反应的患者中有 2 例为初治患者。27 例患者（54%）病情稳定。第二项研究包括 53 例接受铂培美曲塞一线治疗的患者，剂量与 CALGB 试验的相同[15]。6% 的患者出现了部分缓解。中位 PFS 为 5.1 个月，36% 的患者在 6 个月时无进展。

舒尼替尼　作为单药方案进行了两项 II 期研究。舒尼替尼是一种多靶点酪氨酸激酶抑制剂，以 VEGF 受体、PDGF 受体和 c-Kit 等为靶点。这两项研究的主要终点都是部分缓解率。舒尼替尼每日口服 50mg，持续 4 周，休息 2 周。第一项研究纳入 35 例患者，包括 18 例初治患者。仅 1 例初治患者达到 PR，疗效持续 3 个月[16]。第二项研究达到了其主要终点，该研究纳入了 53 例患者，其中 51 例评估为有反应[17]。6 例患者（12%）有部分反应。这些患者接受舒尼替尼治疗的中位数为 4 个周期，其中 2 例患者分别接受了 8 个周期和 12 个周期的治疗。作者认为，舒尼替尼在间皮瘤中有效性尚可，但该药物的毒性较强，推荐每日最大剂量为 50mg。舒尼替尼联合培美曲塞和顺铂进行的一项 I 期研究中，对 10 例非小细胞肺癌（NSCLC）和 1 例间皮瘤患者进行了扩大队列研究[18]。结论是患者不能耐受标准剂量下培美曲塞和顺铂联合每日 37.5mg 的舒尼替尼连续给药。1 例间皮瘤患者的 PR 持续超过 18 周。鉴于培美曲塞和顺铂是目前间皮瘤的标准治疗方案，因此舒尼替尼在部分缓解中的作用尚不清楚。

西地尼布　在两项一线化疗后的单臂 II 期试验中进行了研究。西地尼布是一种靶向 VEGFR-1、VEGFR-2、VEGFR-3 以及 c-Kit 和 PDGFR-β 的口服酪氨酸激酶抑制剂（TKI），剂量为 45mg/d 持续服用，直至疾病进展。SWOG S0509 研究纳入 54 例患者，在 47 例可评估患者中，9%（4 例）达到 PR，34% 患者为 SD[19]。值得注意的是，2 例原发病灶较大的患者的肿瘤分别缩小了 91% 和 56%，但全组的中位无进展生存期（mPFS）较短，只有 2.6 个月。同时研究表明，该药物耐受性不佳（疲劳、高血压和腹泻），大多数患者需要降低剂量。芝加哥大学 II 期研究联盟报道了 51 例使用西地尼布单药治疗的患者的结果。该试验显示了类似的结果，在 50 例可评估的患者中，PR 率为 10%，PFS 为 1.8 个月[20]。最近，有一项随机 II 期研究纳入 92 例一线接受铂类 – 培美曲塞治疗的患者，并随机分配到西地尼布或安慰剂组。西地尼布略微改善了 PFS（HR 0.71；P=0.62，7.2 个月 vs 5.6 个月）和缓解率（50% vs 20%；P=0.006）。遗憾的是并未观察到总生存率的显著差异。西地尼布的毒性大，PFS 改善不明显，在 MPM 的治疗中难以进一步开展。

瓦他拉尼 是 VEGF 受体、PDGF 受体和 c-KIT 的抑制剂。一项 II 期试验（CALGB 30107）中研究瓦他拉尼以 1250mg/d 的剂量在一线化疗后持续服用的疗效[22]。研究纳入 47 例患者，其中 46 例患者可评估。该药物耐受性良好，但 PR 率仅为 6%。中位 PFS 为 4.1 个月。因此进一步研究瓦他拉尼作为治疗 MPM 患者的单一药物的价值较小。

多韦替尼 是 VEGF 受体和 FGF 受体的抑制剂。一项 II 期试验中纳入了 12 例曾接受过铂类 - 叶酸拮抗剂联合治疗的患者[23]，并让患者口服多韦替尼，剂量为 500mg/d，连续 5 天后休息 2 天，28 天为一周期。在研究的第一部分观察到一个未经证实的部分缓解。后因药物活性低、一些早期进展事件和耐受性差而被叫停。

3 抗血管生成：联合治疗

在一线治疗中，抗血管生成药物已与顺铂 - 培美曲塞的标准治疗相联合。主要药物为贝伐珠单抗、尼达尼布和阿西替尼。

贝伐珠单抗 是一种单克隆抗体，与 VEGF-A 结合后阻断 VEGF 通路。首个将顺铂 - 吉西他滨联合贝伐单抗对比联合安慰剂的随机双盲安慰剂对照试验的 II 期研究共纳入 216 例患者[24]。其中 108 例接受了标准剂量的吉西他滨和顺铂的治疗，53 例患者联合贝伐珠单抗，55 例患者联合安慰剂。在每个周期的第 1 天静脉注射贝伐珠单抗 15mg/kg 或安慰剂。6 个周期后，继续每 3 周使用贝伐珠单抗或安慰剂。结果令人失望。两组患者的缓解率相似［贝伐珠单抗组 24.5%，安慰剂组 21.8%（P=0.74）］。分别有 51% 和 60% 的患者达到 SD，mPFS 和 mOS 没有显著差别：分别为 6.9 个月 vs 6.0 个月，15.6 个月 vs 14.7 个月。本研究检测了 56 例患者的血清 VEGF 水平的基线值，其中位血清 VEGF 值（144pg/mL）显著高于非小细胞肺癌（38.7 pg/mL）[25] 和结直肠癌（44pg/mL），这也证实了血管生成在间皮瘤中的重要作用[26]。基线 VEGF 水平或平均对数 VEGF 值均不能区分应答者和无应答者。然而，较高的基线对数 VEGF 水平预示着较差的 PFS 和 OS。VEGF 水平每增加 1 倍，死亡率增加 1.37 倍。在基线 VEGF 水平等于或低于中位水平的患者中，贝伐珠单抗组的 PFS（P=0.043）和 OS（P=0.028）明显优于安慰剂组。

两项 II 期单臂研究首次探讨了初治患者接受贝伐珠单抗联合顺铂或培美曲塞的疗效[27, 28]，分别纳入 76 例和 53 例患者。与单纯化疗的对照组相比，这些研究未能改善 PFS。然而，法国的一项大型开放标签、随机 II/III 期试验研究表明，在未化疗患者中，贝伐珠单抗加入顺铂及培美曲塞确实能改善 PFS[29]。共有 448 例患者被随机分为贝伐珠单抗 15mg/kg 组或单独化疗组，6 个周期后使用贝伐珠单抗维持治疗。贝伐珠单抗组的中位 PFS 达 18.8 个月，中位 OS 达 16.1 个月，较前均有增加（HR 0.77，95%CI 0.62 ～ 0.95）。贝伐珠单抗组的明显效果不能用后续研究的治疗来解释。贝伐珠单抗组的完成率为 62%，而标准化疗组为 72%。共检测了 372 例（83%）患者的血清 VEGF 基线浓度。同样，高 VEGF 浓度与较差的 PFS 和 OS 相关。治疗组与 VEGF 血清浓度之间的相关性不明显。

与使用吉西他滨的研究相比，MAPS 研究的结果为阳性，原因可能在于治疗的药物基石不同。随后的研究表明，吉西他滨联合贝伐珠单抗并不能提高胰腺癌或肺癌的生存率 [25, 30]，临床前数据表明，贝伐珠单抗和吉西他滨之间存在负性相互作用 [31]。一些细胞毒性药物（不包括吉西他滨）通过动员骨髓中的循环祖细胞会刺激血管生成和肿瘤再生。VEGF 抑制剂可能通过减弱这种作用来增强化疗疗效。根据这一假设，为获得最佳活性，贝伐珠单抗应与能快速诱导这些前 - 血管生成细胞的药物联合使用。

尼达尼布　是一种多靶点血管激酶抑制剂，对 VEGF-1、VEGF-2、VEGF-3、PDGFR 和 FGF 受体等具有抑制作用。据推测，与仅抑制 VEGF 的贝伐珠单抗相比，这种多靶点的方法可以提高疗效。II/III 期 LUME-Meso 试验研究了 87 例一线治疗使用治疗尼达尼布的上皮样型或双相型 MPM 患者 [32]，患者被随机分为两组，一组每天服用两次 200 mg 尼达尼布，联合顺铂 - 培美曲塞；另一组为安慰剂联合顺铂 - 培美曲塞，使用最多 6 个周期后以尼达尼布或安慰剂维持治疗。与安慰剂组相比，在培美曲塞 - 顺铂中加入尼达尼布可改善 mPFS（9.4 个月 vs 5.7 个月；HR 0.54；95%CI 0.33 ～ 0.87；P=0.010）；mOS 也有明显改善（18.3 个月 vs 14.2 个月；HR 0.77；95%CI 0.46 ～ 1.29；P=0.319）。在双相型 MPM 患者的亚组分析中未见明显获益。因此，III 期试验仅针对上皮样亚型 MPM 患者 [33]。在这项试验中，458 例患者在相同的条件下接受了治疗。但阳性结果未得到进一步证实，主要终点 PFS 未达到预期，尼达尼布组与安慰剂组的中位 PFS 分别为 6.8 个月和 7.0 个月（HR 1.01；95%CI 0.79 ～ 1.30；P=0.914）。在中期分析中，尼达尼布组与安慰剂组的中位 OS 分别为 14.4 个月和 16.1 个月（HR 1.12；95%CI 0.79 ～ 1.58；P=0.538）。根据研究协议，这项研究已经停止。

阿西替尼　是 VEGFR-1、VEGFR-2、VEGFR-3、PDGFR 和 c-Kit 的抑制剂，其在一项开放、随机 II 期研究中联合顺铂 - 培美曲塞治疗初治间皮瘤患者进行研究 [34]。从第 2 天至第 19 天共有 20 例患者接受化疗和阿西替尼治疗，阿西替尼剂量为 5mg，每日 2 次；11 例患者仅接受化疗。这种差异是因为连续的前 6 名患者均接受了化疗和阿西替尼，这是先导队列的一部分。其余 26 例患者被随机分组。在标准化疗中加入阿西替尼并没有改善预后。两组间应答者的数量没有差异（P=0.85），同时未观察到完全缓解（CR）的患者。阿西替尼组的部分缓解率（PR）和病情稳定率（SD）分别为 36% 和 43%，单纯化疗组分别为 18% 和 73%。虽然样本量太小，无法得出明确的结论，但阿西替尼组和单纯化疗组的 mPFS 分别为 5.8 个月（95%CI 4.6 ～ 24）和 8.3 个月（95%CI 6 ～ NA），*P*=0.86，疗效并不乐观。在本研究中，所有患者在治疗开始前均接受了胸腔镜检查，3 个周期治疗后所有患者均进行了第二次胸腔镜检查、姑息性胸膜切除术和活检检查。该研究探讨肿瘤内血管化改变的设计旨在将阿西替尼潜在的临床效果与生物标志物相关联，但并未成功。然而，在仅接受培美曲塞和顺铂治疗的患者组中，肿瘤活检中的微血管密度显著增加（*P* < 0.001）。此外，治疗后成熟血管数量增加（*P*=0.01）。阿西替尼组的微血管密度和成熟血管数量基本保持相同水平。

在阿西替尼组中，由于阿西替尼与受体的结合，在治疗期间血清 VEGFR2 水平下降。而 VEGF 水平上升，可能类似于反弹效应。

3.1 抗血管生成：转换维持治疗

沙利度胺 是一种抑制 VEGF 的释放和基础 FGF 产生的口服药物，在一项单臂Ⅱ期研究中显示出较好的获益，研究纳入的 40 例患者接受培美曲塞和铂类联合治疗，若 4 ～ 6 个周期后有达到 PR 或 SD 可改用沙利度胺，直到 PD 或不可耐受[35]。25% 的患者服用该药后 SD 超过 6 个月。因此一项开放标签、随机的 III 期研究继续进行，共有 222 例患者接受治疗，沙利度胺组 111 例，剂量为每天 200mg，其余 111 例接受积极支持治疗[36]。该研究主要终点是确定进展时间增加了 50% 以上，但并未到达。沙利度胺组中位 PFS 为 3.6 个月（95%CI 3.2 ～ 4.1），而积极支持治疗组为 3.5 个月（2.3 ～ 4.8）（HR 0.95，95%CI 0.73 ～ 1.20，*P*=0.72）；中位总生存率也没有显著差异（10.6 个月 *vs* 12.9 个月，*P*=0.21）。

3.2 结论及未来发展方向

随着血管生成抑制剂的发展，人们对其进行了大量的研究，希望这种新药能够改善 MPM 患者的预后。许多多靶点药物的共同点在于阻断 VEGF 受体，被用于二线及以下治疗中，但它们通常没有或表现出有限的活性，有时甚至产生很大的毒性。现有的临床证据似乎甚至质疑了这些 MPM 靶点在体内的实际重要性，以及当前药物有效干扰这些靶点并将这种效果转化为对患者的临床益处的能力。然而，在一线研究中，阳性结果与阴性结果交替出现。在一项大型随机研究中，贝伐珠单抗联合培美曲塞和顺铂改善 PFS 和 OS 首次均呈阳性结果，吉西他滨联合顺铂组呈阴性结果。一项Ⅲ期试验使用培美曲塞和顺铂联合尼达尼布未获得阳性结果。为了在培美曲塞和顺铂中添加贝伐珠单抗的效果最大化，发现有效的生物预测标记物是关键。但到目前为止，尚未确定有效的生物标志物。下一步的研究方向可能是将抗血管生成治疗与免疫治疗相结合。血管生成因子在血管形成和免疫系统调节中都起作用。高水平的 VEGF 可以抑制树突状细胞的功能，并且临床前研究中 VEGF 已被证明可以直接调节 T 细胞的增殖、迁移和激活[37]。有学者提出，抗血管生成药物与免疫治疗联合使用可能会产生协同作用。作为例证，一线晚期 NSCLC 患者的随机Ⅲ期研究提出，化疗中加入贝伐珠单抗和 PD-L1 抑制剂阿特珠单抗比单独添加任何一种药物更有效[38]。这一假设现在正在几项针对间皮瘤患者的研究中进行检验。在一项Ⅰ期研究中，MPM 患者使用尼达尼布联合 PD-1 抑制剂派姆单抗（NCT02856425）治疗，而另一项Ⅱ期研究正在评估贝伐单抗和阿特珠单抗治疗 MPM 患者（NCT03074513）的疗效。一项比较标准化疗联合阿特珠单抗及贝伐珠单抗作为晚期 MPM 患者的一线治疗方案的随机Ⅲ期试验正在招募中（NCT03762018）。

参考文献

1. Folkman J. Tumor angiogenesis: therapeutic implications. N Engl J Med. 1971;285(21):1182–6.
2. Wood S Jr. Pathogenesis of metastasis formation observed in vivo in the rabbit ear chamber. AMA Arch Pathol. 1958;66(4):550–68.
3. Greenblatt M, Shubi P. Tumor angiogenesis: transfilter diffusion studies in the hamster by the transparent chamber technique. J Natl Cancer Inst. 1968;41(1):111–24.
4. Kerbel RS. Tumor angiogenesis. N Engl J Med. 2008;358(19):2039–49.
5. Ohta Y, Shridhar V, Bright RK, Kalemkerian GP, Du W, Carbone M, et al. VEGF and VEGF type C play an important role in angiogenesis and lymphangiogenesis in human malignant mesothelioma tumours. Br J Cancer. 1999;81(1):54–61.
6. Kumar-Singh S, Vermeulen PB, Weyler J, Segers K, Weyn B, Van Daele A, et al. Evaluation of tumour angiogenesis as a prognostic marker in malignant mesothelioma. J Pathol. 1997;182(2):211–6.
7. Edwards JG, Cox G, Andi A, Jones JL, Walker RA, Waller DA, et al. Angiogenesis is an independent prognostic factor in malignant mesothelioma. Br J Cancer. 2001;85(6):863–8.
8. Yasumitsu A, Tabata C, Tabata R, Hirayama N, Murakami A, Yamada S, et al. Clinical significance of serum vascular endothelial growth factor in malignant pleural mesothelioma. J Thorac Oncol. 2010;5(4):479–83.
9. Langerak AW, De Laat PA, Van Der Linden-Van Beurden CA, Delahaye M, Van Der Kwast TH, Hoogsteden HC, et al. Expression of platelet-derived growth factor (PDGF) and PDGF receptors in human malignant mesothelioma in vitro and in vivo. J Pathol. 1996;178(2):151–60.
10. Honda M, Kanno T, Fujita Y, Gotoh A, Nakano T, Nishizaki T. Mesothelioma cell proliferation through autocrine activation of PDGF-betabeta receptor. Cell Physiol Biochem. 2012;29(5–6):667–74.
11. Schelch K, Hoda MA, Klikovits T, Munzker J, Ghanim B, Wagner C, et al. Fibroblast growth factor receptor inhibition is active against mesothelioma and synergizes with radio- and chemotherapy. Am J Respir Crit Care Med. 2014;190(7):763–72.
12. Tsao AS, He D, Saigal B, Liu S, Lee JJ, Bakkannagari S, et al. Inhibition of c-Src expression and activation in malignant pleural mesothelioma tissues leads to apoptosis, cell cycle arrest, and decreased migration and invasion. Mol Cancer Ther. 2007;6(7):1962–72.
13. Khusial PR, Vadla B, Krishnan H, Ramlall TF, Shen Y, Ichikawa H, et al. Src activates Abl to augment Robo1 expression in order to promote tumor cell migration. Oncotarget. 2010;1(3):198–209.
14. Dubey S, Janne PA, Krug L, Pang H, Wang X, Heinze R, et al. A phase II study of sorafenib in malignant mesothelioma: results of Cancer and Leukemia Group B 30307. J Thorac Oncol.

2010;5(10):1655–61.

15. Papa S, Popat S, Shah R, Prevost AT, Lal R, McLennan B, et al. Phase 2 study of sorafenib in malignant mesothelioma previously treated with platinum-containing chemotherapy. J Thorac Oncol. 2013;8(6):783–7.

16. Laurie SA, Gupta A, Chu Q, Lee CW, Morzycki W, Feld R, et al. Brief report: a phase II study of sunitinib in malignant pleural mesothelioma. The NCIC Clinical Trials Group. J Thorac Oncol. 2011;6(11):1950–4.

17. Nowak AK, Millward MJ, Creaney J, Francis RJ, Dick IM, Hasani A, et al. A phase II study of intermittent sunitinib malate as second-line therapy in progressive malignant pleural mesothelioma. J Thorac Oncol. 2012;7(9):1449–56.

18. Camidge DR, Blais N, Jonker DJ, Soulieres D, Doebele RC, Ruiz-Garcia A, et al. Sunitinib combined with pemetrexed and cisplatin: results of a phase I dose-escalation and pharmacokinetic study in patients with advanced solid malignancies, with an expanded cohort in non-small cell lung cancer and mesothelioma. Cancer Chemother Pharmacol. 2013;71(2): 307–19.

19. Garland LL, Chansky K, Wozniak AJ, Tsao AS, Gadgeel SM, Verschraegen CF, et al. Phase II study of cediranib in patients with malignant pleural mesothelioma: SWOG S0509. J Thorac Oncol. 2011;6(11):1938–45.

20. Campbell NP, Kunnavakkam R, Leighl N, Vincent MD, Gandara DR, Koczywas M, et al. Cediranib in patients with malignant mesothelioma: a phase II trial of the University of Chicago Phase II Consortium. Lung Cancer. 2012;78(1):76–80.

21. Tsao AS, Miao J, Wistuba II, Vogelzang NJ, Heymach JV, Fossella FV, et al. Phase II trial of Cediranib in combination with Cisplatin and Pemetrexed in chemotherapy-naive patients with unresectable malignant pleural mesothelioma (SWOG S0905). J Clin Oncol. 2019;37(28):2537–47.

22. Jahan T, Gu L, Kratzke R, Dudek A, Otterson GA, Wang X, et al. Vatalanib in malignant mesothelioma: a phase II trial by the Cancer and Leukemia Group B (CALGB 30107). Lung Cancer. 2012;76(3):393–6.

23. Laurie SA, Hao D, Leighl NB, Goffin J, Khomani A, Gupta A, et al. A phase II trial of dovitinib in previously-treated advanced pleural mesothelioma: the Ontario Clinical Oncology Group. Lung Cancer. 2017;104:65–9.

24. Kindler HL, Karrison TG, Gandara DR, Lu C, Krug LM, Stevenson JP, et al. Multicenter, double-blind, placebo-controlled, randomized phase II trial of gemcitabine/cisplatin plus bevacizumab or placebo in patients with malignant mesothelioma. J Clin Oncol. 2012;30(20):2509–15.

25. Reck M, von Pawel J, Zatloukal P, Ramlau R, Gorbounova V, Hirsh V, et al. Overall survival with cisplatin-gemcitabine and bevacizumab or placebo as first-line therapy for nonsquamous non-small-cell lung cancer: results from a randomised phase III trial (AVAiL). Ann Oncol. 2010;21(9):1804–9.

26. Jubb AM, Hurwitz HI, Bai W, Holmgren EB, Tobin P, Guerrero AS, et al. Impact of vascular endothelial growth factor-a expression, thrombospondin-2 expression, and microvessel density on the treatment effect of bevacizumab in metastatic colorectal cancer. J Clin Oncol. 2006;24(2):217–27.

27. Ceresoli GL, Zucali PA, Menconi M, Botta M, Grossi F, Cortinovis D, et al. Phase II study of pemetrexed and carboplatin plus bevacizumab as first-line therapy in malignant pleural mesothelioma. Br J Cancer. 2013;109(3):552–8.

28. Dowell JE, Dunphy FR, Taub RN, Gerber DE, Ngov L, Yan J, et al. A multicenter phase II study of cisplatin, pemetrexed, and bevacizumab in patients with advanced malignant mesothelioma. Lung Cancer. 2012;77(3):567–71.

29. Zalcman G, Mazieres J, Margery J, Greillier L, Audigier-Valette C, Moro-Sibilot D, et al. Bevacizumab for newly diagnosed pleural mesothelioma in the Mesothelioma Avastin Cisplatin Pemetrexed Study (MAPS): a randomised, controlled, open-label, phase 3 trial.

Lancet. 2016;387(10026):1405–14.

30. Kindler HL, Niedzwiecki D, Hollis D, Sutherland S, Schrag D, Hurwitz H, et al. Gemcitabine plus bevacizumab compared with gemcitabine plus placebo in patients with advanced pancreatic cancer: phase III trial of the Cancer and Leukemia Group B (CALGB 80303). J Clin Oncol. 2010;28(22):3617–22.

31. Shaked Y, Henke E, Roodhart JM, Mancuso P, Langenberg MH, Colleoni M, et al. Rapid chemotherapy-induced acute endothelial progenitor cell mobilization: implications for antiangiogenic drugs as chemosensitizing agents. Cancer Cell. 2008;14(3):263–73.

32. Grosso F, Steele N, Novello S, Nowak AK, Popat S, Greillier L, et al. Nintedanib plus pemetrexed/cisplatin in patients with malignant pleural mesothelioma: phase II results from the randomized, placebo-controlled LUME-meso trial. J Clin Oncol. 2017;35(31):3591–600.

33. Scagliotti GV, Gaafar R, Nowak AK, Nakano T, van Meerbeeck J, Popat S, et al. Nintedanib in combination with pemetrexed and cisplatin for chemotherapy-naive patients with advanced malignant pleural mesothelioma (LUME-Meso): a double-blind, randomised, placebo-controlled phase 3 trial. Lancet Respir Med. 2019;7(7):569–80.

34. Buikhuisen WA, Scharpfenecker M, Griffioen AW, Korse CM, van Tinteren H, Baas P. A randomized phase II study adding axitinib to pemetrexed-cisplatin in patients with malignant pleural mesothelioma: a single-center trial combining clinical and translational outcomes. J Thorac Oncol. 2016;11(5):758–68.

35. Baas P, Boogerd W, Dalesio O, Haringhuizen A, Custers F, van Zandwijk N. Thalidomide in patients with malignant pleural mesothelioma. Lung Cancer. 2005;48(2):291–6.

36. Buikhuisen WA, Burgers JA, Vincent AD, Korse CM, van Klaveren RJ, Schramel FM, et al. Thalidomide versus active supportive care for maintenance in patients with malignant mesothelioma after first-line chemotherapy (NVALT 5): an open-label, multicentre, randomised phase 3 study. Lancet Oncol. 2013;14(6):543–51.

37. Kaur S, Chang T, Singh SP, Lim L, Mannan P, Garfield SH, et al. CD47 signaling regulates the immunosuppressive activity of VEGF in T cells. J Immunol. 2014;193(8):3914–24.

38. Socinski MA, Jotte RM, Cappuzzo F, Orlandi F, Stroyakovskiy D, Nogami N, et al. Atezolizumab for first-line treatment of metastatic nonsquamous NSCLC. N Engl J Med. 2018;378(24):2288–301.

第 22 章

不可切除的胸膜间皮瘤从一线治疗到挽救性全身化疗：如何治疗 PD-1/PD-L1 抑制剂无效的患者？

Nobukazu Fujimoto

【摘要】关于恶性胸膜间皮瘤（MPM）全身化疗的随机临床试验数量有限。铂类联合培美曲塞的方案被认为是标准的一线治疗方法。目前对于初治使用该方案后病情进展的患者，还没有确定的下一步的治疗选择。近年来，免疫检查点抑制剂（ICIs），如派姆单抗和纳武利尤单抗，在 II 期试验中显示出良好的反应率、疾病控制率和生存率。2018 年，日本批准将纳武利尤单抗用于既往化疗耐药或不耐受的晚期或转移性 MPM 患者。为进一步提高疗效和生存率，联合免疫用药或免疫联合化疗方案目前正在研究中。如果这些方案作为一线治疗表现出足够高的活性、安全性和耐受性，则可以取代铂类 / 培美曲塞的标准方案。对于 PD-1/PD-L1 抑制剂失败的患者，最佳的治疗方案尚不明确。基于最近的报道，使用免疫治疗可能诱导化学增敏作用，如细胞毒性药物，如培美曲塞、长春瑞滨或吉西他滨，将是该类患者的理想选择。对于包括培美曲塞在内的一线化疗后病情有一定时间进展的患者，可能再次应用基于联合培美曲塞的方案。免疫治疗和抗血管生成药物联合化疗 / 不化疗可能会带来希望，尽管到目前为止只有临床前研究支持这一方案。

【关键词】培美曲塞；派姆单抗；纳武利尤单抗；免疫治疗检查点；PD-1

1 概述

恶性胸膜间皮瘤（MPM）是一种高度侵袭性的恶性肿瘤，其中位总生存期（OS）仅 12 个月左右，预后较差。尤其是不可切除的晚期疾病患者的预后比其他患者更差。

N. Fujimoto (✉)

Department of Medical Oncology, Okayama Rosai Hospital, Okayama, Japan

e-mail: nfuji@okayamah.johas.go.jp

这种不良后果主要是由于缺乏有效的全身治疗 [1, 2]。目前 MPM 治疗有一些指南，包括全身化疗；然而，这些建议基于的证据非常有限。事实上，关于 MPM 全身化疗的随机临床试验数量本身就有限。本章总结了目前的全身化疗标准，包括最近关于 MPM 患者免疫检查点抑制剂（ICIs）的报道，同时展望未来。

2　一线化疗

2.1　铂类 / 培美曲塞

一般状况良好（PS）的 MPM 患者被推荐的一线全身疗法是使用铂类加培美曲塞的全身化疗。一项单盲、安慰剂对照、随机Ⅲ期试验在 456 例初治 MPM 患者中比较了单独使用顺铂（75 mg/m²）和顺铂加培美曲塞（500 mg/m²）的疗效 [3]。顺铂和培美曲塞联合治疗组获得了更高的反应率（RR）（41.3 *vs* 16.7%；*P* < 0.001），中位 OS（12.1 *vs* 9.3 个月；*P*=0.020）和无进展生存期（PFS）（5.7 *vs* 3.7 个月；*P*=0.001）均高于单用顺铂组（图 22.1）。联合组的毒性更大，分别有 27.9%、17.7% 和 14.6% 的患者出现 3 ~ 4 度中性粒细胞减少症、白细胞减少症和恶心反应。在第 1 批 117 例患者入选后使用维生素补充剂显著降低了药物毒性。联合化疗也改善了患者的生活质量（QoL）。使用肺癌症状量表评估 QoL，顺铂联合培美曲塞组可显著改善呼吸困难和疼痛。另一项Ⅲ期试验在 250 例患者中比较了抗叶酸药物雷替曲塞（80 mg/m²）加顺铂（80 mg/m²）与单用顺铂的疗效，结果显示联合用药的 RR（23.6% *vs* 13.6%）、中位 OS（11.4 个月 *vs* 8.8 个月）和 1 年存活率（46% *vs* 40%）都比单用顺铂高 [4]。

培美曲塞可以与卡铂联合用药，其疗效与顺铂 / 培美曲塞相当 [5]。虽然没有随机研究直接比较卡铂和顺铂在 MPM 中的作用，但多个 II 期系列和一个扩大的访问计划的数据表明，二者可能等效 [6-8]。在一项回顾性汇总分析中，70 岁以上接受培美曲塞和卡铂治疗的患者的疗效与年轻患者相似，尽管老年患者产生了更频繁的血液毒性 [9]。MPM 通常在既往接触石棉后经历很长一段潜伏期才发生，因此有许多老年患者伴有一些合并症。卡铂 / 培美曲塞联合治疗可能是对于不适合顺铂类方案的患者的一种合理的治疗方案 [10]。

2.2　除铂类 / 培美曲塞以外的治疗方案

已经有一些临床试验探索了新药的有效性，以期待进一步改善铂类 / 培美曲塞联合化疗的结果，其中典型的例子是抗血管生成药物的研究。间皮瘤 – 阿瓦斯汀 – 顺铂 – 培美曲塞研究（MAPS）是一项开放标签的随机Ⅲ期试验，比较了顺铂 / 培美曲塞联合或不联合使用以血管内皮生长因子（VEGF）为靶点的贝伐单抗的疗效[11]。三药联用组比顺铂 / 培美曲塞组 OS 更长（18.8 个月 *vs* 16.1 个月；*P*=0.0167；HR 0.77）。PFS 也有改善（9.2 个月 *vs* 7.3 个月；*P* ＜ 0.001；HR 0.61）。尽管贝伐单抗增加了 3 ~ 4 级毒性反应的发生率（71% *vs* 62%），特别是高血压（25% *vs* 0%）和血栓形成（6% *vs* 1%），但对生活质量（QoL）没有损害[11]。顺铂 / 培美曲塞 / 贝伐单抗方案被国家综合癌症网络（NCCN）指南推荐为一线治疗方案之一，但在大多数国家仍不被视为标准治疗方案。贝伐珠单抗在日本没有获得审批，未来也没有获得批准的计划。

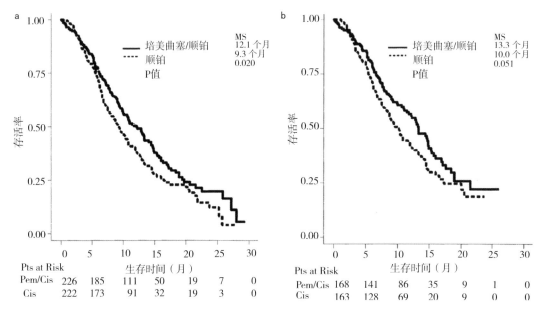

图 22.1　在一项比较培美曲塞 / 顺铂（Pem/Cis）组和单独使用顺铂（Cis）组的 III 期研究中，用 Kaplan–Meier 生存曲线估计所有患者（Pts）（a）和补充维生素患者（b）的总生存时间[3]。
MS：中位生存期

尼达尼布靶向 VEGF 受体 1–3、血小板衍生生长因子（PDGF）受体 α 和 β、成纤维细胞生长因子（FGF）受体 1–3 以及 Src 和 Abl 激酶等靶点，这些都与 MPM 的发病机制有关。基于 II 期 LUME-Meso 研究的有利结果[12]，27 个国家的 120 家机构中进行了一项双盲、随机、安慰剂对照的 III 期试验。初治的不可切除的 ECOG 评分 /PS 0 ~ 1 分的上皮样 MPM 患者被随机分配接受顺铂 / 培美曲塞联合或不联合尼达尼布。尼达尼布组的 mPFS 为 6.8 个月（95% CI：6.1 ~ 7.0），安慰剂组的 mPFS 为 7.0 个月（95% CI：6.7 ~ 7.2）［HR 1.01（95% CI：0.79 ~ 1.30），*P*=0.91］，无显著性差异。

2.3　现行标准

基于这些令人沮丧的结果，铂类 / 培美曲塞联合治疗仍被认为是标准的一线治疗方案。在一项顺铂/培美曲塞的关键研究中，患者接受了中位数为 6 个周期的化疗。至少完成 4 个、6 个或 8 个周期化疗的患者比例分别占 71%、53% 和 5%[3]。一项针对 27 例患者的非随机可行性研究表明，培美曲塞的持续维持治疗是安全的，在 6 个诱导化疗周期后可获得缓解[14]。然而，由于研究的局限性，如不同的患者群体，不同的诱导方案（培美曲塞联合卡铂或培美曲塞单药），以及接受维持化疗的患者数量较少，不推荐使用培美曲塞进行维持治疗。目前推荐在 4 ~ 6 个周期的铂类联合培美曲塞后停止化疗[15]。

3　挽救性化疗

3.1　培美曲塞

目前对于在一线用铂类联合培美曲塞治疗后病情进展的 MPM 患者没有推荐的治疗方案。一项 243 例既往未接受培美曲塞治疗的患者的 III 期试验显示，接受单药培美曲塞治疗的患者比接受最好的支持治疗的患者有更高的 RR（18.7% *vs* 1.7%；$P < 0.001$），更好的疾病控制率（59.3% *vs* 19.2%；$P < 0.0001$），以及更长的 PFS（3.6 个月 *vs* 1.5 个月；$P=0.0148$）[16]。对于那些一线治疗方案含培美曲塞，且获得较长时间疾病控制的患者，疾病进展后再次选择培美曲塞为基础的治疗也是合理的。

该方案也推荐用于那些通过一线化疗实现了持久疾病控制的患者。一项单中心回顾性研究报告称，在 31 例接受培美曲塞一线化疗至少 3 个月的患者中，总 RR 为 19%，疾病控制率（DCR）为 48%[17]。一项对 30 例患者的多机构回顾性分析显示，使用一线铂类/培美曲塞控制疾病至少 6 个月并再次接受培美曲塞治疗的患者的疼痛明显缓解[18]。一项多中心回顾性分析显示，一线化疗后至少 12 个月病情再次进展的 MPM 患者，接受培美曲塞治疗后控制疾病的可能性更大[19]。

3.2　其他细胞毒性药物

MPM 挽救性化疗的其他治疗选择包括长春瑞滨或吉西他滨；这些药物的中位 OS 为 5 ~ 10 个月[20, 21]。尽管证据有限，长春瑞滨被广泛用于二线治疗方案。一项单中心长春瑞滨 II 期试验纳入 63 例患者，获得了 16% 的 RR 和 9.6 个月的中位 OS。同样，一项纳入 59 例患者的单中心回顾性研究结果显示 RR 为 15%，DCR 为 49%[22]。相比之下，一项对 60 例在二线或三线方案中接受长春瑞滨或吉西他滨治疗的患者进行的回顾性研究报告显示，长春瑞滨的 RR 为 0，吉西他滨的 RR 为 2%。长春瑞滨和吉西他滨的中位 PFS 分别为 1.7 个月和 1.6 个月[23]。

3.3 其他新型药物

伏立诺他是一种口服的组蛋白去乙酰化酶抑制剂，在一项初步研究中显示了一些阳性证据 [24]。在一项 III 期试验中，661 例曾接受治疗的患者被随机分配接受伏立诺他或安慰剂治疗，然而其疗效并未得到证实 [25]。其他实验药物，如血管新生抑制剂 [26] 或酪氨酸激酶抑制剂 [27]，也没有显示出疗效。最近，YS110，一种对 CD26 抗原具有高亲和力的人源化 IgG1 单克隆抗体被证实对具有表达 CD26 实体肿瘤的临床前抗肿瘤作用。一项对包括 MPM 在内的 CD26 表达的实体肿瘤患者进行的首次人体研究，观察到了令人兴奋的疾病稳定时间延长，并确定了推荐剂量 [28]。随后的 II 期试验正在进行中。

鉴于目前缺乏有效的治疗药物，强烈建议 PS 良好的患者参加一些临床试验。

4 免疫检查点阻断剂

4.1 抗细胞毒性 T 淋巴细胞相关抗原 4（CTLA-4）抗体

免疫调节单克隆抗体靶向免疫检查点已被证明是一种针对多种癌症的有效抗肿瘤策略 [29]。MPM 的免疫抑制肿瘤微环境提示 MPM 可能受益于这类免疫治疗 [30, 31]。抗 CTLA-4 抗体是 MPM 报道第一种 ICI。一项 II 期研究表明，抗 CTLA-4 单克隆抗体曲美木单抗作为 MPM 的二线治疗具有良好的活性 [32, 33]。然而，在随后的 III 期 DETERMINE 研究中，与安慰剂相比，作为二线或三线治疗的曲美木单抗并没有改善 OS[34]。

4.2 抗程序性死亡 -1（PD-1）抗体

4.2.1 派姆单抗

随后，在一项非随机派姆单抗治疗既往治疗过的 PD-1 阳性 MPM 患者的 Ib 期试验的初步报告中，20% 的患者达到客观缓解，72% 的患者达到疾病控制，中位 OS 为 18 个月（95% CI：9.4 至未达到）[35]。然后，一项 II 期试验评估了 65 例 MPM 患者的未筛选择组中派姆单抗的疗效 [36]，客观 RR（ORR）为 19%，DCR 为 66%，中位 PFS 为 4.5 个月（95%CI：2.3 ~ 6.2），中位 OS 为 11.5 个月（95%CI：7.6 ~ 14）。

基于这些有希望的结果，瑞士和澳大利亚将派姆单抗作为超适应证（off-label）药物使用 [37]。93 例患者中，48 例（52%）使用派姆单抗作为二线治疗。在整个队列中，总体 RR 为 18%，中位 PFS 为 3.1 个月，中位 OS 为 7.2 个月。非上皮样组织学亚型的 ORR（24% *vs* 16%，*P*=0.54）和中位 PFS（5.6 个月 *vs* 2.8 个月，*P*=0.02）均有改善。

其毒性与预期的结果一致。

4.2.2　纳武利尤单抗

另一种抗 PD-1 抗体，纳武利尤单抗，首先在荷兰的复发性 MPM 患者中进行了试验[38]。在一项单中心试验中，MPM 患者每 2 周静脉注射纳武利尤单抗（3mg/kg）。在纳入的 34 例患者中，8 例患者（24%）部分缓解，8 例病情稳定，DCR 为 47%。研究人员还评估了纳武利尤单抗对既往化疗耐药或不耐受的晚期 MPM 患者的疗效和安全性[39]。研究共纳入 34 例患者，ORR 为 29.4%（10/34，95% CI：16.8 ~ 46.2），中位 OS 和 PFS 分别为 17.3 个月和 6.1 个月（图 22.2）。在组织学亚型方面，上皮样、肉瘤样和双相亚型的 ORR 分别为 25.9%、66.7% 和 25.0%。基于这些数据，纳武利尤单抗在日本被批准用于对既往化疗耐药或不耐受的晚期或转移性 MPM 患者。

这些 ICIs 的毒性是可以接受的。在一项关于派姆单抗的研究中，3 级或 4 级毒性包括肾上腺功能不全（3%）、肺炎（3%）、皮疹（3%）、结肠炎（1.6%）、精神症状（1.6%）、轻型肝炎（1.6%）、5 级肝炎（1.6%）和高血糖（1.6%）[36]。在此项关于派姆单抗的研究中，共有 26 例患者（76%）发生了不良反应，如疲劳（29%）和瘙痒（15%）。9 例（26%）患者上报了 3 级和 4 级与治疗相关的不良事件，其中最常见的是肺炎、胃肠道疾病和实验室结果异常。一例与治疗相关的死亡事件的死因是肺炎，也可能是由同时服用胺碘酮引起。这些可控的毒性反应与其他恶性肿瘤用药治疗类似，如黑色素瘤和非小细胞肺癌（NSCLC）。

虽然这些 ICIs 的效果需要在更大规模的临床试验中证实，但纳武利尤单抗和派姆单抗将为 MPM 患者带来希望。所有报道的 MPM 中抗 PD-1 抗体的研究总结见表 22.1。

5　未来展望

5.1　ICI 的组合

MPM 的全身化疗仍存在诸多挑战。迄今为止，免疫检查点阻断剂仍然发挥主要作用。目前，一个关键的问题是 ICI 和其他药物的组合，包括其他 ICIs。鉴于 PD-1/PD-L1 和 CTLA-4 通路在 T 细胞激活中的协同作用[40]，PD-1 或 PD- 配体 1（PD-L1）和 CTLA-4 的抗体组合值得进一步研究。NIBIT-MESO-1 研究调查了一线或二线曲美木单抗联合抗 PD-L1 单克隆抗体德瓦鲁单抗的有效性和安全性[41]。在一项 II 期研究中，无法切除的胸膜或腹膜间皮瘤患者联合使用曲美木单抗和德瓦鲁单抗，每 4 周一次，共 4 次，序贯德瓦鲁单抗维持治疗。40 例患者中有 11 例（28%）达到客观缓解。中位 PFS 为 5.7 个月（95% CI：1.7 ~ 9.7），中位 OS 为 16.6 个月（95% CI：13.1 ~ 20.1）。与治疗相关的毒性通常是可控和可逆的。

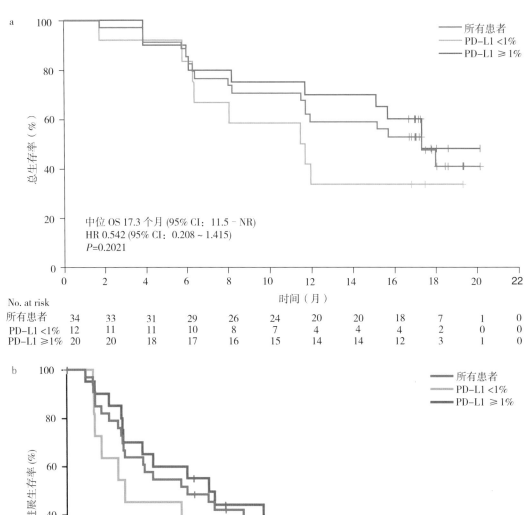

图 22.2　根据 MERIT 研究中 PD-L1 表达状态，所有患者的总生存期（a）和无进展生存期（b）的
　　　　 Kaplan-Meier 曲线[39]。

　　　　 HR：风险比；NR：未达到

表 22.1　用抗 PD-1 抗体治疗恶性胸膜间皮瘤的报道研究

药物名称	N	ORR(%)	DCR(%)	mPFS(月)	mOS(月)	作者	参考文献
派姆单抗	25	20	72	5.4	18.0	Alley 等	[35]
派姆单抗	64	22	61	4.1	10.1	Desai 等	[36]
派姆单抗	93	18	48	3.1	7.0	Metaxas 等	[37]
纳武利尤单抗	34	26	47	2.6	11.8	Quispel-Janssen 等	[38]
纳武利尤单抗	34	29	67.6	6.1	17.3	Okada 等	[39]

DCR：疾病控制率；mOS：中位总生存期；mPFS：中位无进展生存期；N：病例数；ORR：客观应答率；PD：程序性死亡

法国进行了一项多中心的随机 II 期研究 [42]，将患者随机分配到纳武利尤单抗组或者纳武利尤单抗加伊匹单抗组治疗，持续治疗直至病情进展或出现不可接受的毒性。在意向治疗人群中，63 例纳武利尤单抗组患者中的 25 名患者（40%；95% CI：28 ~ 52）及 62 例联合治疗组患者中的 32 例（52%；95% CI：39 ~ 64）达到了 12 周的疾病控制。最常见的 3 级不良事件是乏力 [纳武利尤单抗组 1 例（占 2%），联合组 3 例（占 5%）]，天冬氨酸转氨酶或丙氨酸转氨酶无症状升高 [0 vs 4 例（7%）]，以及脂肪酶无症状升高 [2 例（3%）vs 1 例 2%）]。这些结果表明抗 CTLA-4 和抗 PD1/PD-L1 抗体的联合使用似乎是有效的，对 MPM 患者具有良好的安全性。一项 Ⅲ 期随机开放标签试验将纳武利尤单抗联合伊匹单抗组与培美曲塞联合顺铂或卡铂组作为不可切除 MPM 的一线治疗。该研究的主要终点 OS 的数据将很快公布。

5.2　ICI 与化疗的联合治疗

ICI 和化疗联合使用的优势在 NSCLC 中已经得到证实 [43]。抗 PD-1/PD-L1 抗体与常规化疗的联合治疗 MPM 也正在研究中。Nowak 等 [44] 报道了在 MPM 中一线治疗药物顺铂 / 培美曲塞加德瓦鲁单抗的 Ⅱ 期试验结果。主要终点为 6 个月时的 PFS（PFS6）。PFS6 占 57%（95% CI：45% ~ 68%），中位 PFS 为 6.9 个月（95% CI：5.5% ~ 9.0%）。ORR 为 48%（95% CI：35% ~ 61%）。

36 名受试者发生了 3 ~ 5 级不良反应，包括中性粒细胞减少（13%）、恶心（11%）、贫血（7%）、乏力（6%），以及任一级别的周围神经病变（35%）。另一项关于顺铂 / 培美曲塞和纳武利尤单抗联合治疗的 Ⅱ 期研究目前正在进行中 [45]（图 22.3），顺铂 / 培美曲塞和派姆单抗的联合治疗也在进行大规模的随机研究中。

如果这些联合方案作为一线治疗具有足够的活性、安全性和耐受性，那现阶段顺铂 / 培美曲塞的标准方案可能会被取代。

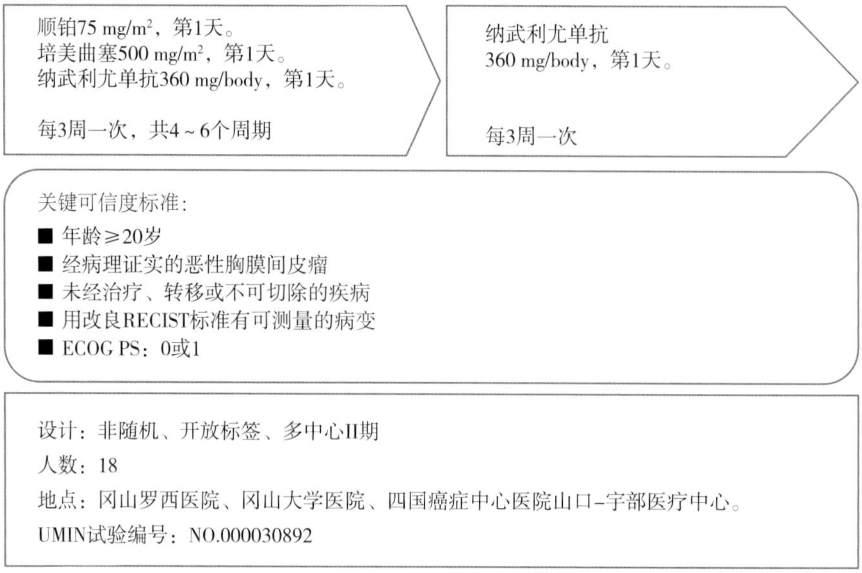

顺铂75 mg/m²，第1天。
培美曲塞500 mg/m²，第1天。
纳武利尤单抗360 mg/body，第1天。

每3周一次，共4～6个周期

纳武利尤单抗
360 mg/body，第1天。

每3周一次

关键可信度标准：
■ 年龄≥20岁
■ 经病理证实的恶性胸膜间皮瘤
■ 未经治疗、转移或不可切除的疾病
■ 用改良RECIST标准有可测量的病变
■ ECOG PS：0或1

设计：非随机、开放标签、多中心II期
人数：18
地点：冈山罗西医院、冈山大学医院、四国癌症中心医院山口-宇部医疗中心。
UMIN试验编号：NO.000030892

图22.3 不可切除的恶性胸膜间皮瘤用顺铂／培美曲塞和纳武利尤单抗进行一线联合化疗的II期试验概述 [45]。
ECOG：美国东部肿瘤协作组；PS：生存状态评分；RECIST：实体瘤疗效评价标准

6 如何治疗 PD-1/PD-L1 抑制剂无效的患者？

PD-1/PD-L1 抑制剂治疗失败的患者的最佳治疗方案尚不清楚。我们未搜索到任何针对这个主题的小型研究或案例系列。根据经验，细胞毒性药物，如培美曲塞、长春瑞滨，或吉西他滨，将是目前的最佳选择。正如前一节"挽救性化疗"所述，对于在含培美曲塞的一线化疗后，病情进展时间较长的患者，可能会给予以培美曲塞为基础的再次治疗。

最近，Schvartman 等报道了晚期 NSCLC 患者接受 ICIs 治疗后再行化疗的 RR 值较高 [46]。Park 等也报道了 ICIs 可改善 NSCLC 患者免疫治疗后挽救性化疗的 RR[47]。化疗的免疫调节作用被认为是免疫治疗诱导的化学增敏作用的可能机制，但其具体机制尚不清楚。一项前瞻性研究正在确认在 ICI 治疗失败后，再进行培美曲塞或吉西他滨或长春瑞滨单药治疗的疗效。

另一个有趣的前景是免疫治疗和其他药物（如抗血管生成药物）的联合治疗。最近的一项基础研究表明，同时使用 PD-1 抑制剂和抗 VEGFR2 抗体，在体内可协同抑制肿瘤生长 [48]。Allen 等的研究表明，抗 PD-L1 治疗可提高肿瘤对抗血管生成治疗的敏感性，并可延长其疗效，尽管这只是在临床前模型中得到了证实 [49]。联合应用免疫治疗和抗血管生成药物联合或不联合化疗都可能会带来希望。

7 结论

在 MPM 的全身化疗中，我们仍有一些问题需要解决。免疫检查点抑制剂可能在治疗过程中发挥主要作用。ICI 之间的联合治疗以及 ICI 和常规化疗的联合治疗的疗效正在研究中。与此同时，进一步研究 ICIs 是否能改善免疫治疗后挽救性化疗疗效的临床试验也正在开展中。

参考文献

1. Carbone M, Adusumilli PS, Alexander HR Jr, Baas P, Bardelli F, Bononi A, et al. Mesothelioma: scientific clues for prevention, diagnosis, and therapy. CA Cancer J Clin. 2019;69:402–29. https://doi.org/10.3322/caac.21572.
2. Forde PM, Scherpereel A, Tsao AS. Use of immune checkpoint inhibitors in mesothelioma. Curr Treat Options Oncol. 2019;20:18. https://doi.org/10.1007/s11864-019-0613-x.
3. Vogelzang NJ, Rusthoven JJ, Symanowski J, Denham C, Kaukel E, Ruffie P, et al. Phase III study of pemetrexed in combination with cisplatin versus cisplatin alone in patients with malignant pleural mesothelioma. J Clin Oncol. 2003;21:2636–44. https://doi.org/10.1200/JCO.2003.11.136.
4. van Meerbeeck JP, Gaafar R, Manegold C, Van Klaveren RJ, Van Marck EA, Vincent M, et al. Randomized phase III study of cisplatin with or without raltitrexed in patients with malignant pleural mesothelioma: an intergroup study of the European Organisation for Research and Treatment of Cancer Lung Cancer Group and the National Cancer Institute of Canada. J Clin Oncol. 2005;23:6881–9. https://doi.org/10.1200/JCO.20005.14.589.
5. Santoro A, O'Brien ME, Stahel RA, Nackaerts K, Baas P, Karthaus M, et al. Pemetrexed plus cisplatin or pemetrexed plus carboplatin for chemonaive patients with malignant pleural mesothelioma: results of the International Expanded Access Program. J Thorac Oncol. 2008;3:756–63. https://doi.org/10.1097/JTO.0b013e31817c73d6.
6. Castagneto B, Botta M, Aitini E, Spigno F, Degiovanni D, Alabiso O, et al. Phase II study of pemetrexed in combination with carboplatin in patients with malignant pleural mesothelioma (MPM). Ann Oncol. 2008;19:370–3. https://doi.org/10.1093/annonc/mdm501.
7. Ceresoli GL, Zucali PA, Favaretto AG, Grossi F, Bidoli P, Del Conte G, et al. Phase II study of pemetrexed plus carboplatin in malignant pleural mesothelioma. J Clin Oncol. 2006;24:1443–8. https://doi.org/10.1200/JCO.2005.04.3190.
8. Katirtzoglou N, Gkiozos I, Makrilia N, Tsaroucha E, Rapti A, Stratakos G, et al. Carboplatin plus pemetrexed as first-line treatment of patients with malignant pleural mesothelioma: a phase II study. Clin Lung Cancer. 2010;11:30–5. https://doi.org/10.3816/CLC.2010.n.005.
9. Ceresoli GL, Castagneto B, Zucali PA, Favaretto A, Menconboni M, Grossi F, et al. Pemetrexed plus carboplatin in elderly patients with malignant pleural mesothelioma: combined analysis of two phase II trials. Br J Cancer. 2008;99:51–6. https://doi.org/10.1038/sj.bjc.6604442.
10. Novello S, Pinto C, Torri V, Porcu L, Di Maio M, Tiseo M, et al. The third Italian consensus conference for malignant pleural mesothelioma: state of the art and recommendations. Crit Rev Oncol Hematol. 2016;104:9–20. https://doi.org/10.1016/j.critrevonc.2016.05.004.
11. Zalcman G, Mazieres J, Margery J, Greillier L, Audigier-Valette C, Moro-Sibilot D, et al. Bevacizumab for newly diagnosed pleural mesothelioma in the Mesothelioma Avastin Cisplatin Pemetrexed Study (MAPS): a randomised, controlled, open-label, phase 3 trial. Lancet. 2016;387:1405–14. https://doi.org/10.1016/S0140-6736(15)01238-6.

12. Grosso F, Steele N, Novello S, Nowak AK, Popat S, Greillier L, et al. Nintedanib plus pemetrexed/cisplatin in patients with malignant pleural mesothelioma: phase II results from the randomized, placebo-controlled LUME-Meso trial. J Clin Oncol. 2017;35:3591–600. https://doi.org/10.1200/JCO.2017.72.9012.

13. Scagliotti GV, Gaafar R, Nowak AK, Nakano T, van Meerbeeck J, Popat S, et al. Nintedanib in combination with pemetrexed and cisplatin for chemotherapy-naive patients with advanced malignant pleural mesothelioma (LUME-Meso): a double-blind, randomised, placebo-controlled phase 3 trial. Lancet Respir Med. 2019;7:569–80. https://doi.org/10.1016/S2213-2600(19)30139-0.

14. van den Bogaert DP, Pouw EM, van Wijhe G, Vernhout RM, Surmont VF, Hoogsteden HC, et al. Pemetrexed maintenance therapy in patients with malignant pleural mesothelioma. J Thorac Oncol. 2006;1:25–30.

15. Kindler HL, Ismaila N, Armato SG 3rd, Bueno R, Hesdorffer M, Jahan T, et al. Treatment of malignant pleural mesothelioma: American Society of Clinical Oncology Clinical Practice Guideline. J Clin Oncol. 2018;36:1343–73. https://doi.org/10.1200/JCO.2017.76.6394.

16. Jassem J, Ramlau R, Santoro A, Schuette W, Chemaissani A, Hong S, et al. Phase III trial of pemetrexed plus best supportive care compared with best supportive care in previously treated patients with advanced malignant pleural mesothelioma. J Clin Oncol. 2008;26:1698–704. https://doi.org/10.1200/JCO.2006.09.9887.

17. Ceresoli GL, Zucali PA, De Vincenzo F, Gianoncelli L, Simonelli M, Lorenzi E, et al. Retreatment with pemetrexed-based chemotherapy in patients with malignant pleural mesothelioma. Lung Cancer. 2011;72:73–7. https://doi.org/10.1016/j.lungcan.2010.12.004.

18. Bearz A, Talamini R, Rossoni G, Santo A, de Pangher V, Fasola G, et al. Re-challenge with pemetrexed in advanced mesothelioma: a multi-institutional experience. BMC Res Notes. 2012;5:482. https://doi.org/10.1186/1756-0500-5-482.

19. Zucali PA, Simonelli M, Michetti G, Tiseo M, Ceresoli GL, Collova E, et al. Second-line chemotherapy in malignant pleural mesothelioma: results of a retrospective multicenter survey. Lung Cancer. 2012;75:360–7. https://doi.org/10.1016/j.lungcan.2011.08.011.

20. Bibby AC, Tsim S, Kanellakis N, Ball H, Talbot DC, Blyth KG, et al. Malignant pleural mesothelioma: an update on investigation, diagnosis and treatment. Eur Respir Rev. 2016;25:472–86. https://doi.org/10.1183/16000617.0063-2016.

21. Buikhuisen WA, Hiddinga BI, Baas P, van Meerbeeck JP. Second line therapy in malignant pleural mesothelioma: a systematic review. Lung Cancer. 2015;89:223–31. https://doi.org/10.1016/j.lungcan.2015.06.018.

22. Zucali PA, Perrino M, Lorenzi E, Ceresoli GL, De Vincenzo F, Simonelli M, et al. Vinorelbine in pemetrexed-pretreated patients with malignant pleural mesothelioma. Lung Cancer. 2014;84:265–70. https://doi.org/10.1016/j.lungcan.2013.11.011.

23. Zauderer MG, Kass SL, Woo K, Sima CS, Ginsberg MS, Krug LM. Vinorelbine and gemcitabine as second- or third-line therapy for malignant pleural mesothelioma. Lung Cancer. 2014;84:271–4. https://doi.org/10.1016/j.lungcan.2014.03.006.

24. Kelly WK, O'Connor OA, Krug LM, Chiao JH, Heaney M, Curley T, et al. Phase I study of an oral histone deacetylase inhibitor, suberoylanilide hydroxamic acid, in patients with advanced cancer. J Clin Oncol. 2005;23:3923–31. https://doi.org/10.1200/JCO.2005.14.167.

25. Krug LM, Kindler HL, Calvert H, Manegold C, Tsao AS, Fennell D, et al. Vorinostat in patients with advanced malignant pleural mesothelioma who have progressed on previous chemotherapy (VANTAGE-014): a phase 3, double-blind, randomised, placebo-controlled trial. Lancet Oncol. 2015;16:447–56. https://doi.org/10.1016/S1470-2045(15)70056-2.

26. Buikhuisen WA, Burgers JA, Vincent AD, Korse CM, van Klaveren RJ, Schramel FM, et al. Thalidomide versus active supportive care for maintenance in patients with malignant mesothelioma after first-line chemotherapy (NVALT 5): an open-label, multicentre, randomised phase 3 study. Lancet Oncol. 2013;14:543–51. https://doi.org/10.1016/

S1470-2045(13)70125-6.

27. Mathy A, Baas P, Dalesio O, van Zandwijk N. Limited efficacy of imatinib mesylate in malignant mesothelioma: a phase II trial. Lung Cancer. 2005;50:83–6. https://doi.org/10.1016/j.lungcan.2005.04.010.

28. Angevin E, Isambert N, Trillet-Lenoir V, You B, Alexandre J, Zalcman G, et al. First-in-human phase 1 of YS110, a monoclonal antibody directed against CD26 in advanced CD26-expressing cancers. Br J Cancer. 2017;116:1126–34. https://doi.org/10.1038/bjc.2017.62.

29. Wilson RAM, Evans TRJ, Fraser AR, Nibbs RJB. Immune checkpoint inhibitors: new strategies to checkmate cancer. Clin Exp Immunol. 2018;191:133–48. https://doi.org/10.1111/cei.13081.

30. Bograd AJ, Suzuki K, Vertes E, Colovos C, Morales EA, Sadelain M, et al. Immune responses and immunotherapeutic interventions in malignant pleural mesothelioma. Cancer Immunol Immunother. 2011;60:1509–27. https://doi.org/10.1007/s00262-011-1103-6.

31. Hegmans JP, Hemmes A, Hammad H, Boon L, Hoogsteden HC, Lambrecht BN. Mesothelioma environment comprises cytokines and T-regulatory cells that suppress immune responses. Eur Respir J. 2006;27:1086–95. https://doi.org/10.1183/09031936.06.00135305.

32. Calabro L, Morra A, Fonsatti E, Cutaia O, Amato G, Giannarelli D, et al. Tremelimumab for patients with chemotherapy-resistant advanced malignant mesothelioma: an open-label, single-arm, phase 2 trial. Lancet Oncol. 2013;14:1104–11. https://doi.org/10.1016/S1470-2045(13)70381-4.

33. Calabro L, Morra A, Fonsatti E, Cutaia O, Fazio C, Annesi D, et al. Efficacy and safety of an intensified schedule of tremelimumab for chemotherapy-resistant malignant mesothelioma: an open-label, single-arm, phase 2 study. Lancet Respir Med. 2015;3:301–9. https://doi.org/10.1016/S2213-2600(15)00092-2.

34. Maio M, Scherpereel A, Calabro L, Aerts J, Cedres Perez S, Bearz A, et al. Tremelimumab as second-line or third-line treatment in relapsed malignant mesothelioma (DETERMINE): a multicentre, international, randomised, double-blind, placebo-controlled phase 2b trial. Lancet Oncol. 2017;18:1261–73. https://doi.org/10.1016/S1470-2045(17)30446-1.

35. Alley EW, Lopez J, Santoro A, Morosky A, Saraf S, Piperdi B, et al. Clinical safety and activity of pembrolizumab in patients with malignant pleural mesothelioma (KEYNOTE-028): preliminary results from a non-randomised, open-label, phase 1b trial. Lancet Oncol. 2017;18:623–30. https://doi.org/10.1016/S1470-2045(17)30169-9.

36. Desai A, Karrison T, Rose B, Tan Y, Hill B, Pemberton E, et al. Phase II trial of pembrolizumab (NCT02399371) in previously-treated malignant mesothelioma (MM): final analysis. J Thorac Oncol. 2018;13(Suppl):339.

37. Metaxas Y, Rivalland G, Mauti LA, Klingbiel D, Kao S, Schmid S, et al. Pembrolizumab as palliative immunotherapy in malignant pleural mesothelioma. J Thorac Oncol. 2018;13:1784–91. https://doi.org/10.1016/j.jtho.2018.08.007.

38. Quispel-Janssen J, van der Noort V, de Vries JF, Zimmerman M, Lalezari F, Thunnissen E, et al. Programmed Death 1 blockade with nivolumab in patients with recurrent malignant pleural mesothelioma. J Thorac Oncol. 2018;13:1569–76. https://doi.org/10.1016/j.jtho.2018.05.038.

39. Okada M, Kijima T, Aoe K, Kato T, Fujimoto N, Nakagawa K, et al. Clinical efficacy and safety of nivolumab: results of a multicenter, open-label, single-arm, Japanese phase 2 study in malignant pleural mesothelioma (MERIT). Clin Cancer Res. 2019;25:5485–92. https://doi.org/10.1158/1078-0432.

40. Das R, Verma R, Sznol M, Boddupalli CS, Gettinger SN, Kluger H, et al. Combination therapy with anti-CTLA-4 and anti-PD-1 leads to distinct immunologic changes in vivo. J Immunol. 2015;194:950–9. https://doi.org/10.4049/jimmunol.1401686.

41. Calabro L, Morra A, Giannarelli D, Amato G, D'Incecco A, Covre A, et al. Tremelimumab combined with durvalumab in patients with mesothelioma (NIBIT-MESO-1): an open-label, non-randomised, phase 2 study. Lancet Respir Med. 2018;6:451–60. https://doi.org/10.1016/S2213-2600(18)30151-6.

42. Scherpereel A, Mazieres J, Greillier L, Lantuejoul S, Do P, Bylicki O, et al. Nivolumab or nivolumab plus ipilimumab in patients with relapsed malignant pleural mesothelioma (IFCT-1501 MAPS2): a multicentre, open-label, randomised, non-comparative, phase 2 trial. Lancet Oncol. 2019;20:239–53. https://doi.org/10.1016/S1470-2045(18)30765-4.

43. Gandhi L, Rodriguez-Abreu D, Gadgeel S, Esteban E, Felip E, De Angelis F, et al. Pembrolizumab plus chemotherapy in metastatic non-small-cell lung cancer. N Engl J Med. 2018;378:2078–92. https://doi.org/10.1056/NEJMoa1801005.

44. Nowak AKP, Lesterhuis W, Hughes B, Brown C, Kao S, Karikios D, John T, Pavlakis N, O'Byrne K, Yip S, Lam W, Briscoe K, Karapetis C, Stockler M. DREAM – a phase 2 trial of durvalumab with first line chemotherapy in mesothelioma: final result. J Thorac Oncol. 2018;13(Suppl):338–9.

45. Fujimoto N, Aoe K, Kozuki T, Oze I, Kato K, Kishimoto T, et al. A phase II trial of first-line combination chemotherapy with cisplatin, pemetrexed, and nivolumab for unresectable malignant pleural mesothelioma: a study protocol. Clin Lung Cancer. 2018;19:e705–7. https://doi.org/10.1016/j.cllc.2018.05.001.

46. Schvartsman G, Peng SA, Bis G, Lee JJ, Benveniste MFK, Zhang J, et al. Response rates to single-agent chemotherapy after exposure to immune checkpoint inhibitors in advanced non-small cell lung cancer. Lung Cancer. 2017;112:90–5. https://doi.org/10.1016/j.lungcan.2017.07.034.

47. Park SE, Lee SH, Ahn JS, Ahn MJ, Park K, Sun JM. Increased response rates to salvage chemotherapy administered after PD-1/PD-L1 inhibitors in patients with non-small cell lung cancer. J Thorac Oncol. 2018;13:106–11. https://doi.org/10.1016/j.jtho.2017.10.011.

48. Yasuda S, Sho M, Yamato I, Yoshiji H, Wakatsuki K, Nishiwada S, et al. Simultaneous blockade of programmed death 1 and vascular endothelial growth factor receptor 2 (VEGFR2) induces synergistic anti-tumour effect in vivo. Clin Exp Immunol. 2013;172:500–6. https://doi.org/10.1111/cei.12069.

49. Allen E, Jabouille A, Rivera LB, Lodewijckx I, Missiaen R, Steri V, et al. Combined antiangiogenic and anti-PD-L1 therapy stimulates tumor immunity through HEV formation. Sci Transl Med. 2017;9 https://doi.org/10.1126/scitranslmed.aak9679.

第 23 章

间皮瘤免疫检查点抑制剂的生物标志物：生物标志物在最佳免疫疗法中有什么作用？

Toshiyuki Minami and Takashi Kijima

【摘要】使用免疫检查点抑制剂（ICIs）可显著改善各类实体肿瘤的预后。一些临床试验证明，ICIs 对恶性胸膜间皮瘤（MPM）也表现出潜在的抗肿瘤作用。2018 年程序性细胞死亡 -1（PD-1）抗体纳武利尤单抗在日本被批准为 MPM 患者的二线治疗用药。尽管迄今为止，其他国家尚未批准 ICIs 用于 MPM 的治疗，但它们可能为 MPM 患者的预后带来重大的突破性改善。但另一方面，ICIs 并不一定具有良好的临床效果。ICIs 的客观缓解率约为 20%。因此，为 ICIs 的使用选择合适的人群是至关重要的。在本章中，我们将集中讨论如何选择可靠的生物标志物及如何有效地选择适合 ICI 治疗的人群。

【关键词】恶性胸膜间皮瘤；ICIs；生物标志物

1   概述

恶性胸膜间皮瘤（MPM）源于胸膜间皮细胞的肿瘤转化。职业性或环境接触石棉与 MPM 的发展密切相关，全世界 MPM 的发病率持续上升 [1]。包括手术治疗在内的多模式治疗仅适用于早期和症状较轻的患者 [2]。不可手术患者的标准治疗方案是使用顺铂和培美曲塞进行全身化疗，这是唯一被批准的有证据可延长患者总生存期（OS）的方案。然而该方案的患者中位 OS 仅为 12 个月 [3, 4]。因此，在过去的 15 年里，人们一直希望能开发一种新的治疗策略。

T. Minami · T. Kijima (✉)

Department of Respiratory Medicine and Hematology, Hyogo College of Medicine, Nishinomiya, Japan

Department of Thoracic Oncology, Hyogo College of Medicine, Nishinomiya, Japan
e-mail: tkijima@hyo-med.ac.jp

2   MPM 免疫治疗

自从免疫检查点抑制剂（ICIs）问世以来，癌症免疫治疗在各种类型的癌症中得到长足发展。目前，临床上常用的 ICIs 主要介导三种免疫抑制分子，包括细胞毒性 T 淋巴细胞相关抗原 4（CTLA-4）、程序性死亡受体 -1（PD-1）和 PD-1 配体 -1（PD-L1）[5]。表达 PD-L1 的肿瘤细胞 ≥ 1% 被称为 PD-L1 阳性 MPM，在 MPM 中约占 20% ~ 40%[6, 7]。目前已经进行了一些临床试验来评估 ICIs 的抗肿瘤活性。虽然大多数针对标准化疗后复发的 MPM 患者，但 ICIs 作为挽救疗法仍然发挥了很好的效果[8]。一项 Ib 期试验（KEYNOTE-028）将抗 PD-1 抗体派姆单抗用于 PD-L1 阳性 MPM 患者，客观缓解率（ORR）和疾病控制率（DCR）分别为 20% 和 72%[9]。另一种抗 PD-1 抗体纳武利尤单抗在 II 期研究中也显示出很好的抗肿瘤活性。在荷兰进行的一项单臂 II 期研究（NivoMes 试验）中，复发 MPM 患者的 ORR 和 DCR 分别为 24% 和 50% 的[10]。同样，在日本进行的一项 II 期研究（MERIT）中，曾接受一种或两种化疗方案的患者接受纳武利尤单抗治疗达到了 29% 的 ORR 和 68% 的 DCR[11]。根据 MERIT 的研究结果，纳武利尤单抗被批准用于既往化疗后复发的 MPM 患者。另一方面，抗 CTLA-4 抗体伊匹单抗或曲美木单抗的抗肿瘤作用，需要通过联合抗 PD-1 抗体纳武利尤单抗或者抗 PD-L1 抗体德瓦鲁单抗的治疗来评价。目前有三项临床试验 NIBIT-MESO（曲美木单抗联合德瓦鲁单抗）、MAPS-2（伊匹单抗联合纳武利尤单抗）和 INITIATE（伊匹单抗和联合纳武利尤单抗）的结果可用。在这些研究中，采用抗 CTLA-4 抗体和抗 PD-1/PD-L1 抗体联合治疗复发性 MPM 患者，目前已经公布 ORR 为 26% ~ 29%，DCR 为 50% ~ 68%[12-14]。虽然抗 CTLA-4 抗体和抗 PD-1/PD-L1 抗体在补救性化疗有获益的趋势，但抗 CTLA-4 抗体对于抗 PD-1/PD-L1 抗体的额外抗肿瘤作用仍不确定，有待进一步研究验证。

免疫疗法开启了 MPM 治疗的新纪元（表 23.1），但与此同时，ICIs 并不一定会带来预期的抗肿瘤效果。因此，研究可靠的预测生物标志物来选择合适的受试者是必不可少的，这些受试者将从 ICI 的治疗中获得有意义的临床益处。

表 23.1　MPM 中的主要 ICI 试验

研究名称（NCT #）	ICIs	阶段	Pts' #	ORR（%）	DCR（%）	mPFS（月）	mOS（月）
KEYNOTE-028（02054806）	P	Ib ≥1st	25	20	72	5.4	18.0
NivoMes trial（02497508）	N	II 2nd	34	24	47	2.6	11.8
MERIT（ONO-4538）[a]	N	II 2nd or 3rd	34	29	68	6.1	17.3
IFCT MAPS-2（02716272）	N ± I	II 2nd or 3rd	N:63 N+I:62	N:17 N+I:31	N:40 N+I:52	N:4.0 N+I:5.6	N:11.9 N+I:15.9
INITIATE（03048474）	N+I	II ≥2nd	34	29	68	6.2	NR
NIBIT-MESO-1（02588131）	D+T	II 1st or 2nd	40	25	63	5.7	16.6

#：序号；D：德瓦鲁单抗；DCR：疾病控制率；I：伊匹单抗；ICI：免疫检查点抑制剂；mOS：中位总生存期；mPFS：中位无进展生存期；N：纳武利尤单抗；NCT：国家临床试验；NR：未达到；ORR：客观缓解率；P：派姆单抗；Pts：患者；T：曲美木单抗

[a] 非 NCI 分配的编号

3　预测 ICIs 治疗 MPM 作用的生物标志物

　　大量不同类型实体肿瘤中进行的临床试验结果表明，PD-L1 表达、DNA 错配修复基因缺陷（MMR-D）或高度微卫星不稳定性（MSI-H）、肿瘤突变负荷（TMB）、肿瘤浸润性淋巴细胞（TIL）、中性粒细胞 – 淋巴细胞比率（NLR）等是预测 ICIs 抗肿瘤作用的潜在生物标志物[15]。在 MPM 中也进行了几项临床和实验研究来确定 ICI 治疗反应的预测性生物标志物。在这里，我们将提供一个有前景的候选生物标志物的概述。

3.1　PD-L1 表达

　　一些临床研究表明，高 PD-L1 表达与 MPM 患者预后较差相关。值得注意的是，PD-L1 在肉瘤样亚型 MPM 和双相型亚型 MPM 中的表达要高于上皮样亚型[16, 17]。据报道，肉瘤样亚型对标准全身化疗无效，且预后最差，中位 OS 仅为 7.5 个月[18, 19]。这些研究表明，PD-L1 的表达在 MPM 的侵袭性中起了重要作用。

　　表 23.1 列出了在每个临床试验中评估的 PD-L1 在 ICIs 中表达的预测值。在所有列

出的临床试验中，PD-L1 阳性通常被定义为 PD-L1 肿瘤细胞数 ≥ 1%［免疫组化法（IHC）评估］。关于纳武利尤单抗的单药治疗，PD-L1 阳性与 NivoMes 试验的结果不相关[10]。另一方面，在 MERIT 研究中观察到 PD-L1 阳性的 MPM 患者 ORR 增加（PD-L1 阳性与阴性 PFS 和 OS 的风险比分别是 0.725 和 0.542），且生存期延长（PD-L1 阳性为 40%，而 PD-L1 阴性为 8%）[11]。虽然这些数据的差异没有达到统计学意义，但这种趋势是可信和有意义的。在一项 Ⅰ b 期 KEYNOTE-028 试验中，派姆单抗对 PD-L1 阳性的 MPM 患者具有显著的临床益处（ORR 为 20%，中位 PFS 为 5.4 个月，中位 OS 为 18.0 个月）[9]。两项 Ⅱ 期研究（IFCT MAPS-2 试验和 INITIATE 试验）证明了 PD-L1 表达可作为纳武利尤单抗加伊匹单抗治疗的预测生物标志物。在 IFCT MAPS-2 试验中，纳武利尤单抗联合伊匹单抗治疗 PD-L1 阳性 MPM 患者的 ORR 高于 PD-L1 阴性 MPM 患者（PD-L1 阳性者 ORR 为 39%，PD-L1 阴性者为 12%）。特别是在 ≥ 25% 的肿瘤细胞表达 PD-L1 的 MPM 患者中，ORR 增加到 71%[13]。此外，INITIATE 研究显示，联合应用纳武利尤单抗和伊匹单抗，PD-L1 的表达不仅与 ORR 的增加有关（PD-L1 阳性者为 47%，PD-L1 阴性者为 16%），而且与 PFS 和 OS 的改善有关（PD-L1 阳性和 PD-L1 阴性者的 PFS 风险比为 0.39，OS 风险比为 0.16）[14]。因此，尽管在这些研究中由于样本量小而受到限制，但目前的结果表明 PD-L1 的表达可能是预测 ICI 疗效的一个可靠的生物标志物（表 23.2）。

表 23.2　按 PD-L1 状态进行 ORR

药剂（研究名称）	PD-L1 阳性率[a]（%）	PD-L1 检测抗体克隆	PD-L1(＋)/PD-L1(－) 的 ORR（%）
派姆单抗 （KEYNOTE-028）	100[b]	22C3	20
纳武利尤单抗 （NivoMes trial）	27	28-8	44/16
纳武利尤单抗 （MERIT）	59	28-8	40/8
纳武利尤单抗 ± 伊匹单抗 （IFCT MAPS-2）	41	28-8 SP-263	39/12 32/14
纳武利尤单抗 + 伊匹单抗 （INITIATE）	43	22C3	47/16
德瓦鲁单抗 + 曲美木单抗 （NIBIT-MESO-1）	53	SP-263	35/22

[a] PD-L1 阳性的 MPM 定义为 PD-L1 阳性肿瘤细胞数 ≥ 1%

[b] 在 KEYNOTE-028 试验中，只有 PD-L1 阳性的 MPM 患者入选

最近的研究表明，转录共激活因子 YAP 蛋白（Yes-Associated Protein）参与 PD-L1 的表达[20, 21]。去磷酸化时，YAP 易位进入到细胞核中，通过与转录因子的相互作用，诱导细胞增殖和抗凋亡基因的表达。为了避免细胞的过度生长，YAP 的核易位受到 Hippo 通路的丝氨酸 – 苏氨酸激酶级联反应的严格调控[22]。全外显子组测序分析发现了 MPM 中有高频的神经纤维蛋白 2（NF2）突变[23]。NF2 基因编码肿瘤抑制 Merlin 蛋白（moesin-ezrin-radixin–like protein），激活 Hippo 通路，抑制 YAP 的核移位。40% ～ 50% 的 MPM 患者中存在 *NF2* 基因突变和失活，导致 Hippo 通路破坏，允许 YAP 核转位[24]。这一机制可能不仅阐述了 MPM 的发病机制，而且也提出 MPM 肿瘤细胞中 PD-L1 表达增加。因此，*NF2* 基因改变作为免疫治疗的预测性生物标志物值得探索。

3.2　MMR-D/MSI-H

MMR 是纠正正常细胞分裂过程中发生的 DNA 复制错误的重要机制。MMR-D 会增加错配率，从而导致肿瘤的发展。这些错配错误由 1 ～ 6 个核苷酸的重复序列组成，也称为短串联重复序列，可在 MS 中明显观察到。DNA 错配的积累形成 MSI，可用于临床检测 MMR-D[15, 25]。具有 MSI-H 的肿瘤细胞产生含有突变相关新抗原的蛋白，这些新抗原的蛋白引起免疫反应。此外，既往研究表明，包括 PD-1 和 PD-L1 在内的免疫检查点蛋白在 MSI-H 肿瘤中的表达上调[26, 27]。基于上述结果，一项评估派姆单抗在 MMR-D 难治性肿瘤中的临床活性的 II 期研究发现，MSI-H 肿瘤患者对派姆单抗单药治疗反应显著，与预期一致。因此，派姆单抗获批用于治疗患有 MMR-D/MSI-H 实体瘤患者[28, 29]。

因此，如果肿瘤细胞有 MMR-D/MSI-H，派姆单抗目前也可用于 MPM 患者。

过去使用二代测序（NGS）确定的间皮瘤中 MSI-H 的患病率为 2.4%[30]。随后，为了直接检测 MMR 的蛋白丢失，多项研究通过免疫组化的方法对 MPM 中的 MMR-D 进行鉴定。但是，MPM 中 MMR-D 的阳性率极低。Arulananda 等对 335 例 MPM 中常见的 4 种 MMR 蛋白进行了免疫组化检测，仅在 6 例（1.8%）中观察到至少一种 MMR 蛋白呈阴性染色。他们通过多重聚合酶链反应进一步分析了这 6 例患者的 MSI，并确认所有患者的 MSI 均为阴性[31]。与上述结果一致，Cedrés 等最近报道称，在 158 个 MPM 样本中均未发现 MMR-D[32]。这些研究表明，MMR-D/MSI-H 可能不适合作为预测 ICI 对 MPM 的疗效的一般生物标志物。然而，在 MPM 中检测 MMR-D/MSI-H 对于决定是否使用派姆单抗仍然很重要。

3.3　TMB

TMB 被定义为肿瘤细胞中体细胞非同义突变的总数，可通过 NGS 进行定量测量。与 MMR-D 类似，TMB 与新抗原负荷相关[33]。最近，在包括非小细胞肺癌（NSCLC）

在内的多种肿瘤中，TMB 对 ICI 治疗的抗肿瘤疗效的预测价值已被证实[34、35]。

由于 DNA 损伤的积累，与致癌物暴露相关的肿瘤通常具有很高的 TMB[36]。由于石棉的致癌性与 MPM 的发生显著相关，因此 MPM 中的 TMB 值较高。然而，之前的一项研究显示，MPM 中的 TMB 反而相当低[37]。Mansfield 等最近提出，MPM 中新抗原的表达由染色体重排驱动，无法被传统的测序技术检测[38]。因此，需要对 MPM 中新抗原的来源进一步研究。

3.4 肿瘤浸润性淋巴细胞（TILs）

TILs 对于 ICIs 恢复宿主的抗肿瘤免疫和消除肿瘤细胞功能是必不可少的[39]。根据 TIL 和 PD-L1 的表达情况，肿瘤微环境（TME）可分为以下四个亚型：I 型（PD-L1$^+$/TIL$^+$）、II 型（PD-L1$^-$/TIL$^-$）、III 型（PD-L1$^+$/TIL$^-$）和 IV 型（PD-L1$^-$/TIL$^+$）。I 型 TME 被视为适应性免疫抵抗，TIL 释放的干扰素 -γ 上调肿瘤细胞中 PD-L1 的表达，导致局部效应 T 细胞功能受抑制。对于这种 I 型 TME 患者，ICI 有逆转 T 细胞衰竭和恢复抗肿瘤免疫的潜力。由于缺乏可检测到的免疫反应，II 型 TME 被认为是免疫荒漠。ICIs 发挥抗肿瘤作用的关键是趋化 T 细胞向肿瘤浸润，并诱导肿瘤细胞表面表达 PD-L1。III 型 TME 被归类为固有耐药性，PD-L1 在无 TIL 的肿瘤细胞上呈结构性表达，可能与致癌信号有关。在探索 ICIs 在这种 III 型 TME 患者中的实际应用时，有必要将淋巴细胞趋化到肿瘤中。IV 型 TME 代表免疫耐受状态，这意味着可能存在其他免疫抑制通路，而非 PD-1/PD-L1 信号通路[40]。总的来说，I 型 TME 的肿瘤对 ICI 治疗最敏感[40、41]。在肿瘤中的 TIL 中，CD8$^+$ TIL 被认为在杀死肿瘤细胞中起着关键作用[42]。因此，TIL 和 PD-L1 的定量分析对于预测基于 ICIs 抗肿瘤治疗的疗效具有重要意义。

一些研究表明，在 MPM 中 CD8$^+$ TIL 是一个积极的预后因素[43、44]。然而，这些 CD8$^+$ TIL 被认为是由于一些共抑制性受体如 T 细胞免疫球蛋白和黏蛋白分子 -3（TIM-3）及 T 细胞免疫球蛋白和 ITIM 结构域蛋白（TIGIT）的功能低下[45、46]。有趣的是，Awad 等报道称 TIM-3$^+$/CD8$^+$ TIL 的比值，在 PD-L1 阳性 MPM 中（肿瘤细胞 PD-L1 染色 ≥ 1%）明显高于在 PD-L1 阴性者（肿瘤细胞 PD-L1 染色 < 1%）。他们认为相较于上皮样 MPM 肿瘤，非上皮样（肉瘤样或双相型）MPM 肿瘤有更高的 T 细胞浸润[45]。MERIT 研究表明，肉瘤样 MPM 可能比上皮样 MPM 对纳武利尤单抗更敏感[11]。虽然目前还没有文献表明在 MPM 中 TIL 与免疫治疗存在相关性，但对 TIL 的详细检查对于 ICIs 发挥最大抗肿瘤作用至关重要。

3.5 中性粒细胞 - 淋巴细胞比值（NLR）

慢性炎症被认为与各种类型肿瘤的发生和发展有关。在这一过程中，中性粒细胞的表型通过转化生长因子 –β 等肿瘤细胞源性细胞因子发生了不利的改变，这意味着中性粒细胞的这种改变可导致 T 细胞的细胞溶解活性受到抑制[47、48]。最近的一项研究表明，外周血中的 NLR 与肿瘤微环境中浸润的中性粒细胞直接相关[49]。因此，高 NLR 代表 T 细胞功能障碍。一项荟萃分析显示，接受免疫治疗的不同肿瘤患者中，高 NLR 与较差的 PFS 和 OS 相关[47]。

一些临床研究表明，在 MPM 中高 NLR 也与预后不良相关[50、51]。由于 MPM 是通过石棉暴露引起的慢性炎症发展而来，MPM 肿瘤内的中性粒细胞被认为是具有不利的表型。Janssen 等分析了 NivoMes 试验的数据，并报告了较基线增加超过 25% 的 NLR 与无应答相关。Cedrés 等也提示 ICI 对低 NLR 患者的治疗效果更好[10、32]。然而，由于目前样本量小和科学证据不足，NLR 对 MPM 中 ICI 反应的预测价值仍无定论。此外，对于 NLR 的临界值一直缺乏共识。因此，目前尚不确定 NLR 是否可以作为 MPM 适合 ICI 免疫治疗的生物标志物。

3.6　BRCA1 基因相关蛋白 1

BRCA1 基因相关蛋白 1（BAP1）通过去泛素化转录调控宿主细胞因子 1 发挥肿瘤抑制作用。因此，核定位是 BAP1 发挥肿瘤抑制活性的必要条件。BAP1 体细胞突变被认为是驱动突变，分别在 23% ～ 36% 的 MPM 患者和 32% 的恶性腹膜间皮瘤（MPeM）患者呈阳性[23、37、52]。因此，通过 IHC 检测核 BAP1 表达缺失是诊断恶性间皮瘤的可靠标志物[23、53、54]。

BAP1 突变作为一种生物标志物，在 ICI 治疗中的预测价值主要是在 MPM 前的 MPeM 中检测到的。Shrestha 等对 MPeM 临床样本进行分析，发现 BAP1 突变阳性的 MPeM 患者的 TME 比 BAP1 突变阴性的 MPeM 患者的炎症程度更重。他们还证明，在 BAP1 突变的 MPeM 中，免疫检查点相关基因包括 PD-1、PD-L1、CD80、CTLA4、淋巴细胞活化基因 –3 和诱导 T 细胞共刺激因子前体的表达上调[55]。此外，有报道称，MPeM 中超过一半的 BAP1 突变是移码插入，导致新抗原形成[56]。相反，对于 MPM，很少有报道表明 BAP1 失活与 PD-L1 表达之间存在显著相关[45、55、57]。这些观察结果表明，BAP1 突变很可能成为反映 ICI 反应的生物标志物，特别是在 MPeM 中。

4　结论

患者使用 ICIs 进行治疗通常是可耐受的，并有望大幅改善 MPM 患者的预后，但基于 ICI 的治疗有时会导致严重的免疫相关不良事件，因此，为了选择适合 ICI 治疗的人群，对生物标记物的检测是必要和迫切需要的。虽然先前的临床研究表明 PD-L1 表达似乎是 MPM 免疫治疗中最有前景的生物标志物，但并未得到证实。MPM 作为一种炎症性肿瘤，下一步研究不仅要关注 MPM 细胞本身，更要寻找可靠的生物标志物。

参考文献

1. Odgerel CO, Takahashi K, Sorahan T, Driscoll T, Fitzmaurice C, Yoko-O M, et al. Estimation of the global burden of mesothelioma deaths from incomplete national mortality data. Occup Environ Med. 2017;74(12):851–8.
2. Ricciardi S, Cardillo G, Zirafa CC, Carleo F, Facciolo F, Fontanini G, et al. Surgery for malignant pleural mesothelioma: an international guidelines review. J Thorac Dis. 2018;10(Suppl 2):S285–S92.
3. Scherpereel A, Wallyn F, Albelda SM, Munck C. Novel therapies for malignant pleural mesothelioma. Lancet Oncol. 2018;19(3):e161–e72.
4. Bibby AC, Tsim S, Kanellakis N, Ball H, Talbot DC, Blyth KG, et al. Malignant pleural mesothelioma: an update on investigation, diagnosis and treatment. Eur Respir Rev. 2016;25(142):472–86.
5. Berger KN, Pu JJ. PD-1 pathway and its clinical application: a 20 year journey after discovery of the complete human PD-1 gene. Gene. 2018;638:20–5.
6. Mansfield AS, Roden AC, Peikert T, Sheinin YM, Harrington SM, Krco CJ, et al. B7-H1 expression in malignant pleural mesothelioma is associated with sarcomatoid histology and poor prognosis. J Thorac Oncol. 2014;9(7):1036–40.
7. Cedrés S, Ponce-Aix S, Zugazagoitia J, Sansano I, Enguita A, Navarro-Mendivil A, et al. Analysis of expression of programmed cell death 1 ligand 1 (PD-L1) in malignant pleural mesothelioma (MPM). PLoS One. 2015;10(3):e0121071.
8. Forde PM, Scherpereel A, Tsao AS. Use of immune checkpoint inhibitors in mesothelioma. Curr Treat Options Oncol. 2019;20(2):18.
9. Alley EW, Lopez J, Santoro A, Morosky A, Saraf S, Piperdi B, et al. Clinical safety and activity of pembrolizumab in patients with malignant pleural mesothelioma (KEYNOTE-028): preliminary results from a non-randomised, open-label, phase 1b trial. Lancet Oncol. 2017;18(5):623–30.
10. Quispel-Janssen J, van der Noort V, de Vries JF, Zimmerman M, Lalezari F, Thunnissen E, et al. Programmed death 1 blockade with nivolumab in patients with recurrent malignant pleural mesothelioma. J Thorac Oncol. 2018;13(10):1569–76.
11. Okada M, Kijima T, Aoe K, Kato T, Fujimoto N, Nakagawa K, et al. Clinical efficacy and safety of nivolumab: results of a multicenter, open-label, single-arm, Japanese phase II study in malignant pleural mesothelioma (MERIT). Clin Cancer Res. 2019;25(18):5485–92.
12. Calabrò L, Morra A, Giannarelli D, Amato G, D'Incecco A, Covre A, et al. Tremelimumab combined with durvalumab in patients with mesothelioma (NIBIT-MESO-1): an open-label, non-randomised, phase 2 study. Lancet Respir Med. 2018;6(6):451–60.
13. Scherpereel A, Mazieres J, Greillier L, Lantuejoul S, Dô P, Bylicki O, et al. Nivolumab or nivolumab plus ipilimumab in patients with relapsed malignant pleural mesothelioma (IFCT-1501 MAPS2): a multicentre, open-label, randomised, non-comparative, phase 2 trial. Lancet Oncol. 2019;20(2):239–53.
14. Disselhorst MJ, Quispel-Janssen J, Lalezari F, Monkhorst K, de Vries JF, van der Noort V, et al. Ipilimumab and nivolumab in the treatment of recurrent malignant pleural mesothelioma (INITIATE): results of a prospective, single-arm, phase 2 trial. Lancet Respir Med. 2019;7(3):260–70.

15. Arora S, Velichinskii R, Lesh RW, Ali U, Kubiak M, Bansal P, et al. Existing and emerging biomarkers for immune checkpoint immunotherapy in solid tumors. Adv Ther. 2019;36(10):2638–78.

16. Nguyen BH, Montgomery R, Fadia M, Wang J, Ali S. PD-L1 expression associated with worse survival outcome in malignant pleural mesothelioma. Asia Pac J Clin Oncol. 2018;14(1):69–73.

17. Brosseau S, Danel C, Scherpereel A, Mazières J, Lantuejoul S, Margery J, et al. Shorter survival in malignant pleural mesothelioma patients with high PD-L1 expression associated with sarcomatoid or biphasic histology subtype: a series of 214 cases from the Bio-MAPS Cohort. Clin Lung Cancer. 2019;20(5):e564–e75.

18. Brims FJ, Meniawy TM, Duffus I, de Fonseka D, Segal A, Creaney J, et al. A novel clinical prediction model for prognosis in malignant pleural mesothelioma using decision tree analysis. J Thorac Oncol. 2016;11(4):573–82.

19. Mansfield AS, Symanowski JT, Peikert T. Systematic review of response rates of sarcomatoid malignant pleural mesotheliomas in clinical trials. Lung Cancer. 2014;86(2):133–6.

20. Hsu PC, Miao J, Wang YC, Zhang WQ, Yang YL, Wang CW, et al. Inhibition of yes-associated protein down-regulates PD-L1 (CD274) expression in human malignant pleural mesothelioma. J Cell Mol Med. 2018;22(6):3139–48.

21. Hsu PC, Yang CT, Jablons DM, You L. The role of Yes-Associated Protein (YAP) in regulating Programmed Death-Ligand 1 (PD-L1) in thoracic cancer. Biomedicines. 2018;6(4):114.

22. Moroishi T, Hansen CG, Guan KL. The emerging roles of YAP and TAZ in cancer. Nat Rev Cancer. 2015;15(2):73–9.

23. Guo G, Chmielecki J, Goparaju C, Heguy A, Dolgalev I, Carbone M, et al. Whole-exome sequencing reveals frequent genetic alterations in BAP1, NF2, CDKN2A, and CUL1 in malignant pleural mesothelioma. Cancer Res. 2015;75(2):264–9.

24. Sekido Y. Targeting the hippo pathway is a new potential therapeutic modality for malignant mesothelioma. Cancers (Basel). 2018;10(4):90.

25. Garrido-Ramos MA. Satellite DNA: an evolving topic. Genes (Basel). 2017;8(9):230.

26. Dudley JC, Lin MT, Le DT, Eshleman JR. Microsatellite instability as a biomarker for PD-1 blockade. Clin Cancer Res. 2016;22(4):813–20.

27. Speetjens FM, Kuppen PJ, Morreau H, van der Burg SH. Immune response against frameshift-induced neopeptides in HNPCC patients and healthy HNPCC mutation carriers. Gastroenterology. 2008;135(2):711–2; author reply 2–3.

28. Le DT, Uram JN, Wang H, Bartlett BR, Kemberling H, Eyring AD, et al. PD-1 blockade in tumors with mismatch-repair deficiency. N Engl J Med. 2015;372(26):2509–20.

29. Yu Y. Molecular classification and precision therapy of cancer: immune checkpoint inhibitors. Front Med. 2018;12(2):229–35.

30. Bonneville R, Krook MA, Kautto EA, Miya J, Wing MR, Chen HZ, et al. Landscape of microsatellite instability across 39 cancer types. JCO Precis Oncol. 2017;2017.

31. Arulananda S, Thapa B, Walkiewicz M, Zapparoli GV, Williams DS, Dobrovic A, et al. Mismatch repair protein defects and microsatellite instability in malignant pleural mesothelioma. J Thorac Oncol. 2018;13(10):1588–94.

32. Cedrés S, Ponce-Aix S, Iranzo P, Callejo A, Pardo N, Navarro A, et al. Analysis of mismatch repair (MMR) proteins expression in a series of malignant pleural mesothelioma (MPM) patients. Clin Transl Oncol. 2020;22(8):1390–8.

33. Wojas-Krawczyk K, Kalinka E, Grenda A, Krawczyk P, Milanowski J. Beyond PD-L1 markers for lung cancer immunotherapy. Int J Mol Sci. 2019;20(8):1915.

34. Samstein RM, Lee CH, Shoushtari AN, Hellmann MD, Shen R, Janjigian YY, et al. Tumor mutational load predicts survival after immunotherapy across multiple cancer types. Nat Genet. 2019;51(2):202–6.

35. Wu Y, Xu J, Du C, Xia D, Lv W, Hu J. The predictive value of tumor mutation burden on efficacy of immune checkpoint inhibitors in cancers: a systematic review and meta-analysis. Front Oncol. 2019;9:1161.

36. Alexandrov LB, Nik-Zainal S, Wedge DC, Aparicio SA, Behjati S, Biankin AV, et al. Signatures of mutational processes in human cancer. Nature. 2013;500(7463):415–21.

37. Bueno R, Stawiski EW, Goldstein LD, Durinck S, De Rienzo A, Modrusan Z, et al. Comprehensive genomic analysis of malignant pleural mesothelioma identifies recurrent mutations, gene fusions and splicing alterations. Nat Genet. 2016;48(4):407–16.

38. Mansfield AS, Peikert T, Smadbeck JB, Udell JBM, Garcia-Rivera E, Elsbernd L, et al. Neoantigenic potential of complex chromosomal rearrangements in mesothelioma. J Thorac Oncol. 2019;14(2):276–87.

39. Havel JJ, Chowell D, Chan TA. The evolving landscape of biomarkers for checkpoint inhibitor immunotherapy. Nat Rev Cancer. 2019;19(3):133–50.

40. Teng MW, Ngiow SF, Ribas A, Smyth MJ. Classifying cancers based on T-cell infiltration and PD-L1. Cancer Res. 2015;75(11):2139–45.

41. Chen DS, Mellman I. Elements of cancer immunity and the cancer-immune set point. Nature. 2017;541(7637):321–30.

42. Schalper KA, Brown J, Carvajal-Hausdorf D, McLaughlin J, Velcheti V, Syrigos KN, et al. Objective measurement and clinical significance of TILs in non-small cell lung cancer. J Natl Cancer Inst. 2015;107(3):dju435.

43. Anraku M, Cunningham KS, Yun Z, Tsao MS, Zhang L, Keshavjee S, et al. Impact of tumor-infiltrating T cells on survival in patients with malignant pleural mesothelioma. J Thorac Cardiovasc Surg. 2008;135(4):823–9.

44. Yamada N, Oizumi S, Kikuchi E, Shinagawa N, Konishi-Sakakibara J, Ishimine A, et al. CD8+ tumor-infiltrating lymphocytes predict favorable prognosis in malignant pleural mesothelioma after resection. Cancer Immunol Immunother. 2010;59(10):1543–9.

45. Awad MM, Jones RE, Liu H, Lizotte PH, Ivanova EV, Kulkarni M, et al. Cytotoxic T cells in PD-L1-positive malignant pleural mesotheliomas are counterbalanced by distinct immunosuppressive factors. Cancer Immunol Res. 2016;4(12):1038–48.

46. Klampatsa A, O'Brien SM, Thompson JC, Rao AS, Stadanlick JE, Martinez MC, et al. Phenotypic and functional analysis of malignant mesothelioma tumor-infiltrating lymphocytes. Oncoimmunology. 2019;8(9):e1638211.

47. Sacdalan DB, Lucero JA, Sacdalan DL. Prognostic utility of baseline neutrophil-to-lymphocyte ratio in patients receiving immune checkpoint inhibitors: a review and meta-analysis. Onco Targets Ther. 2018;11:955–65.

48. Soyano AE, Dholaria B, Marin-Acevedo JA, Diehl N, Hodge D, Luo Y, et al. Peripheral blood biomarkers correlate with outcomes in advanced non-small cell lung cancer patients treated with anti-PD-1 antibodies. J Immunother Cancer. 2018;6(1):129.

49. Moses K, Brandau S. Human neutrophils: their role in cancer and relation to myeloid-derived suppressor cells. Semin Immunol. 2016;28(2):187–96.

50. Kao SC, Pavlakis N, Harvie R, Vardy JL, Boyer MJ, van Zandwijk N, et al. High blood neutrophil-to-lymphocyte ratio is an indicator of poor prognosis in malignant mesothelioma patients undergoing systemic therapy. Clin Cancer Res. 2010;16(23):5805–13.

51. Chen N, Liu S, Huang L, Li W, Yang W, Cong T, et al. Prognostic significance of neutrophil-to-lymphocyte ratio in patients with malignant pleural mesothelioma: a meta-analysis. Oncotarget. 2017;8(34):57460–9.

52. Leblay N, Leprêtre F, Le Stang N, Gautier-Stein A, Villeneuve L, Isaac S, et al. BAP1 is altered by copy number loss, mutation, and/or loss of protein expression in more than 70% of malignant peritoneal mesotheliomas. J Thorac Oncol. 2017;12(4):724–33.

53. Murali R, Wiesner T, Scolyer RA. Tumours associated with BAP1 mutations. Pathology. 2013;45(2):116–26.

54. Hwang HC, Pyott S, Rodriguez S, Cindric A, Carr A, Michelsen C, et al. BAP1 immunohistochemistry and p16 FISH in the diagnosis of sarcomatous and desmoplastic mesotheliomas. Am J Surg Pathol. 2016;40(5):714–8.

55. Shrestha R, Nabavi N, Lin YY, Mo F, Anderson S, Volik S, et al. BAP1 haploinsufficiency predicts a distinct immunogenic class of malignant peritoneal mesothelioma. Genome Med. 2019;11(1):8.

56. Lai J, Zhou Z, Tang XJ, Gao ZB, Zhou J, Chen SQ. A tumor-specific neo-antigen caused by a frameshift mutation in BAP1 is a potential personalized biomarker in malignant peritoneal mesothelioma. Int J Mol Sci. 2016;17(5):739.

57. Ladanyi M, Sanchez Vega F, Zauderer M. Loss of BAP1 as a candidate predictive biomarker for immunotherapy of mesothelioma. Genome Med. 2019;11(1):18.

第 24 章

有研究前景的间皮瘤新药：晚期间皮瘤治疗的下一阶段是什么？

Dean A. Fennell

【摘要】患者间的异质性是间皮瘤有效治疗的障碍。基因组学的最新进展揭示了患者间基因组异质性的程度，推动了间皮瘤治疗策略的发展。靶向表观遗传学和涉及关键肿瘤抑制因子的基因组畸变已经在临床上得到应用。在开发新的试验设计（如主方案）的同时，更需要改进针对这种致死性肿瘤的异质性的精准治疗方法。

【关键词】间皮瘤；复发；BAP1；NF2；DNA 修复；ASS1；CDKN2A；CDK4/6 MDM2；MTAP；PRMT5；MAT2A；主方案分层治疗

1　概述

自 2007 年一线化疗获得批准以来，我们对间皮瘤生物学和患者间异质性的理解有了明显提高，并有机会利用这一新兴知识以推进治疗并提高生存率。本章将重点介绍精准医疗在 MPM 中的应用，精准医学改变了侵袭性转移性癌症（如非小细胞肺癌）的治疗结果。分子分层方法的发展虽然还处于起步阶段，但前景很好。

间皮瘤患者间的异质性是间皮瘤难治的关键因素。间皮瘤的组织学分类是预后的关键决定因素之一，从最具侵袭性及转移性表型的肉瘤样亚型到与最长生存期相关的最惰性间皮瘤，因此，针对未选组患者的小型临床试验可能存在样本偏差的高风险，这突出了在对新的、有前景的研究药物严格测试时进行随机临床试验的必要性。在没有获批准的治疗标准的情况下，积极的症状控制或安慰剂可能被认为是合适的选择，这反映了 20 年前对非小细胞肺癌的先进药物批准的发展途径。到目前为止，安慰剂已被用于大型 III 期试验，结果均为阴性 [1-4]。然而，抗 PD1 免疫疗法 [5] 和长春瑞滨的大型随机试验，已

D. A. Fennell (✉)

Leicester Cancer Research Centre, University of Leicester & University Hospitals of Leicester NHS Trust, Leicester, UK

e-mail: df132@le.ac.uk

经采用了积极的症状控制或安慰剂，以提供关于疗效大小、风险与收益和经济价值的基本数据。

鉴于大量的阴性试验报告，我们迫切需要更好地了解在精确医疗时代如何对患者进行有效的治疗。最近，对间皮瘤体细胞突变的基因组检测揭示了预后不良的分子决定因素，也成为药物作用的靶点。癌基因失活是转化为间皮瘤的主要模式[6, 7]。基因功能的丧失可能依赖于一种挽救机制来保证生存，也因此形成了一种潜在的脆弱性；如果可以有效靶向这一机制，可以达到临床合成致死率，类似于针对 BRCA 突变的 PARP 抑制剂[8]。

2　双相型／肉瘤样表型为靶点

肉瘤样表型亚型占 MPM 的比例较低，预后不良，目前正在评估分子分层是否适用。尽管如此，分子分层或许是可行的，目前正在临床评估中。精氨酸是一种条件性必需氨基酸，来源于氨基酸之一的瓜氨酸，能够通过一氧化氮途径合成多胺，促进增殖和转移表型，在调节适应性和先天免疫应答中发挥作用，在肿瘤生理学中至关重要。此外，精氨酸对肿瘤抑制也有作用[9, 10]。肉瘤样间皮瘤（和双相型间皮瘤）常表现出代谢重组，并伴有高频的精氨酸琥珀酸合成酶的表观遗传抑制。这种情况下，细胞无法合成足量精氨酸，表现出对外源性精氨酸的依赖，称为精氨酸营养缺陷现象。不给予外源精氨酸会导致 ASS1 缺失的间皮瘤细胞凋亡，形成了一个潜在的"脆弱靶点"[11, 12]。精氨酸脱亚胺酶是一种可以催化精氨酸转化为瓜氨酸的水解酶，可以成为对抗聚乙二醇化形式的 ASS1 缺失型的癌症（ADI-PEG20）的"潜在武器"[13]。

临床前研究显示，间皮瘤中 ASS1 缺失和精氨酸剥夺之间存在合成致死关系。因此我们进行了一项开放标签随机 II 期窗口研究（ADAM），以确定 ADI-PEG20 在间皮瘤中的影响。该研究是首例治疗间皮瘤的分子分层随机研究[14]。研究以 2 ∶ 1 的随机分组比较了 ADI-PEG20 每周肌肉注射剂量与最佳支持治疗。在 48% 的肿瘤中表现出 ASS1 缺失。主要终点为无进展生存期，有代谢反应证据表明 ADI-PEG20 组预后更好[15]，PFS 从 2 个月增加至 3.2 个月，风险比为 0.56（95% CI 0.33 ～ 0.96，P=0.03）。ASS1 缺失超过 75% 的肿瘤患者或获益更大（HR 0.25）。因此，本研究提供了第一个"从科研到临床应用"概念的证据，证明了不给予外源精氨酸对间皮瘤有效的假设。

据报道，一项临床前模型提出 ASS1 与铂类和叶酸拮抗剂的敏感性存在相关性[16, 17]。一项 I 期剂量递增研究探索了 ADI-PEG20 联合标准培美曲塞和顺铂化疗的疗效[18]，研究未观察到剂量限制性毒性，9 例患者中有 7 例（78%）达到部分缓解，其中包括 3 例双相型／肉瘤样组织学患者。因此，这种三联体组合被推进到一项全球随机 III

期试验 ATOMIC 中。在 ADAM 试验中，肉瘤样 / 双相型间皮瘤富含 ASS1 缺失，因此，ATOMIC 被设计为只包括这些组织学亚型的患者，而不是通过分子预筛查筛选。

现正在探索 ADI-PEG20 的耐药机制，并暗示了克服这一问题的潜在治疗策略[19]。其中一种机制是通过去甲基化重新表达 ASS1[20]。据报道，在黑色素瘤中，代谢重组与谷氨酰胺成瘾和葡萄糖依赖有关[21]。在间皮瘤中，对 ADI-PEG20 的获得性耐药性导致多胺生物合成酶的代偿性增加，以响应多胺代谢物的减少[19]，这表明抑制多胺可能是克服对 ADI-PEG20 耐药性的方法。

3 针对 9p21.3 缺失

最近，大规模的基因组研究揭示了不同间皮瘤体细胞突变存在明显差异，这可能有利于实现分子分层治疗。众所周知，在相当大比例的间皮瘤中，染色体 9p 的长臂缺失，携带着肿瘤抑制因子。该区域携带 CDKN2A 和 MTAP 基因的 9p21.3。CDKN2A 缺失发生的频率约为 49%[6]，已被确定为预后不良相关的生物标志物，并可能是治疗的靶点。CDKN2A 是条件性基因敲除小鼠中发生间皮瘤的主要驱动基因[22]。它编码两个关键的肿瘤抑制因子：p16ink4a，一种细胞周期蛋白依赖性激酶 4 和 6 的内源性抑制因子；p14ARF 是 MDM2 的去泛素化酶，是 p53 的内源性抑制因子。

p16ink4a 的丢失可能是由于缺失或表观遗传抑制，导致视网膜母细胞瘤增殖。p16ink4a 再表达的腺病毒研究表明，在临床前模型中可诱导肿瘤抑制，提示 p16ink4a 的修复或表型复制可能是一种有效的治疗策略[23]。最近，p16ink4a 的靶点 CDK4/6 抑制剂已成功用于乳腺癌治疗[24, 25]，这表明在间皮瘤中，有可能通过抑制其下游靶点对 p16ink4a 进行表型修复。由于视网膜母细胞瘤突变受 CDK4/6 旁路控制，因此，调控 p16ink4a 用于视网膜母细胞瘤似乎不可能获得成功，但间皮瘤不存在这种机制。大规模药物基因相互作用研究提出，CDKN2A 可提高对 CDK4/6 抑制的敏感性[26, 27]。在间皮瘤中 CDK4/6 抑制剂的临床前研究已被报道，其活性在纳摩尔浓度范围（帕博西林）内，并导致细胞增殖显著下降，使 G1 细胞周期阻滞于 G1 期，但细胞死亡率较低（只有 1% ~ 5%）。G1 期间皮瘤细胞周期抑制剂中，帕博西林可使肿瘤生长速度减缓（4 周时，肿瘤从 1335 mm³ 减小到 479mm³）[28]。一项已经开展的 IIA 期研究（MIST2）正在研究 CDK4/6 抑制剂对 p16ink4a 阴性间皮瘤患者是否具有控制作用。

伴有 9p21.3 缺失的间皮瘤中，内源性 MDM2 抑制剂 p14ARF 共同缺失，使 MDM2 升高，进而导致不良预后[29]。据报道，腺病毒介导的 p14ARF 基因转染可诱导 G1 细胞周期阻滞和凋亡，而凋亡依赖于 p53 的表达[30]。因此，抑制 MDM2 可能是靶向 p14ARF 阴性间皮瘤的一种有效的策略，而在超过 90% 的间皮瘤中发现了野生型

p53[7、31]。目前，有几种药物，如 ALRN 6924，正在开发中，该药最近已与 CDK4/6 抑制剂联合评估，并显示出耐受性。

MTAP 基因（S- 甲基 -5′- 硫代腺苷磷酸化酶）的共缺失在间皮瘤中很常见。高通量功能基因组筛选最近发现，MTAP 的缺失易受表观遗传调控因子和 II 型蛋白质精氨酸甲基转移酶 PRMT5 抑制[32-35]。MTAP 在与蛋氨酸和腺嘌呤相关的多胺代谢中起着关键作用。组蛋白甲基化在调节基因表达中起着关键作用。S- 腺苷甲硫氨酸（SAM），由必需氨基酸蛋氨酸生成，作为 PRMT5 组蛋白甲基化的关键底物。MTAP 可以通过 MTAP 介导的多胺生物合成中间体甲硫腺苷（MTA）的生物转化来再生蛋氨酸或腺嘌呤。MTAP 的丢失会导致 MTAP 底物 MTA 的增加，直接与 PRMT5 相互作用并抑制 PRMT5，导致 PRMT5 中 MTA 结合形式的 Glu435 构象改变，降低其酶活性并进一步放大其药理作用。PRMT5 是一种必需蛋白，在 MTAP 阴性细胞中功能缺失会导致下游组蛋白甲基化减少，并对基因组调控产生整体影响，如抑制细胞生长。通过抑制 MAT2A 来阻断 SAM 的生物合成，从而抑制表型 PRMT5[33]。SAM 模拟的 PRMT5 抑制剂现在正在进入临床，由于即使在 MTAP 阴性细胞中，SAM 的水平也相对于 MTA 更高，因此进入临床的 PRMT5 小分子抑制剂（如 EPZ015666）并不受 MTAP 状态的影响[34]。然而，新的 PRMT5 抑制剂如 GSK3368715 与 PRMT5 的组合是协同的，并增加了 PRMT5 的选择性，这提示了一种新的临床策略组合[32]。

4　靶向 BAP1 失活

BAP1 失活是间皮瘤中最常见的基因突变之一，包括突变、拷贝数丢失或转位[7]。这一新发现正在被转化到临床中，可能会利用与这种体细胞改变相关的漏洞。据报道，BAP1 缺失会导致表观遗传失调，包括组蛋白 H3 赖氨酸 k27（H3K27me3）的三甲基化增加，这继发于多梳抑制复合物 2（PRC2）的上调，该复合物包括一个催化亚基 EZH2（zeste2 的增强子）[36]。同时，BAP1 丢失也会导致 H4K20me1 的减少，这可以被甲基转移酶 SETD8 逆转，从而导致细胞增殖的消除。这是通过使用小分子抑制剂 EPZ011989 在体外和体内抑制 EZH2 来进行的，表明 EZH2 是 BAP1 突变间皮瘤的潜在治疗靶点。

随后一项复发性胸膜间皮瘤患者的 II 期临床试验对 EZH2 抑制剂他泽司他进行了评估[37]。在这项临床试验中，通过免疫组化对预先选择的 BAP1 失活患者评估他泽司他的疗效，该研究要求患者口服一种 EZH2 抑制剂，剂量为 800 mg，每天两次。共纳入 61 例患者，以 12 周的疾病控制率（部分缓解 + 疾病稳定）作为主要终点。51% 的患者在 12 周时表现为疾病稳定，25% 的患者持续到 24 周。有 2 名患者在 12 周时表现为部分缓解。

这些数据共同为 EZH2 在间皮瘤中的抑制作用疗效提供了相关的数据支持。

临床上正在探索其他实现 BAP1 突变间皮瘤合成致死的方法。BAP1 是双链 DNA 修复所必需的转录因子，涉及电离辐射后 BRCA1/RAD51 位点的组装。DNA 双链断裂位点的募集主要通过 BAP1 的磷酸化，而 BAP 在 DNA 损伤反应中的作用与其催化活性有关 [38]。此外，BAP1 突变已被证明通过去泛素化改变 BRCA1 的稳定性 [39]。因此，BAP1 可能会改变同源重组效率，从而调节对抑制聚 ADP 核糖聚合酶（PARP）的敏感性 [40]。卵巢癌通常含有 BRCA1 基因失活突变，可基于公认的合成致命药物 – 基因关系的治疗标准 [41-43]，使用 PARP 抑制剂来治疗。BAP1 可能导致 BRCAness 表型 [44]，可被 PARP 抑制剂阻断。目前 PARP 抑制剂已经纳入了临床试验，包括间皮瘤中的 PARP 抑制，结果预计将于 2020 年报道。这些研究包括对鲁卡帕尼在 BRCA1/BAP1 失活的间皮瘤中的评估，试验标识符 NCT03654833。值得注意的是，组织化学提示 BRCA1 表达缺失的病例约占间皮瘤的 38%[45]。此外，奥拉帕尼 NCT03531840 和尼拉帕尼 NCT03207347 也在评估中。

临床前研究揭示了靶向 BAP1 的策略。在对 94 种小分子药物的筛选中，BAP1 对抑制肿瘤坏死因子相关的凋亡诱导配体具有敏感性，已在细胞系、原发性间皮瘤外植体和使用异种移植物中同样观察到了这种相互作用 [46]。迄今为止，TRAIL 已经在临床中证明了耐受性，但在其他癌症中一直缺乏活性；因此，靶向 BAP1 突变的间皮瘤可能为这类药物的开发提供新的机会。在基因组注释模型中的高通量药物筛选可能提供一种有效的方法以快速识别具有潜在诱导合成致死性的药物 [47]。该方法也证明了 BAP1 突变对成纤维细胞生长因子受体抑制剂的潜在敏感性 [47, 48]。

5 Hippo 通路作为间皮瘤的靶点

Hippo 通路激活、细胞凋亡失调和增殖失调的突变可能形成治疗突破口 [49-51]。在间皮瘤中很常见的 NF2（编码 Hippo 调节因子 Merlin）、LATS1 和 LATS2 的基因失活，导致 YAP 及其同源 TAZ 的核转位，继而形成 TEAD 转录因子的去调控、结构化、致癌性的激活 [52, 53]。因此研究者正在尝试通过上调含有 NF2 突变的细胞中的局部粘着斑激酶来靶向 Hippo 通路失活 [51, 54, 55]。根据观察结果，一项关于 merlin 蛋白的分层、随机、安慰剂对照的 II 期试验 COMMAND 已启动，该研究比较了在标准一线化疗后疾病控制期后，维持小分子 FAK 抑制剂地法替尼组与安慰剂组的疗效，但并未获得阳性结果 [4]。有趣的是，地法替尼在间皮瘤中显示出有限的单药活性，缓解率为 13%，疾病稳定率为 67%（疾病控制率为 80%）[56]。结果表明，地法替尼诱导免疫抑制调节性 T 细胞和耗竭 T 细胞（CD69+/PD1+），细胞毒性 CD8 T 细胞明显增加，13% 的细胞的组织学从双相型转变为上皮样。临床前研究报道免疫调节会导致调节性 T 细胞减少[57]。基于这一观点，一项临床研究对间皮瘤的 FAK 抑制剂与抗 PDL1 抑制剂派姆单抗的联合使用进行了评估（国际临床试验识别符 NCT02758587）。

TEAD 驱动的转录导致癌基因成瘾的表达，干扰药物的相互作用。YAP/TAZ 促进含溴结构域蛋白 4（BRD4）与其调控的启动子的结合，导致前肿瘤基因的表达，而这种转录可被 BRD4 抑制剂抑制[58]。这类小分子抑制剂在间皮瘤中已显示出临床前活性，目前正在早期临床试验中开发，可能是一种靶向 YAP/TAZ 的策略[59]。

铁死亡是指 YAP/TAZ 驱动的转录通过上调 ACSL4 和 TFRC，导致对铁依赖性细胞凋亡。E- 钙黏蛋白通过激活 NF2 和 Hippo 通路，介导一种非细胞自主的铁死亡抑制[60, 61]；这种抑制在 Hippo 通路突变后被消除。铁死亡抑制肿瘤增殖，并被 BAP1 介导的 SLC7A11 的抑制所激活[62, 63]。小分子索拉非尼是一种已知的铁死亡激活剂，在非选择性间皮瘤患者中活性有限[64-68]。基于这些关于 Hippo 通路突变间皮瘤潜在敏感性的新发现，该亚组的分层治疗是否可能有临床获益需进一步探索。

现有证据表明 NF2 缺失通过 YAP 驱动的 RAS 反式激活来促进 RAS 诱发甲状腺癌，进而导致对 MEK 抑制的敏感性[69]，这表明 NF2 缺失可能是该分子亚型的治疗靶点。

阻断 YAP/TEAD 的相互作用在药理学上是可行的。维替泊芬是一种临床使用的光敏剂，在临床前模型中可破坏这种相互作用[70-72]。该药物提供了通过 YAP/TAZ 中断致癌信号可能潜在地被抑制剂破坏这一概念证据。维替泊芬通过阻断 YAP/TEAD 转录共激活以发挥作用，目前 YAP/TEAD 抑制剂正在开发中，尽管开发处于早期阶段，但有可能靶向 Hippo 突变的间皮瘤[73, 74]。

6　治疗间皮瘤的精准医学平台

解决间皮瘤患者所表现出的广泛的异质性是一个巨大的挑战，而有效治疗的关键障碍可以通过前瞻性的分子分层来解决。在本章中，我们提供了一些关键的例子，合理选择相似的基因型或表型特征的患者，可能可以受益于靶向治疗。

伞式研究提供了一个新的机会去筛选出可能受益于特定治疗的亚群。英国试行了一个名为间皮瘤分层治疗（MiST）的平台，包括使用基于免疫组化的 BAP1、p16ink4a、PDL1 和 BRCA1 评估的初步分子面板筛选。根据患者的分子谱接受靶向治疗，例如 BAP1/BRCA1 亚组接受 MiST1 中的 PARP 抑制剂鲁卡帕尼，p16ink4a 阴性患者可使用 MiST2 中的 CDK4/6 抑制剂阿贝西利等。该平台为测试新的药物 – 基因相互作用假说提供了一个快速的从实验室到临床的转化引擎，可以高度模块化并有较强的适用性。通过整合基因组学来了解疗效信号是 MiST 的基础，包括在疾病进展时对先前应答者进行重新组织采样，以了解获得性耐药的机制。MiST 的目的是推动从实验室到临床的研究，以建立药物敏感性的模型，从而预测新的组合或更精准的生物标志物。

7 结论

复发性间皮瘤患者的治疗需求仍未得到满足。间皮瘤的精准医学时代已经来临，但还仍处于萌芽阶段。生物学的新发现提示了潜在的可操作的靶点，并开始在临床进行测试；其中有些是首次在人体上进行测试。综上，分层治疗的伞式平台可能为验证新的假设和有效的治疗方法提供最大的希望。

参考文献

1. Krug LM, et al. Vorinostat in patients with advanced malignant pleural mesothelioma who have progressed on previous chemotherapy (VANTAGE-014): a phase 3, double-blind, randomised, placebo-controlled trial. Lancet Oncol. 2015;16(4):447–56.
2. Maio M, et al. Tremelimumab as second-line or third-line treatment in relapsed malignant mesothelioma (DETERMINE): a multicentre, international, randomised, double-blind, placebo-controlled phase 2b trial. Lancet Oncol. 2017;18(9):1261–73.
3. Scagliotti GV, et al. Nintedanib in combination with pemetrexed and cisplatin for chemotherapy-naive patients with advanced malignant pleural mesothelioma (LUME-Meso): a double-blind, randomised, placebo-controlled phase 3 trial. Lancet Respir Med. 2019;7(7):569–80.
4. Fennell DA, et al. Maintenance defactinib versus placebo after first-line chemotherapy in patients with merlin-stratified pleural mesothelioma: COMMAND-A double-blind, randomized, phase II study. J Clin Oncol. 2019;37(10):790–8.
5. Fennell DA, et al. CONFIRM: a double-blind, placebo-controlled phase III clinical trial investigating the effect of nivolumab in patients with relapsed mesothelioma: study protocol for a randomised controlled trial. Trials. 2018;19(1):233.
6. Hmeljak J, et al. Integrative molecular characterization of malignant pleural mesothelioma. Cancer Discov. 2018;8(12):1548–65.
7. Bueno R, et al. Comprehensive genomic analysis of malignant pleural mesothelioma identifies recurrent mutations, gene fusions and splicing alterations. Nat Genet. 2016;48(4):407–16.
8. Lord CJ, Ashworth A. PARP inhibitors: synthetic lethality in the clinic. Science. 2017;355(6330):1152–8.
9. Bronte V, Zanovello P. Regulation of immune responses by L-arginine metabolism. Nat Rev Immunol. 2005;5(8):641–54.
10. Bronte V, et al. L-arginine metabolism in myeloid cells controls T-lymphocyte functions. Trends Immunol. 2003;24(6):302–6.
11. Szlosarek PW, et al. In vivo loss of expression of argininosuccinate synthetase in malignant pleural mesothelioma is a biomarker for susceptibility to arginine depletion. Clin Cancer Res. 2006;12(23):7126–31.
12. Delage B, et al. Arginine deprivation and argininosuccinate synthetase expression in the treatment of cancer. Int J Cancer. 2010;126(12):2762–72.
13. Ensor CM, et al. Pegylated arginine deiminase (ADI-SS PEG20,000 mw) inhibits human melanomas and hepatocellular carcinomas in vitro and in vivo. Cancer Res. 2002;62(19):5443–50.

14. Szlosarek PW, et al. Arginine deprivation with pegylated arginine deiminase in patients with argininosuccinate synthetase 1-deficient malignant pleural mesothelioma: a randomized clinical trial. JAMA Oncol. 2017;3(1):58–66.

15. Szlosarek PW, et al. Metabolic response to pegylated arginine deiminase in mesothelioma with promoter methylation of argininosuccinate synthetase. J Clin Oncol. 2013;31(7):e111–3.

16. Nicholson LJ, et al. Epigenetic silencing of argininosuccinate synthetase confers resistance to platinum-induced cell death but collateral sensitivity to arginine auxotrophy in ovarian cancer. Int J Cancer. 2009;125(6):1454–63.

17. Allen MD, et al. Prognostic and therapeutic impact of argininosuccinate synthetase 1 control in bladder cancer as monitored longitudinally by PET imaging. Cancer Res. 2014;74(3):896–907.

18. Beddowes E, et al. Phase 1 dose-escalation study of pegylated arginine deiminase, cisplatin, and pemetrexed in patients with argininosuccinate synthetase 1-deficient thoracic cancers. J Clin Oncol. 2017;35(16):1778–85.

19. Locke M, et al. Inhibition of the polyamine synthesis pathway is synthetically lethal with loss of argininosuccinate synthase 1. Cell Rep. 2016;16(6):1604–13.

20. Tsai WB, et al. Resistance to arginine deiminase treatment in melanoma cells is associated with induced argininosuccinate synthetase expression involving c-Myc/HIF-1alpha/Sp4. Mol Cancer Ther. 2009;8(12):3223–33.

21. Long Y, et al. Arginine deiminase resistance in melanoma cells is associated with metabolic reprogramming, glucose dependence, and glutamine addiction. Mol Cancer Ther. 2013;12(11):2581–90.

22. Jongsma J, et al. A conditional mouse model for malignant mesothelioma. Cancer Cell. 2008;13(3):261–71.

23. Frizelle SP, et al. Gene therapy of established mesothelioma xenografts with recombinant p16INK4a adenovirus. Cancer Gene Ther. 2000;7(11):1421–5.

24. Goetz MP, et al. MONARCH 3: abemaciclib as initial therapy for advanced breast cancer. J Clin Oncol. 2017;35(32):3638–46.

25. Dickler MN, et al. MONARCH 1, a phase II study of abemaciclib, a CDK4 and CDK6 inhibitor, as a single agent, in patients with refractory HR(+)/HER2(−) metastatic breast cancer. Clin Cancer Res. 2017;23(17):5218–24.

26. Gong X, et al. Genomic aberrations that activate D-type cyclins are associated with enhanced sensitivity to the CDK4 and CDK6 inhibitor abemaciclib. Cancer Cell. 2017;32(6):761–776 e6.

27. Garnett MJ, et al. Systematic identification of genomic markers of drug sensitivity in cancer cells. Nature. 2012;483(7391):570–5.

28. Aliagas E, et al. CDK4/6 inhibitors show antitumor effects in preclinical models of malignant pleural mesothelioma. J Thorac Oncol. 2019;14(10):S343.

29. Walter RF, et al. MDM2 is an important prognostic and predictive factor for platin-pemetrexed therapy in malignant pleural mesotheliomas and deregulation of P14/ARF (encoded by CDKN2A) seems to contribute to an MDM2-driven inactivation of P53. Br J Cancer. 2015;112(5):883–90.

30. Yang CT, et al. Adenovirus-mediated p14(ARF) gene transfer in human mesothelioma cells. J Natl Cancer Inst. 2000;92(8):636–41.

31. Walter RFH, et al. Inhibition of MDM2 via Nutlin-3A: a potential therapeutic approach for pleural mesotheliomas with MDM2-induced inactivation of wild-type P53. J Oncol. 2018;2018:1986982.

32. Fedoriw A, et al. Anti-tumor activity of the type I PRMT inhibitor, GSK3368715, synergizes with PRMT5 inhibition through MTAP loss. Cancer Cell. 2019;36(1):100–114 e25.

33. Marjon K, et al. MTAP deletions in cancer create vulnerability to targeting of the MAT2A/PRMT5/RIOK1 axis. Cell Rep. 2016;15(3):574–87.

34. Mavrakis KJ, et al. Disordered methionine metabolism in MTAP/CDKN2A-deleted cancers leads to dependence on PRMT5. Science. 2016;351(6278):1208–13.

35. Kryukov GV, et al. MTAP deletion confers enhanced dependency on the PRMT5 arginine methyltransferase in cancer cells. Science. 2016;351(6278):1214–8.

36. LaFave LM, et al. Loss of BAP1 function leads to EZH2-dependent transformation. Nat Med. 2015;21(11):1344–9.

37. Zauderer MG, et al. Phase 2, multicenter study of the EZH2 inhibitor tazemetostat as mono-therapy in adults with relapsed or refractory (R/R) malignant mesothelioma (MM) with BAP1 inactivation. J Clin Oncol. 2018;36(15_suppl):8515.

38. Yu H, et al. Tumor suppressor and deubiquitinase BAP1 promotes DNA double-strand break repair. Proc Natl Acad Sci U S A. 2014;111(1):285–90.

39. Dkhissi F, et al. The downregulation of BAP1 expression by BCR-ABL reduces the stability of BRCA1 in chronic myeloid leukemia. Exp Hematol. 2015;43(9):775–80.

40. Farmer H, et al. Targeting the DNA repair defect in BRCA mutant cells as a therapeutic strat-egy. Nature. 2005;434(7035):917–21.

41. Ledermann J, et al. Olaparib maintenance therapy in platinum-sensitive relapsed ovarian can-cer. N Engl J Med. 2012;366(15):1382–92.

42. Ledermann J, et al. Olaparib maintenance therapy in patients with platinum-sensitive relapsed serous ovarian cancer: a preplanned retrospective analysis of outcomes by BRCA status in a randomised phase 2 trial. Lancet Oncol. 2014;15(8):852–61.

43. Ledermann JA, et al. Overall survival in patients with platinum-sensitive recurrent serous ovarian cancer receiving olaparib maintenance monotherapy: an updated analysis from a ran-domised, placebo-controlled, double-blind, phase 2 trial. Lancet Oncol. 2016;17(11):1579–89.

44. Lord CJ, Ashworth A. BRCAness revisited. Nat Rev Cancer. 2016;16(2):110–20.

45. Busacca S, et al. BRCA1 is an essential mediator of vinorelbine-induced apoptosis in mesothe-lioma. J Pathol. 2012;227(2):200–8.

46. Kolluri KK, et al. Loss of functional BAP1 augments sensitivity to TRAIL in cancer cells. Elife. 2018;7:e30224.

47. Quispel-Janssen JM, et al. Comprehensive pharmacogenomic profiling of malignant pleu-ral mesothelioma identifies a subgroup sensitive to FGFR inhibition. Clin Cancer Res. 2018;24(1):84–94.

48. Iorio F, et al. A landscape of pharmacogenomic interactions in cancer. Cell. 2016;166(3):740–54.

49. Cheng JQ, et al. Frequent mutations of NF2 and allelic loss from chromosome band 22q12 in malignant mesothelioma: evidence for a two-hit mechanism of NF2 inactivation. Genes Chromosomes Cancer. 1999;24(3):238–42.

50. Bianchi AB, et al. High frequency of inactivating mutations in the neurofibromato-sis type 2 gene (NF2) in primary malignant mesotheliomas. Proc Natl Acad Sci U S A. 1995;92(24):10854–8.

51. Poulikakos PI, et al. Re-expression of the tumor suppressor NF2/merlin inhibits invasiveness in mesothelioma cells and negatively regulates FAK. Oncogene. 2006;25(44):5960–8.

52. Zanconato F, Cordenonsi M, Piccolo S. YAP and TAZ: a signalling hub of the tumour micro-environment. Nat Rev Cancer. 2019;19(8):454–64.

53. Lamar JM, et al. The Hippo pathway target, YAP, promotes metastasis through its TEAD-interaction domain. Proc Natl Acad Sci U S A. 2012;109(37):E2441–50.

54. Shapiro IM, et al. Merlin deficiency predicts FAK inhibitor sensitivity: a synthetic lethal rela-tionship. Sci Transl Med. 2014;6(237):237ra68.

55. Shah NR, et al. Analyses of merlin/NF2 connection to FAK inhibitor responsiveness in serous ovarian cancer. Gynecol Oncol. 2014;134(1):104–11.

56. Bueno R, et al. Effect of FAK inhibitor defactinib on tumor immune changes and tumor reduc-tions in a phase II window of opportunity study in malignant pleural mesothelioma (MPM). J Clin Oncol. 2017;35(15_suppl):8555.

57. Serrels A, et al. Nuclear FAK controls chemokine transcription, Tregs, and evasion of anti-tumor immunity. Cell. 2015;163(1):160–73.

58. Zanconato F, et al. Transcriptional addiction in cancer cells is mediated by YAP/TAZ through

BRD4. Nat Med. 2018;24(10):1599–610.

59. Riganti C, et al. Bromodomain inhibition exerts its therapeutic potential in malignant pleural mesothelioma by promoting immunogenic cell death and changing the tumor immune-environment. Oncoimmunology. 2018;7(3):e1398874.

60. Wu J, et al. Intercellular interaction dictates cancer cell ferroptosis via NF2-YAP signalling. Nature. 2019;572(7769):402–6.

61. Fennell D. Cancer-cell death ironed out. Nature. 2019;572(7769):314–5.

62. Zhang Y, et al. BAP1 links metabolic regulation of ferroptosis to tumour suppression. Nat Cell Biol. 2018;20(10):1181–92.

63. Zhang Y, Zhuang L, Gan B. BAP1 suppresses tumor development by inducing ferroptosis upon SLC7A11 repression. Mol Cell Oncol. 2019;6(1):1536845.

64. Lachaier E, et al. Sorafenib induces ferroptosis in human cancer cell lines originating from different solid tumors. Anticancer Res. 2014;34(11):6417–22.

65. Sauzay C, et al. Protein biosynthesis, a target of sorafenib, interferes with the unfolded protein response (UPR) and ferroptosis in hepatocellular carcinoma cells. Oncotarget. 2018;9(9):8400–14.

66. Sun X, et al. Metallothionein-1G facilitates sorafenib resistance through inhibition of ferroptosis. Hepatology. 2016;64(2):488–500.

67. Dubey S, et al. A phase II study of sorafenib in malignant mesothelioma: results of cancer and leukemia group B 30307. J Thorac Oncol. 2010;5(10):1655–61.

68. Papa S, et al. Phase 2 study of sorafenib in malignant mesothelioma previously treated with platinum-containing chemotherapy. J Thorac Oncol. 2013;8(6):783–7.

69. Garcia-Rendueles ME, et al. NF2 loss promotes oncogenic RAS-induced thyroid cancers via YAP-dependent transactivation of RAS proteins and sensitizes them to MEK inhibition. Cancer Discov. 2015;5(11):1178–93.

70. Liu-Chittenden Y, et al. Genetic and pharmacological disruption of the TEAD-YAP complex suppresses the oncogenic activity of YAP. Genes Dev. 2012;26(12):1300–5.

71. Wei H, et al. Verteporfin suppresses cell survival, angiogenesis and vasculogenic mimicry of pancreatic ductal adenocarcinoma via disrupting the YAP-TEAD complex. Cancer Sci. 2017;108(3):478–87.

72. Brodowska K, et al. The clinically used photosensitizer Verteporfin (VP) inhibits YAP-TEAD and human retinoblastoma cell growth in vitro without light activation. Exp Eye Res. 2014;124:67–73.

73. Crawford JJ, Bronner SM, Zbieg JR. Hippo pathway inhibition by blocking the YAP/TAZ-TEAD interface: a patent review. Expert Opin Ther Pat. 2018;28(12):867–73.

74. Zhou W, et al. Fluorescence polarization assay for the identification and evaluation of inhibitors at YAP-TEAD protein-protein interface 3. Anal Biochem. 2019;586:113413.

第 25 章

病毒免疫疗法和其他病毒疗法治疗晚期间皮瘤：病毒免疫疗法的临床试验前景如何？

Kazuma Sakura, Yasushi Shintani, and Meinoshin Okumura

【摘要】间皮瘤是一种侵袭性肿瘤，通常发生于胸膜、腹膜、心包膜，鞘膜的发生率较低。间皮瘤的治疗方式较为复杂，包括手术、化疗和放疗在内的综合治疗，但结果并不令人满意。免疫检查点抑制剂有望改善间皮瘤的预后。然而，与其他癌症结果相比，它们在部分患者中的疗效有限。因此，人们迫切期待治疗间皮瘤的新疗法或联合疗法。病毒治疗可能是间皮瘤的一种有前景的治疗方式。病毒免疫疗法是指通过使用病毒激活抗肿瘤免疫来治疗肿瘤，其作用机制可分为病毒免疫治疗、抗肿瘤溶瘤病毒治疗和以病毒为载体的基因治疗。病毒免疫疗法通常使用溶瘤病毒，并通过病毒感染或溶瘤病毒来激活抗肿瘤免疫。由于病毒免疫治疗会激活抗肿瘤免疫，病毒治疗与免疫检查点抑制剂或其他免疫治疗药物的联合应用已受到临床关注。溶瘤病毒治疗通过溶瘤病毒直接诱导肿瘤细胞死亡，而基因治疗则将病毒作为载体来编码肿瘤抑制基因或其他基因。由于基因或其他修饰，大多数用于病毒治疗的病毒具有非常强的抗肿瘤作用。在此，我们回顾

注：有关本章的更正，请访问 https://doi.org/10.1007/978-981-15-9158-7_30

K. Sakura (✉)
Respiratory Center, Osaka University Hospital, Suita, Japan

Department of Medical Innovation, Osaka University Graduate School of Medicine,
Suita, Japan
e-mail: ks-cml@umin.org

Y. Shintani
Respiratory Center, Osaka University Hospital, Suita, Japan

M. Okumura
National Hospital Toneyama Medical Center, Toyonaka, Japan

了病毒治疗间皮瘤的临床试验，并介绍了我们合成的用于病毒免疫治疗间皮瘤的临床试验的非复制溶血病毒［灭活的日本血凝病毒（仙台病毒）］。

【关键词】非复制性溶瘤病毒；日本血凝病毒；仙台病毒；溶瘤病毒；病毒疗法；病毒免疫治疗

1　概述

间皮瘤是一种侵袭性肿瘤，即使采用多种方式联合治疗，其预后也依然较差。免疫检查点抑制剂被认为可以改善间皮瘤的预后，但由于抗肿瘤免疫机制复杂，这种治疗效果不佳。为了提高药物疗效，免疫检查点抑制剂与化疗药物或放射治疗联合使用，目前正在开发配套诊断方法，以识别高易感患者。然而，人们还迫切期待着进一步的新治疗方法。

在这种情况下，病毒治疗或可作为间皮瘤更有效的治疗方式受到广泛关注[1]。Talimogene laherparepvec 是一种转基因的单纯疱疹病毒，于 2015 年被美国食品和药物管理局批准为第一种病毒化合物[2]。因为胸膜间皮瘤的病变发生在壁层胸膜并局限于胸腔，几乎不用担心免疫系统清除病毒化合物，而且很容易直接给肿瘤注射病毒化合物，非常适合病毒疗法。

病毒疗法是指使用具有溶瘤活性和刺激抗肿瘤免疫的病毒来治疗肿瘤。随着基因工程技术的发展，通过基因修饰或其他修饰的方法制备了大量用于病毒疗法的病毒，以增强其抗肿瘤效果。具体说，就是病毒在肿瘤细胞中表达与细胞因子或酶相关的基因，可将前药物代谢成有效药物。并且，这些病毒几乎不会损伤正常细胞[2, 3]。

在此，我们报告了最近针对间皮瘤的病毒疗法（主要是溶瘤病毒治疗和病毒免疫治疗）的临床试验结果，并解释了日本血凝病毒作为一种非复制性溶瘤病毒在病毒免疫治疗间皮瘤和其他恶性肿瘤的临床试验中的应用。

2　病毒治疗

病毒治疗主要机制如下：含有修饰病毒产物的病毒使肿瘤细胞膨胀，并通过溶瘤作用或诱导细胞死亡来破坏肿瘤细胞。在这一过程中，人工病毒被修改，以使尽可能少的正常细胞受损。无毒菌株不需要这种修饰。然后通过与肿瘤细胞破坏相关的信号来刺激抗肿瘤免疫。因此，用于病毒疗法的病毒具有以下特征：抗肿瘤作用，包括溶瘤作用；肿瘤选择性；刺激抗肿瘤免疫；对正常细胞的损害最小[4]。

2.1 抗肿瘤作用

病毒治疗的抗肿瘤作用主要由病毒复制引起，肿瘤细胞通过转基因裂解可以诱导产生细胞毒性病毒蛋白，如 HSV 胸苷激酶基因，该基因将更昔洛韦代谢为有毒产物 [5]。具有 HSV 胸苷激酶基因的复制缺陷型和增殖型的腺病毒载体已被开发用于治疗一些肿瘤，包括胸膜间皮瘤 [6]。

2.2 肿瘤特异性

病毒的肿瘤特异性对于病毒治疗高剂量给药非常重要，而正常细胞不会被感染。通过修饰病毒外壳，利用异常信号通路，插入肿瘤特异性启动子，删除基因（例如 ICP34.5、E1A 或 E1B 蛋白）等途径来确保肿瘤特异性 [7, 8]。

2.3 抗肿瘤免疫的刺激

针对肿瘤应答刺激病毒的持续抗肿瘤免疫是成功的病毒治疗所必需的。病毒疗法会诱导免疫原性细胞死亡，导致肿瘤相关抗原暴露于抗原递呈细胞，激活了肿瘤的先天性免疫和适应性免疫。现有证据表明，由于病毒疗法具有抗肿瘤免疫作用，因此局部给药对于转移性肿瘤也有较好的疗效 [7]。除了直接溶瘤作用外，与溶瘤病毒治疗相关的细胞死亡可能涉及诱导适应性免疫反应的机制 [9]。病毒疗法诱导的肿瘤细胞溶瘤对于介导表位扩散现象很重要，但其机制尚未完全阐明。

2.4 病毒疗法的安全性

病毒疗法所使用病毒的安全性至关重要。为防止污染，必须严格处理正常细胞感染、环境污染和继发性感染等不良事件。病毒疗法必须受到卡塔赫纳生物安全议定书的严格监管。许多具有复制能力的病毒通过基因修饰进一步减毒，以增强其在肿瘤细胞中的病毒复制能力，并提高健康细胞的安全性。一种常见的修饰是加入干扰素（IFN-β）。IFN-β 可抑制病毒在健康人体细胞中的复制，而肿瘤细胞的 I 型 IFN 反应经常存在缺陷，导致病毒复制增加。而且，IFN-β 还可刺激抗肿瘤免疫反应。

3 间皮瘤的病毒疗法

许多病毒和病毒化合物已经参与了间皮瘤的早期临床试验，有望成为新的治疗药物。此外，最近的临床试验已经评估了病毒疗法联合各种药物的改善预后的情况。HSV-1、腺病毒、牛痘病毒和麻疹病毒是间皮瘤研究最广泛的病毒疗法载体（表 25.1）。

表 25.1　胸膜间皮瘤病毒疗法的当前临床试验

病毒	基因组	别名	阶段	试验条件	CT#	结果	参考文献
单纯疱疹病毒 I 型	双链 DNA	HSV1716（可复制）（ICP34.5 缺失以消除神经毒性）	I/II	完成	NCT01721018	12 名患者接受了治疗。胸腔内注射 HSV1716 的安全性可接受，并有病毒复制和抗肿瘤免疫原性的证据。	[12、13]
		G47Δ（ICP34.5 和 ICP47 缺失以维持宿主细胞 MHC I 类表达）	I	招募	UMIN000034063	评估进展性恶性胸膜间皮瘤患者胸膜腔内注射 G47delta 的安全性	[14]
腺病毒	双链 DNA	AdV/HSV-tk（复制缺陷）	II	不招募	NCT01997190	无肿瘤反应，安全性良好，2/21 患者	[6]
		AdV/hIFN-beta（复制缺陷）	I			重复给药安全，2/10 患者在 60 天时通过 CT 扫描有反应	[6]
		AdV/hIFN-alpha2b（复制缺陷）	I/II	完成	NCT01212367	P-I: 55/9 SD 或 PR 在 60 天内（参考文献 93）。P-II: PR 为 25%，SD 为 62.5%，中位生存期为 13 个月。6/40 患者的寿命超过 2 年（参考文献 [94]）。	[15、16]
		AdV/hIFN-alpha2b（复制缺陷）联合塞来昔布和吉西他滨	III	招募	NCT03710876		[18]
		ONCOS-102（Adv5/3-D24-GM-CSF）将 Ad3 纤突结合插入 Ad5-D24-GM-CSF，与顺铂 / 培美曲塞联合使用	I/II	不招募	NCT02879669	胸腔内联合化疗药物组与单纯化疗药物组比较。两名患者服用环磷酰胺。招募了一名患者。	[17、18]

续表

病毒	基因组	别名	阶段	试验条件	CT#	结果	参考文献
		ONCOS-102 与杜瓦卢单抗联合使用	I/II	招募	NCT02963831		
牛痘病毒	双链 DNA	GL-ONC1	I	不招募	NCT01766739	11 名 MPM 患者接受了治疗。单剂量胸腔内注射 GL-ONC1 是安全的，但最适合疾病仅限于胸膜的 MPM 患者。	[19，20]
麻疹病毒	负链单链 RNA	MV-NIS Edmonston 株，插入 NIS 基因（可复制）	I	不招募	NCT01503177 NCT01119664	反应最好的是 SD。胸腔内注射 MV-NIS 是安全的，67% 的患者出现 SD。	[21，22]
仙台灭活病毒（非复制型）	负链单链 RNA	GEN0101	I	完成	UMIN000019345	对 6 例化疗耐药的 MPM 患者进行了 GEN0101瘤内注射的安全性和耐受性验证。	[25，26]
	负链单链 RNA	GEN0101 联合顺铂 / 培美曲塞	II	招募	JapicCTI-194617 ref. NCT 03818893		

258

3.1 1 型疱疹病毒（HSV-1）：HSV1716

1997 年 Kucharczuk 等的一项临床前研究评估了复制能力强、神经减毒病毒的 HSV-1716 作为间皮瘤的溶瘤病毒治疗的载体[12]。治疗间皮瘤的溶瘤疱疹病毒的人体研究已经完成。12 例患者接受治疗，HSV1716 具有可接受的安全性、病毒复制和抗肿瘤免疫原性[13]。

3.2 HSV-1：G47Δ

G47 是通过基因工程改造的 HSV-1，具有三重突变，复制能力增强，在正常细胞中具有强大的抗肿瘤免疫诱导作用和安全性。日本将 G47 用于胶质母细胞瘤的 II 期临床试验，研究纳入 13 例复发或残留的胶质母细胞瘤患者，接受 G47 瘤内注射治疗。

结果显示，G47 病毒疗法的 1 年生存率高于其他临床研究中所采用的标准治疗方案（92.3% *vs* 15%）。

最近，日本刚刚开始了一项新的关于 G47 的间皮瘤临床试验[14]。

3.3 腺病毒：AdV/hIFN-α2b

通过胸膜内给药的表达干扰素-α 的腺病毒联合塞来昔布和化疗进行的方案效果良好[15]。这基于塞来昔布的已知抗炎作用及以往临床试验中使用塞来昔布通过胸腔内注射腺病毒载体减少细胞因子释放综合征的经验[16]，且临床前研究表明抑制环氧合酶-2（COX-2）可增强间皮瘤中使用 AdV/IFN-β 免疫治疗的效果[16]。基于这些结果，一项随机 III 期试验正在进行中（NCT03710876）。

3.4 腺病毒：ONCOS-102

ONCOS-102 是一种表达粒细胞-巨噬细胞集落刺激因子（GM-CSF）的溶瘤病毒。肿瘤内 GM-CSF 的表达会趋化抗原递呈细胞和自然杀伤细胞，激活并诱导抗原提呈细胞的成熟，从而诱导抗肿瘤免疫[17]。与治疗前和治疗后的活检相比，ONCOS-102 使 $CD8^+T$ 细胞增加了 4 倍，CD3 的表达增加了近 6 倍[18]。此外，一组间皮瘤患者在注射了病毒后，肿瘤 PD-L1 表达增加[18]。这些观察结果引起了人们对联合使用 ONCOS-102 与德瓦鲁单抗的兴趣，一项临床试验正在将该组合用于晚期黑色素瘤患者（NCT02963831）。

3.5 牛痘病毒：GL-ONC1

牛痘病毒在体外对恶性胸膜间皮瘤（MPM）细胞的溶瘤作用已被证明，在临床前小鼠模型中通过胸腔内注射方式对 MPM 治疗有效[19]。11 例胸膜间皮瘤患者接受了治疗，胸腔内注射单剂量 GL-ONC1 是安全的，但最适合于病灶局限于胸膜的 MPM 患者[20]。

3.6 麻疹病毒

麻疹病毒是一种负链 RNA 副黏病毒，具有高度融合性，可诱导广泛合胞体形成细胞病变[21]。研究者使用插入 NIS 基因（MV-NIS）的减毒埃德蒙斯顿菌株进行了 I 期试验，12 例患者接受了 MV-NIS 治疗，67% 的患者达到了最佳疗效：疾病稳定，这可能与恶性间皮瘤良好的总生存期相关[22]。

4 非复制型溶瘤病毒（灭活的日本血凝病毒）：GEN0101

我们使用一种非复制型溶瘤病毒［灭活的日本血凝病毒（HVJ-E）］用于侵袭性肿瘤的临床试验，如间皮瘤、黑色素瘤和去势抵抗性前列腺癌。HVJ-E 来源于 HVJ，又称仙台病毒，是一种具有负链 RNA 基因组的副黏病毒（图 25.1）。HVJ-E 和 HVJ 对人类无致病性[23]。与其他病毒不同，HVJ-E 由 HVJ 的 RNA 片段发展而来，因其不能复制，故被称为"非病毒"，或严格意义上的"病毒修饰产物"。

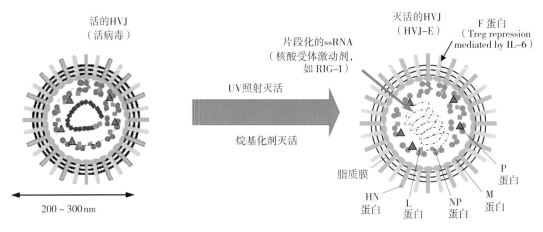

图 25.1　HVJ-E 的结构示意图和结构图。单链病毒 RNA 基因组通过紫外线或烷基化剂作用后断裂，核衣壳蛋白（NP）以及聚合酶 P 和聚合酶 L 位于其中，穿透包膜的 F 和 N 蛋白与细胞融合有关。HVJ-E 失去了病毒基因组复制和蛋白质合成的能力，但保持了包膜融合活性。

这种复制能力的缺乏是区分 HVJ-E 与目前病毒疗法中使用的病毒的主要方法[23]。因此，HVJ-E 不受《卡塔赫纳生物安全议定书》的监管，其临床治疗没有限制。尽管 HVJ-E 缺乏复制活性，但它具有与 HVJ 相似的融合性且溶瘤活性更高[24]。HVJ-E 的溶瘤活性的机制与所有其他病毒不同，主要通过激活肿瘤细胞核中的 RIG-I/MAVS 通路，诱导肿瘤细胞特异性凋亡。这一独特的特征是由于肿瘤细胞和正常细胞中凋亡基因如

Noxa、TRAIL 和 TRAIL 受体的表达差异[25]（图 25.2）。HVJ-E 还具有抗肿瘤活性，可增强多种抗肿瘤免疫功能，如激活树突状细胞，诱导自然杀伤细胞和细胞毒性 T 淋巴细胞，抑制调节性 T 细胞[24]（图 25.3）。此外，HVJ-E 通过诱导趋化因子和 I 型干扰素来诱导先天免疫，促进自然杀伤细胞的浸润和激活[26]。通过这种方式，HVJ-E 能够同时激活先天性免疫和适应性免疫。

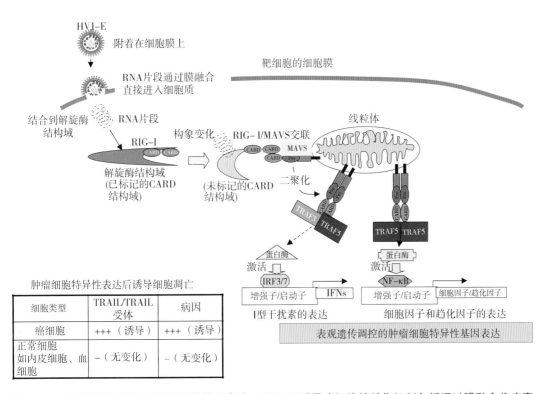

细胞类型	TRAIL/TRAIL 受体	病因
癌细胞	+++（诱导）	+++（诱导）
正常细胞 如内皮细胞、血细胞	−（无变化）	−（无变化）

肿瘤细胞特异性表达后诱导细胞凋亡

图 25.2　表观调控下的癌细胞特异性基因表达。HVJ-E 诱导癌细胞的杀伤机制包括通过膜融合将病毒基因组 RNA 片段引入细胞质，随后激活维甲酸诱导基因（RIG-I）受体信号，导致肿瘤坏死因子相关凋亡诱导配体（TRAIL）和 NOXA 等凋亡基因通过干扰素调节因子（IRF）-3 和 IRF-7 的磷酸化而上调

　　我们对晚期黑色素瘤患者进行了首次 HVJ-E 人体研究，并验证了其耐受性。HVJ-E 不仅缩小了已治疗区域病灶大小，而且缩小了同一区域未治疗的病灶大小。肿瘤组织检查结果表明，HVJ-E 可诱导细胞毒性 T 淋巴细胞、M1 型巨噬细胞和自然杀伤细胞浸润肿瘤组织[27]。这些数据表明，HVJ-E 具有直接抗肿瘤活性，并能诱导抗肿瘤免疫。我们现在对晚期黑色素瘤患者采用溶瘤病毒联合使用派姆单抗进行 II 期研究。与其他病毒一样，HVJ-E 将肿瘤微环境从"冷"状态转变为"热"状态（图 25.4）。

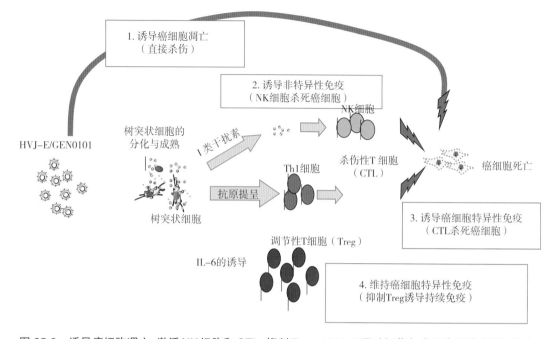

图 25.3 诱导癌细胞凋亡,激活 NK 细胞和 CTL,抑制 Treg。HVJ-E 通过招募免疫细胞到肿瘤微环境中,促进树突状细胞的成熟,增强自然杀伤(NK)细胞的活性,并最终激活靶向癌症的杀伤 T 细胞,从而诱导抗肿瘤免疫。此外,HVJ-E 的融合蛋白直接作用于树突状细胞和巨噬细胞,产生白细胞介素(IL)-6,从而减弱调节性 T 细胞的功能。因此,HVJ-E 为癌症治疗提供了一种多模式策略。

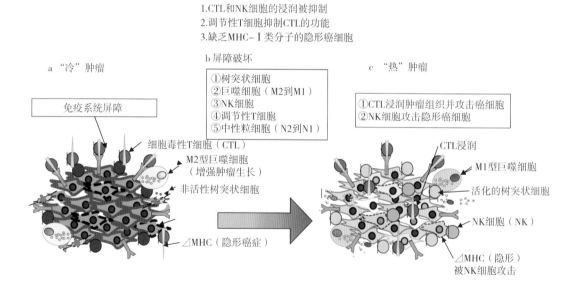

图 25.4 HVJ-E 能够破坏肿瘤组织的屏障。HVJ-E 具有将 M2 巨噬细胞、N2 中性粒细胞、调节性 T 细胞和少数免疫效应细胞的"冷"肿瘤微环境转化为 M1 巨噬细胞、N1 中性粒细胞等免疫细胞和细胞因子浸润增加的"热"环境的能力。

我们还对去势抵抗性前列腺癌的患者进行了临床研究。患者在全身麻醉及超声引导下，通过直肠壁将 HVJ–E 注入前列腺癌中。由于耐受性得到证实[28]，我们接下来在超声引导下对化疗耐药的间皮瘤患者瘤内给药进行 I 期研究。观察到肿瘤内给药对间皮瘤的耐受性，并且有一部分接受治疗的肿瘤缩小了，就像他们在黑色素瘤的 I 期研究中一样。我们目前正在对未接受治疗的间皮瘤患者进行一项顺铂和培美曲塞联合给药的 II 期临床研究。化疗药物和 HVJ–E 通过不同的机制诱导肿瘤细胞死亡。化疗药物直接杀死肿瘤细胞，而 HVJ–E 诱导细胞凋亡，从而刺激抗肿瘤免疫。因此，预期会产生协同效应。

5　结论

　　虽然目前临床对各种肿瘤均进行病毒治疗，包括间皮瘤，但这些疗法大多数使用溶瘤病毒。为了扩大病毒治疗的适应证，确保其安全性、肿瘤选择性和遗传稳定性至关重要。随着基因工程的发展，这些问题会得到解决。病毒治疗具有较强的抗肿瘤活性和抗肿瘤免疫作用，因此有望成为一种常用的治疗方法。由于每一种治疗都通过免疫抗原性细胞死亡、新抗原的激活和其他免疫激活来诱导互补的协同效应，因此在短期内，病毒疗法联合化疗、免疫治疗（如免疫检查点抑制剂）和放射治疗将有助于提高疗效[9]。联合用药的研究结果对于了解最佳的给药时间和方法以及潜在的副作用至关重要。在探索这些治疗间皮瘤的方法时，研究治疗前后肿瘤微环境的变化是很重要的。间皮瘤比黑色素瘤更难获得肿瘤组织。因此，需要开发一种新的工具来研究免疫状态和伴随诊断。

　　HVJ–E 在严格意义上讲不是病毒，因此不需确保它们的安全性、肿瘤选择性或遗传稳定性。已知 HVJ–E 与其他用于病毒治疗的病毒具有类似的肿瘤选择性和溶瘤活性[24-26]。因此，与其他病毒一样，我们正在进行化疗和免疫治疗联合的临床试验。从免疫学的角度来看，与病毒细胞内生长相关的溶瘤作用并不总是必要的。鉴于它们的安全性，病毒疗法在未来可能会使用来自病毒的产物，如 HVJ–E，而不是病毒本身。因此，尽管目前的病毒免疫疗法被认为是一种病毒疗法，但病毒免疫疗法可能不同于病毒疗法，有可能成为一种使用病毒修饰产物进行免疫治疗的安全方法。HVJ–E 是目前唯一用于临床试验的病毒免疫治疗产品。我们现在已经准备好将病毒免疫疗法纳入晚期间皮瘤的临床试验。

参考文献

1. Patel MR, Kratzke RA. Oncolytic virus therapy for cancer: the first wave of translational clinical trials. Transl Res. 2013;161:355–64.

2. Andtbacka RH, Kaufman HL, Collichio F, Amatruda T, Senzer N, Chesney J, et al. Talimogene laherparepvec improves durable response rate in patients with advanced melanoma. J Clin Oncol. 2015;33:2780–8.

3. Guo ZS, Liu Z, Bartlett DL. Oncolytic immunotherapy: dying the right way is a key to eliciting potent antitumor immunity. Front Oncol. 2014;4(74):1–11.

4. Smyth Templeton N. Gene and cell therapy: therapeutic mechanisms and strategies. 4th ed. Baton Rouge: CRC Press; 2015.

5. Oldfield EH, Ram Z, Culver KW, Blaese RM, DeVroom HL, Anderson WF. Using intra-tumoral transduction with the thymidine kinase gene and intravenous ganciclovir. Human Gene Ther. 1993;4:39–69.

6. Sterman DH, Recio A, Vachani A, Sun J, Cheung L, DeLong P, et al. Long-term follow-up of patients with malignant pleural mesothelioma receiving high-dose adenovirus herpes simplex thymidine kinase/ganciclovir suicide gene therapy. Clin Cancer Res. 2005;11:7444–53.

7. Kaufman HL, Kohlhapp FJ, Zloza A. Oncolytic viruses: a new class of immunotherapy drugs. Nat Rev Drug Discov. 2015;14:642–62.

8. Thorne SH, Hermiston T, Kirn D. Oncolytic virotherapy: approaches to tumor targeting and enhancing antitumor effects. Semin Oncol. 2005;32:537–48.

9. Gujar SA, Marcato P, Pan D, Lee PW. Reovirus virotherapy overrides tumor antigen presentation evasion and promotes protective antitumor immunity. Mol Cancer Ther. 2010;9:2924–33.

10. Woller N, Gurlevik E, Fleischmann-Mundt B, Schumacher A, Knocke S, Kloos AM, et al. Viral infection of tumors overcomes resistance to PD-1-immunotherapy by broadening neoantigenome-directed T-cell responses. Mol Ther. 2015;23:1630–40.

11. Willmon CL, Saloura V, Fridlender ZG, Wongthida P, Diaz RM, Thompson J, et al. Expression of IFN-beta enhances both efficacy and safety of oncolytic vesicular stomatitis virus for therapy of mesothelioma. Cancer Res. 2009;69:7713–20.

12. Kucharczuk JC, Randazzo B, Chang MY, Amin KM, Elshami AA, Sterman DH, et al. Use of a "replication-restricted" herpes virus to treat experimental human malignant mesothelioma. Cancer Res. 1997;57:466–71.

13. https://oncologypro.esmo.org/Meeting-Resources/ESMO-2017-Congress/Oncolytic-herpesvirus-therapy-for-mesothelioma-a-phase-I-IIa-trial-of-intrapleural-administration-of-HSV1716-NCT01721018.

14. Japan Agency for Medical Research and Development. https://www.amed.go.jp/news/release_20190213.html (2019). Accessed 13 Feb 2019.

15. Sterman DH, Alley E, Stevenson JP, et al. Pilot and feasibility trial evaluating immuno-gene therapy of malignant mesothelioma using intrapleural delivery of adenovirus-IFN combined with chemotherapy. Clin Cancer Res. 2016;22:3791–800.

16. DeLong P, Tanaka T, Kruklitis R, Henry AC, Kapoor V, Kaiser LR, Sterman DH, Albelda SM. Use of cyclooxygenase-2 inhibition to enhance the efficacy of immunotherapy. Cancer Res. 2003;63:7845–52.

17. Ranki T, Joensuu T, Jäger E, et al. Local treatment of a pleural mesothelioma tumor with ONCOS-102 induces a systemic antitumor CD8+ T-cell response, prominent infiltration of CD8+ lymphocytes and Th1 type polarization. Onco Targets Ther. 2014;3:e958937.

18. Ranki T, Pesonen S, Hemminki A, Partanen K, Kairemo K, Alanko T, Lundin J, Linder N, Turkki R, Ristimäki A, et al. Phase I study with ONCOS-102 for the treatment of solid tumors—an evaluation of clinical response and exploratory analyses of immune markers. J Immunother Cancer. 2016;4:17.

19. Belin LJ, Ady JW, Lewis C, et al. An oncolytic vaccinia virus expressing the human sodium iodine symporter prolongs survival and facilitates SPECT/CT imaging in an orthotopic model of malignant pleural mesothelioma. Surgery. 2013;154:486–95.

20. Tano AE, Chintala NK, Li X, Adusumilli PS. Novel immunotherapy clinical trials in malignant pleural mesothelioma. Ann Trans Med. 2017;5:245.

21. Yanagi Y, Takeda M, Ohno S. Measles virus: cellular receptors, tropism and pathogenesis. J Gen Virol. 2006;87:2767–79.

22. Peikert T, Mandrekar S, Mansfield A, Van Keulen V, Albelda S, Galanis E. Intrapleural modified vaccine strain measles virus therapy for patients with malignant pleural mesothelioma. J Thorac Oncol. 2017;12(1):S296.

23. Kaneda Y, Nakajima T, Nishikawa T, Yamamoto S, Ikegami H, Suzuki N, Nakamura H, Morishita R, Kotani H. Hemagglutinating virus of Japan (HVJ) envelope vector as a versatile gene delivery system. Mol Ther. 2002;6(2):219–26.

24. Kurooka M, Kaneda Y. Inactivated Sendai virus particles eradicate tumors by inducing immune responses through blocking regulatory T cells. Cancer Res. 2007;67(1):227–36.

25. Matsushima-Miyagi T, Hatano K, Nomura M, Li-Wen L, Nishikawa T, Kaneda Y, et al. TRAIL and Noxa are selectively up-regulated in prostate cancer cells downstream of the RIG-I/MAVS signaling pathway by non-replicating Sendai virus particles. Clin Cancer Res. 2012;26:6271–83.

26. Fujihara A, Kurooka M, Miki T, Kaneda Y. Intratumoral injection of inactivated Sendai virus particles elicits strong antitumor activity by enhancing local CXCL10 expression and systemic NK cell activation. Cancer Immunol Immunother. 2008;57(1):73–84.

27. Tanemura A, Kiyohara E, Katayama I, Kaneda Y. Recent advances and developments in the antitumor effect of the HVJ envelope vector on malignant melanoma: from the bench to clinical application. Cancer Gene Ther. 2013;20:599–605.

28. Fujita K, Nakai Y, Kawashima A, Lee CM, Kaneda Y, Nonomura N, et al. Phase I/II clinical trial to assess safety and efficacy of intratumoral and subcutaneous injection of HVJ-E in castration-resistant prostate cancer patients. Cancer Gene Ther. 2017;24:277–81.

第 8 篇

放射治疗

第 26 章

放射治疗对恶性间皮瘤的影响：放疗单独使用还是联合手术效果更佳？

Keiko Shibuya

【摘要】放射治疗（RT）技术在过去的十年中取得了显著的进步，放射治疗剂量更加精准和安全。然而，恶性间皮瘤（MPM）可在胸部迅速蔓延，半胸放疗可导致严重的肺部并发症。传统放疗的主要作用包括对操作通道的预防性照射（PIT）、根治性手术后的辅助治疗（作为多模式治疗）和对症治疗。然而，最近的研究结果并不支持常规使用 PIT。辅助放疗的作用也随着手术方法的改变而改变。虽然胸膜外全肺切除术后放疗作为三联治疗的一部分显示了一些效果，但保留肺手术后放疗的作用仍不肯定。最近的一些研究表明，胸膜的调强放疗（IMRT）是有希望的放射治疗技术，但目前，只有在由一个训练有素的专家团队提供治疗支持，以及在严格的剂量限制和积极的毒性管理时，才推荐这种治疗。由于 MPM 具有高度侵袭性，症状恶化非常快，作为对症治疗，放疗的作用仍然很重要。然而，如果放疗同时，适当的配合全身治疗，可以维持更好的生活质量。

MPM 是一种侵袭性肿瘤，预后较差，但每个机构的病例数都比较少。因此，有必要继续在世界各地的机构之间就治疗达成共识。

【关键词】半胸膜放疗；3D-CRT；IMRT；剂量约束

1　概述

放射治疗（RT）是肺癌和其他几种实体瘤的标准治疗手段之一。恶性胸膜间皮瘤（MPM）早期发生远处转移的可能性较低，且首次复发常发生在同侧胸腔。因此，MPM 局部治疗的价值可能大于肺癌。此外，从生物学的角度来看，MPM 的放射敏感性

K. Shibuya (✉)

Department of Radiation Oncology, Osaka City University Graduate School of Medicine,

Osaka, Japan

e-mail: kshibuya@osaka-cu.ac.jp

至少与肺癌一样高[1]。然而，由于胸腔大面积的快速浸润，MPM 的放射治疗面临更多的挑战。如果 MPM 受累及的胸部病灶接受相当于肺癌根治剂量（＞60Gy）的照射，那么严重的肺部并发症几乎是不可避免的[2]。因此，在过去 40 年里，只有联合手术治疗时，放疗才会被认为是 MPM 的一种根治性治疗手段。

另一方面，MPM 手术方式也从胸膜切除术 / 胸膜剥脱术（P/D）发展为胸膜外全肺切除术（EPP），因此，现在须重新评估保留肺的 P/D 手术的价值。

MPM 的根治性治疗仍处于探索阶段，放疗的作用也随着手术的进展而改变。然而，随着放疗技术的进展，放疗非常有可能仍将作为 MPM 多模式治疗不可或缺的一部分。

MPM 有较高的侵袭性，因此有可能侵犯胸壁而引起疼痛。如果侵犯纵隔也需要缓解由于纵隔器官狭窄 / 阻塞引起的症状。放射治疗仍是缓解这些症状的重要的姑息治疗手段。

本章探讨了放疗用于对症治疗和预防治疗 MPM 的疗效，以及其作为激进的多学科治疗方法，RT 的标准方法，以及未来的前景。

2 放疗技术的研究进展

放疗技术在过去的十年中取得了显著的进展。最具创新性的进展是从二维（2D）放疗发展到基于计算机断层扫描（CT）图像的三维（3D）放疗。此外，采用多叶准直器（MLC）使照射野的形状适合肿瘤的形状。利用这些技术，被称为三维适形放疗（3D-CRT）的 RT 方法得到了发展和广泛的应用。事实上，3D-CRT 是使用最普遍的放射治疗技术之一。

此外，在 21 世纪初，一种名为高精度放疗的新技术，包括调强放疗（IMRT）被开发出来。IMRT 通过在照射过程中 MLC 的移动，可有目的性地调整射线束的剂量强度。通过使用 IMRT 技术，可以使肿瘤内剂量增加，而邻近正常器官的剂量没有明显增加。

3 RT 对 MPM 的作用

MPM 预后较差，完全性手术切除是唯一被认为是可以延长生存的治疗手段，在此基础上，就多学科治疗的必要性已经进行了广泛的研究。然而，没有足够的证据表明在手术的基础上增加高侵袭性的局部放射治疗能够给生存带来多大的益处。此外，对于手术方法、联合化疗的方案和时机，以及所需的放疗剂量，目前还没有明确的共识。

目前，MPM 的放射治疗包括：（1）预防穿刺 / 引流道扩散；（2）根治性手术后的辅助治疗（作为多学科治疗）；（3）纵隔或胸壁浸润病灶的对症治疗。

3.1　干预区预防性照射（PIT）

对干预部位进行胸壁照射是一种预防性治疗。间皮瘤需要进行肿瘤组织穿刺活检以获得 MPM 的最终病理诊断，有时通过胸腔穿刺引流以缓解症状。但 MPM 的特征之一是肿瘤弥散性浸润性生长，并沿着胸腔积液引流路径、胸腔镜检查或活检的通道种植在胸壁形成肿瘤。这通常会导致疼痛，影响患者的生活质量。穿刺部位肿瘤细胞种植概率为 5% ～ 20%[3]。因此，如果怀疑是 MPM，应统一穿刺的路径，如果进行手术，应尽可能地切除手术操作部位的皮肤。

基于 Boutin 等人在 1995 年报道的一项随机对照试验（RCT），未接受手术的患者通常会接受 PIT 治疗。该项研究结果显示，21 Gy 3 次胸壁照射（使用 12.5 ～ 15MeV 电子束，使用 1cm 挡块），胸壁播散由 40% 降至 0%。然而，在临床实践中，患者在治疗后的几个月内就会出现照射野内的病变播散。因此，PIT 的预防作用受到了质疑。Boutin 等人进行了两项小型随机对照研究，但发现在 PIT 组和非 PIT 组之间没有任何显著差异[4, 5]。在随后的 meta 分析中也没有发现 PIT 的明显获益[6-8]。

这些研究结果的不一致可能与研究方式有关，也可能是由于组织学差异、随访时间的差异或研究组间预后不同导致的。此外，之前的 3 项 RCT 没有包括接受全身化疗的患者，因为这些研究是在姑息性化疗广泛用于 MPM 之前进行的。基于研究之间缺乏共识，一项多中心、开放标签的Ⅲ期 RCT（MPM 试验中的外科和大口径胸膜手术：SMART 试验）正在进行中。该研究对预防性放疗和在有创操作通道转移（PTM）发生时的所谓延迟放疗进行比较[9]。患者基线特征匹配良好，两组在 3 天内给予 3 次 21 Gy 的放疗。结果显示：两种治疗组任何研究终点均无显著差异，包括症状缓解和生存情况。预防性 RT 组发生通道转移比例为 9%，延迟 RT 组为 16%（OR 0.51；95%CI 0.19 ～ 1.32；P=0.14）。总之，该项研究结果并不支持在 MPM 中常规使用 PIT。

然而，一项预先设定的亚组分析显示，PIT 可能会改善上皮样组织肿瘤患者的生存率。此外，在未接受化疗的亚组中，PIT 组通道转移的发生率较低。

基于上述发现，虽然 PIT 在特定的患者群体中可能是有益的，但不建议常规使用。无论如何，皮肤损伤不仅会引起疼痛等症状，还会给患者造成精神困扰，因此应重点关注引流部位。

3.2　多学科治疗中放疗的意义

3.2.1　手术选择和放疗

如上所述，MPM 早期就开始胸腔内广泛扩散，因此，原则上，在考虑根治性放疗时，即使放射影像学显示似乎病变是局限的，放射治疗靶区仍应该包括半胸。

20世纪80年代初，P/D用于MPM治疗，而这之前放疗大多采用二维治疗计划。由于放射治疗的毒副反应，靶区不可能给予比较高的剂量照射，因此，RT对预后影响不大[10, 11]。Gupta等人分析了1974—2003年123例接受P/D和术后放疗的患者，中位生存时间（MST）仅为13.5个月[12]。虽然这些结果并不令人满意，但研究发现，RT剂量是影响预后的因素之一。当剂量＜42Gy时，预后尤其差（P=0.001），提示增加局部放疗剂量的意义。

自20世纪80年代以来，MPM的手术从保留肺的P/D进展为不保留肺的EPP, RT从2D发展为3D。随着这些进展，术后胸壁照射剂量＞50Gy变得更加安全。这些治疗经验的分析支持了"术后RT有助于减少MPM局部复发"的观点。自21世纪初以来，EPP联合调强放疗和化疗的"三联治疗"被广泛认为是MPM的一种高效治疗方法（表26.1）。

然而，随着EPP在欧洲和美国的数据积累，出现了许多关于严重并发症和治疗相关死亡的报告。因此，再次引发了人们对EPP风险和价值的讨论。尤其是创伤性较小的P/D和全身化疗相结合的多学科治疗被重新评估。

目前，对于RT在MPM中的作用仍未达成共识。虽然保留肺的P/D的研究仍在进行中，但也有人在尝试P/D后调强放疗。在这些研究完成后，有必要进一步讨论术后放疗的价值和安全性。

3.2.2　在三联疗法中EPP后RT的应用

作为多学科治疗的一部分，进行了多项EPP后半胸放疗的研究（表26.1）。在一项对2000—2013年SEER数据库的2166例患者进行的倾向评分匹配研究中，469名患者接受了术后RT。在匹配的人群中，与非RT组相比，RT组的生存率显著延长（P=0.012）。然而，在存活期3个月的患者中，生存率没有得到证实的改善。对匹配人群中总生存（OS）的多因素分析也未发现非RT组的生存更差（HR：1.175；P=0.12）。肉瘤样型组织学类型是影响预后的因素之一（P＜0.0001）[20]。另一方面，在一项对2004—2013年国家癌症数据库中24 914例患者进行的倾向评分匹配研究中，比较了单纯手术组454例患者和术后放疗组454例患者。术后放疗组的生存时间明显较长。在多变量分析中，除了术后放疗，上皮型组织学类型和化疗的使用也是预后较好的重要因素[21]。但在这两项研究中都未包括关于RT技术的信息。

在几乎同一时期，从2005年到2012年，对151例不同组织学亚型的MPM患者进行了前瞻性随机Ⅱ期研究（SAKK17/04），这些患者诱导化疗后接受EPP，术后伴或不伴半胸放疗。然而，RT的作用在此研究中并没有得到证实[22]。

在21世纪初，一些研究表明，IMRT较3D-CRT局部控制率或OS可能会提高（表26.1）。

表 26.1　恶性胸膜间皮瘤手术和放疗 40 年来的变化

参考文献	治疗方法	研究期间	接受 RT 治疗的患者人数	局部失败率（%）	中位生存时间（月）	两年存活率(%)
Hilaris 等，1984 MSKCC [10]	P/D EBRT（2D-RT） 45 Gy I-125，Ir-192 植入	1976—1982	41	71	21	40
Baldini 等，1997 Harvard Univ.[13]	EPP CT EBRT（2D-RT） 30.6 Gy + boost ＜ 20 Gy	1987—1993	49	35	22	NA（3 年 - OS:34）
Rusch 等，2001 Phase II study MSKCC[14]	EPP EBRT （3D-CRT） 54 Gy（平均剂量 20 ～ 64Gy）	1995—1998	54	13	I/II 期 :34 III/IV 期：10	NA
Yajnik 等，2003 MSKCC [15]	EPP EBRT （3D-CRT） 54 Gy（平均剂量 45 ～ 54 Gy）	1990—2001	35	37	NA	NA
Rice 等，2007 MDACC [16]	EPP EBRT（IMRT） 45 Gy（+SIB, 10 Gy）	1999—2005	63	5	14	32
Hasegawa 等，2016 JMIG [17]	CT EPP EBRT （3D-CRT） 54 Gy	2008—2010	17	41	39.4	NA
Matsuo 等，2017 Kyoto Univ[17]	EPP CT EBRT（IMRT） 50.4Gy（+SIB, 5.4 ～ 11.2 Gy）	2006—2013	21	3-year incidence 12.3(95% CI, 3.2 ～ 41.2）	27	47.6

参考文献	治疗方法	研究期间	接受 RT 治疗的患者人数	局部失败率（%）	中位生存时间（月）	两年存活率（%）
Rimner 等，2016 Phase II study MSKCC and MDACC [18]	CT P/D EBRT（IMRT）46.8Gy（平均剂量 28.8 ～ 50.4Gy）	2008—2014	27	59	23.7	59

MSKCC：纪念斯隆凯特琳癌症中心；MDACC：MD 安德森癌症中心；JMIG：日本间皮瘤兴趣组；P/D：胸膜切除术 / 剥脱术；EBRT：外放射治疗；2DRT：2D 放疗；EPP：胸膜外全肺切除术；CT：化疗；3DCRT：三维适形放疗；IMRT：调强放疗；SIB：同时补量照射技术；CI：可信区间；NA：不适用；OS：总生存期

然而，在早期的报告中也发现了严重的不良事件。2006 年在 EPP 后接受 IMRT 和化疗的 13 例患者中有 6 例死于放射性肺炎。随后的报告显示，受到 5Gy 照射的肺体积（V_{5Gy}）达到 98.6%，提示几乎整个对侧正常肺均暴露于辐射下[23]。目前，建议严格遵守肺的剂量限制（稍后描述）[24]。

3.2.3　三联疗法中 P/D 术后 RT

即使在 2D–RT 时代，P/D 后也尝试了大剂量的半胸放疗，但这种治疗导致照射侧的肺功能完全丧失[2]。

2011 年，在斯隆 – 凯特琳癌症中心（MSKCC）对 36 例肺完整的 MPM 患者行半胸胸膜 IMRT（中位剂量 46.8 Gy；范围 41.4 ～ 50.4Gy），评价其可行性和毒性[25]。在该研究中，56% 的患者在 IMRT 前接受了 P/D，44% 的患者没有切除肺。结果显示，36 例患者中有 7 例（20%）发生 3 级（不良事件通用术语标准 3.0 版：CTCAE v3.0）以上的严重肺炎（其中 1 例为 5 级），30 例可评估的晚期毒性患者中有 5 例为持续的 3 级肺炎[25]。

2015 年，MD 安德森癌症中心（MDACC）发表了一份 P/D 后 IMRT 的初步报告[26]。在 24 例 MPM 患者中，P/D 后 IMRT 剂量为 45Gy，25 次，对可见的病变、阳性切缘、正电子发射断层扫描（PET）/CT 上脱氧葡萄糖（FDG）高代谢区或与外科医生讨论确定的高危区域给予同期加量照射到同时给予高达 60Gy。在 P/D 和 IMRT 后放射性肺炎发生率较低，3 级（CTCAE v4.0）肺炎只有 2 例（8%），但治疗导致肺功能进行性下降，用力肺活量从 88% 降至 57%；1 秒用力呼气量从 83% 降至 58%；一氧化碳扩散能力从 87% 降至 56%。在一项配对对照分析中，P/D 后接受 IMRT 治疗的患者无进展生存期（PFS）和 OS 明显优于既往在这个中心接受 EPP 后 IMRT 治疗的患者。

2017 年，对 209 例在 MSKCC 接受 P/D 后 RT 的患者进行回顾性分析报告[27]。这项研究中，131 例接受半胸 IMRT（IMPRINT：调强胸膜放疗），78 例接受常规放疗（CONV）。

在多变量分析中，IMPRINT 与较长的 OS 显著相关（*P*=0.02）。IMPRINT 组的 MST 和 2 年生存率分别为 20.2 个月和 42%，而 CONV 组分别为 12.3 个月和 20%。

基于这些结果，MDACC 和 MSKCC 于 2016 年进行了一项 II 期研究，以评估 IMPRINT 的安全性[19]。纳入 45 例患者，包括一些 III 期（n=12）和 IV 期（n=15）患者。共 27 人接受了半胸胸膜 IMRT，包括接受保肺手术的患者（n=16）和不可切除的患者（n=11）。27 例患者中有 8 例出现 2/3 级放射性肺炎，未发生 4/5 级放射性肺炎。结果表明，P/D 后的 IMPRINT 是可行的、安全的。虽然 12.4 个月的 PFS 不是主要研究终点，但生存数据表明，半胸胸膜 IMRT 对局部晚期患者的疗效是令人欣喜的。

然而，重要的是要记住，这项研究是在两个经验丰富的机构中进行的，由于采用了严格的肺剂量限制，正常组织并发症发生率仅为 25% 或更低，并进行了积极的毒副反应管理，以防止发生严重的远期毒副反应。为了降低局部复发，靶区勾画也很重要。因此，尽管半胸 IMRT 有望成为以保肺手术为基础的多学科治疗的一部分，但目前尚未被广泛推荐，因为需要较高的技术水平和丰富的经验来保持较低的不良事件发生率和较高局部控制率。建议 IMPRINT 由接受过良好的该项技术培训的专家团队执行，或作为在经验丰富的中心进行的临床试验的一部分。

3.3 姑息性 RT

MPM 进展迅速，有很强的侵袭性，因此，除非能进行根治性治疗，否则，在确诊后应进行对症治疗。传统的单纯 RT 治疗不能延长 MPM 的生存期时间，但已证明 RT 具有姑息治疗作用。特别是，当胸壁或椎体受侵，疼痛进展的速度加快时，建议尽早考虑 RT。关于放疗的剂量还没有明确的建议，但一些回顾性分析表明，疼痛缓解程度可能与剂量有关。de-Graaf-Strukowska 等人报道称，单次 4 Gy 以上剂量照射取得了良好的结果。中位总剂量 36 Gy，50% 以上的患者获得了疼痛缓解[28]。因此，如果照射野不太大，患者一般状态较好，预计生存时间 6 个月以上，可考虑 40 Gy 左右的高剂量 RT。在放疗过程中，通常需要治疗胸部的数个病灶，而且胸壁随着呼吸运动而移动，因此，需特别注意注意避免照射野重叠。此外，还需要一些积极的治疗方案，如照射范围和射束角度。最后，应牢记照射总量和肺部受照剂量，特别是联合化疗时。

4 如何将 RT 传递到整个胸膜表面？

我们目前正在根据 Reports 50[29] 和 62[30] 的定义，在 CT 模拟中进行剂量评估。首先，大体肿瘤体积（GTV）被定义为一种直接可见的或在影像上可见的肿瘤范围。临床靶体积（CTV）是包括 GTV 和周围镜下肿瘤的生长范围。考虑到器官的生理运动和肿瘤形变，在CTV基础上还需要增加额外的边界。目前，CTV的外放边界定义为内靶区（IM）。此外，还建立了一个摆位误差（SM），以补偿在整个治疗期间（通常是3～6周）患者治疗体位的不确定性。将IM、SM与CTV相加来获得计划靶体积（PTV）。PTV被认为是要给予的处方剂量的体积。

4.1 EPP后RT

如上所述，EPP后目前还没有成熟的标准放射治疗方案，证据仍不充分。根据回顾性研究和对复发模式的分析，RT的靶向体积和剂量大致如下所述。

4.1.1 RT中的靶向体积

GTV：肿瘤切除后不存在GTV。然而，建议在CT模拟定位前通过FDG-PET扫描来评估残余病变。如果发现了一个FDG-avid区域，则应与核医学科医师和外科医生讨论，以确定该区域是否应被纳入GTV。

CTV：整个半胸（图26.1）应该包括从胸廓入口到L1或L2水平范围，尤其需要包括胸廓内缘（胸膜床）外约0.5cm的范围。CTV还应该包括重建的横膈膜的下部、膈肌脚、手术引流部位和手术切除时发现受累的同侧纵隔淋巴结。预防性淋巴结照射是有争议的，不推荐全纵隔和锁骨上淋巴结区域预防照射。术中所见对靶区勾画很重要。术后应尽快与外科医生进行讨论。

PTV：PTV是在CTV基础上加上大约5mm的摆位误差。PTV通常会延伸到肋骨的外侧。横膈肌重建后通常不需要考虑呼吸运动，但需要提前进行四维CT（4D-CT）确认。

危及器官：对侧肺、心脏、食管、双侧肾脏、肝脏和脊髓应作为危及器官进行评估。

4.1.2 RT技术

根据MSKCC报道的方法[31]，在传统的3D-CRT中，光子–电子线技术通常是为了减少对脊髓、心脏、肝脏和肾脏等危及器官的剂量。简单地说，在该研究中，前后对穿野光子照射，每日剂量1.8 Gy，腹部挡块保护。对于左侧MPM，照射剂量达到19.8Gy时，需要挡块保护心脏。需要照射的腹部和心脏因挡块形成的欠量用每天1.53Gy的电子线补充照射。如果在初始计划设计的时候照射野包括纵隔淋巴结区域，在照射剂量达到41.4Gy时，应将照射野内侧界移至椎体侧缘以避开脊髓。

如果可能的话，IMRT是首选的技术。剂量分布的示例如图26.1所示。

4.1.3 放疗剂量

在既往的研究中，放疗剂量通常为45～54 Gy，分割剂量1.8Gy。如果有肿瘤残留，则可以IMRT同期加量到54～60Gy，尽管该技术还不是标准的。如上所述，为了降低肺毒性发生风险，应对对侧正常肺进行严格的剂量限制，推荐使用 V_{5Gy}（%，接受

5Gy 以上剂量照射的正常肺体积百分比）＜ 60%，V_{20Gy} ＜ 20%，平均肺剂量（MLD）＜ 8.0 ～ 8.5Gy[24, 32]。此外，残留的肿瘤细胞很可能存在于膈肌周围的胸膜，因此同侧肾脏的剂量限制往往不太满意。放疗或手术前，应通过肾核素灌注扫描评估肾功能和每个肾脏的相对灌注量，并与患者和外科医生沟通信息。

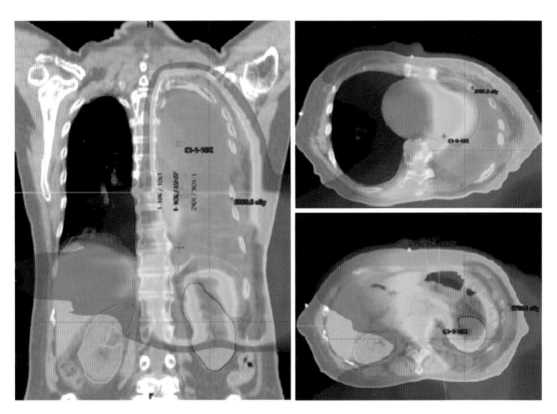

图 26.1　胸膜外全肺切除（EPP）术后调强放疗（IMRT）的剂量分布。在剂量限制性正常器官中剂量减少，包括对侧肺、心脏和肾脏。

4.2　肺完整的胸膜表面放射治疗

一般来说，肺完整的胸膜表面放射治疗靶区与 EPP 后的放疗靶区相似，但应注意膈肌或肿瘤的呼吸运动。采用 4D-CT 扫描来确定呼吸运动，并应考虑 IM。使用 IMRT 似乎是保护肺组织的基础，与 EPP 后 IMRT 相比，对肺的剂量限制更严格。在一项双中心的 II 期研究中，总 MLD 被限制在 21 Gy 以下；全肺的 V_{20Gy} ＜ 37% ～ 40%，对侧肺的 V_{20Gy} ＜ 7%。95% 以上 PTV 体积接受 50.4Gy 处方剂量照射，分割剂量 1.8Gy，如果需要保护正常组织，则减少剂量。没有追加剂量。该研究的结果显示，中位剂量为 46.8Gy（28.8 ～ 50.4Gy）[19]。

5　放疗后的不良反应

放疗后最常见的急性不良反应是恶心、不适和食欲不振，这几乎是不可避免的。大多数患者不需要治疗，但有 5%～30% 的病例需要一些营养补充。以上的患者中有 50% 出现骨髓抑制，但很少超过 3 级或更严重。大多数肺炎被认为是由术后并发症或感染引起的，但在进行 IMRT 时应注意放射性肺炎。在晚期并发症方面，左侧胸放疗应继续长期观察心功能，右侧胸放疗应继续长期观察肝功能。手术对心功能有非常大的影响，需要频繁检查心功能。此外，放疗后病变胸膜一侧的肾功能肯定会受到影响，因此监测健康侧的肾功能也很重要，特别是在治疗方案中加入化疗时。

6　结论

远处转移在 MPM 的疾病发展过程中发生相对较晚，因此当肿瘤局限于半胸时，有可能通过治疗延长生存。单纯放疗是否能根治 MPM 尚未得到证实。随着技术的快速发展，未来放疗的安全性有望不断提高。然而，即使低剂量照射，肺也会受到很大的影响，而放射性肺炎的机制尚未完全阐明。既往的研究表明，如果将相当于实体瘤的根治剂量照射到全肺，不仅可能导致肺功能的完全丧失，而且还可能危及生命。到目前为止，病变广泛的 MPM 必须采取减瘤术为基础的综合治疗，是使用 EPP 还是 P/D 仍存在争议。即使在保肺手术后，越来越多的证据表明，如果采用 IMRT 技术，放疗可以作为一种辅助治疗。

另一方面，即使作为一种对症治疗手段，如果与全身治疗适时配合，放疗也可以维持更好的生活质量。对于不可切除或复发性疾病的患者，内科肿瘤学家、放射肿瘤学家和姑息治疗专家应从诊断时开始合作并使用综合方法进行治疗。

如果与新药联合使用，未来放疗的作用可能会发生改变。例如，放疗的远隔效应，通过低剂量放疗联合免疫检查点抑制剂可能成为一种重要的治疗策略。

MPM 患者的数量正在增加，但每个机构的病例数仍然很少。有必要继续在世界各地的各机构之间就这种疾病的最佳治疗方法达成共识。

参考文献

1. Hakkinen AM, Laasonen A, Linnainmaa K, Mattson K, Pyrhonen S. Radiosensitivity of meso-thelioma cell lines. Acta Oncol. 1996;35:451–6.
2. Maasilta P. Deterioration in lung function following hemithorax irradiation for pleural meso-thelioma. Int J Radiat Oncol Biol Phys. 1991;20:433–8.
3. Boutin C, Rey F, Viallat JR. Prevention of malignant seeding after invasive diagnostic proce-

dures in patients with pleural mesothelioma. Chest. 1995;108:754–8.

4. O'Rourke N, Garcia JC, Paul J, Lawless C, McMenemin R, Hill J. A randomised controlled trial of intervention site radiotherapy in malignant pleural mesothelioma. Radiother Oncol. 2007;84:18–22.

5. Bydder S, Phillips M, Joseph DJ, Cameron F, Spry NA, DcMelker Y, et al. A randomized trial of single-dose radiotherapy to prevent procedure tract metastasis by malignant mesothelioma. Br J Cancer. 2004;91:9–10.

6. Ung YC, Yu E, Falkson C, Haynes AE, Stys-Norman D, Evans WK, et al. The role of RT in malignant pleural mesothelioma: a systematic review. Radiother Oncol. 2006;80:13–8.

7. Lee C, Bayman N, Swindell R, Faivre-Finn C. Prophylactic radiotherapy to intervention sites in mesothelioma: a systematic review and survey of UK practice. Lung Cancer. 2009;66:150–6.

8. Negendran M, Pallis A, Patel K, Scarci M. Should all patients who have mesothelioma diagnosed by video-assisted thoracoscopic surgery have their intervention sites irradiated? Interact Cardiovasc Thorac Surg. 2011;13:66–9.

9. Clive AO, Taylor H, Dobson L, Wilson P, de Winton E, Panakis N, et al. Prophylactic radiotherapy for the prevention of procedure-tract metastases after surgical and large-bore pleural procedures in malignant pleural mesothelioma (SMART): a multicentre, open-label, phase 3, randomised controlled trial. Lancet Oncol. 2016;17:1094–104.

10. Hilaris BS, Nori D, Kwong E, Kutcher GJ, Martini N. Pleurectomy and intraoperative brachytherapy and postoperative radiation in the treatment of malignant pleural mesothelioma. Int J Radiat Oncol Biol Phys. 1984;10:325–31.

11. Lee TT, Everett DL, Shu HG, Jahan TM, Roach M III, Speight JL, et al. Radical pleurectomy/decortication and intraoperative radiotherapy followed by conformal radiation with or without chemotherapy for malignant pleural mesothelioma. J Thorac Cardiovasc Surg. 2002;124:1183–9.

12. Gupta V, Mychalczak B, Krug L, Flores R, Bains M, Rusch VW, et al. Hemithoracic radiation therapy after pleurectomy/decortication for malignant pleural mesothelioma. Int J Radiat Oncol Biol Phys. 2005;63:1045–52.

13. Baldini EH, Recht A, Strauss GM, DeCamp MM, Swanson SJ, Liptay MJ, et al. Patterns of failure after trimodality therapy for malignant pleural mesothelioma. Ann Thorac Surg. 1997;63:334–8.

14. Rusch VW, Rosenzweig K, Venkatraman E, Leon L, Raben A, Harrison L, et al. A phaseII trial of surgical resection and adjuvant high-dose hemithoracic radiation for malignant pleural mesothelioma. J Thorac Cardiovasc Surg. 2001;122:788–95.

15. Yajnik S, Rosenzweig KE, Mychalczak B, Krug L, Flores R, Hong L, et al. Hemithoracic radiation after extrapleural pneumonectomy for malignant pleural mesothelioma. Int J Radiat Oncol Biol Phys. 2003;56:1319–26.

16. Rice DC, Stevens C, Correa AM, Vaporciyan AA, Tsao A, Foster KM, et al. Outcomes after extrapleural pneumonectomy and intensity-modulated radiation therapy for malignant pleural mesothelioma. Ann Thorac Surg. 2007;84:1685–93.

17. Hasegawa S, Morimoto O, Tanaka F, Yamanaka T, Soejima T, Kamikonya N, et al. Trimodality strategy for treating malignant pleural mesothelioma: results of a feasibility study of induction pemetrexed plus cisplatin followed by extrapleural pneumonectomy and postoperative hemithoracic radiation (Japan Mesothelioma Interest Group 0601 Trial). Int J Clin Oncol. 2016;21:523–30.

18. Matsuo Y, Shibuya K, Okubo K, Ueki N, Aoyama A, Sonobe M, et al. Long-term outcomes of intensity-modulated radiotherapy following extra-pleural pneumonectomy for malignant pleural mesothelioma. Acta Oncol. 2017;54(7):957–62.

19. Rimner A, Zauderer MG, Gomez DR, Adusumilli PS, Parhar PK, Wu AJ, et al. Study of hemithoracic intensity-modulated pleural radiation therapy (IMPRINT) as part of lung-sparing multimodality therapy in patients with malignant pleural mesothelioma. J Clin Oncol. 2016;34:2761–8.

20. Abdel-Rahman O. Role of postoperative radiotherapy in the management of malignant pleural mesothelioma: a propensity score matching of the SEER database. Strahlenther Onkol. 2017;193:276–84.

21. Lewis GD, Dalwadi SM, Farach A, Butler EB. The BS. The role of adjuvant radiotherapy in the treatment of pleural mesothelioma. Ann Surg Oncol. 2019;26:1879–85.

22. Stahel RA, Riesterer O, Xyrafas A, Opitz I, Beyeler M, Ochsenbein A, et al. Neoadjuvant chemotherapy and extrapleural pneumonectomy of malignant pleural mesothelioma with or without hemithoracic radiotherapy(SAKK 17/04): a randomised, international, multicentre phase 2 trial. Lancet Oncol. 2015;16:1651–8.

23. Allen AM, Czerminska M, Janne PA, Sugarbaker DJ, Bueno R, Harris JR, et al. Fatal pneumonitis associated with intensity-modulated radiation therapy for mesothelioma. Int J Radiat Oncol Biol Phys. 2006;65:640–5.

24. Gomez DR, Rimner A, Simone CB II, Cho BCJ, de Perrot M, Adjei AA, et al. The use of RT for the treatment of malignant pleural mesothelioma: expert opinion from the National Cancer Institute Thoracic Malignancy Steering Committee, International Association for the Study of Lung Cancer, and Mesothelioma Applied Research Foundation. J Thorac Oncol. 2019;14:1172–83.

25. Rosenzweig KE, Zauderer MG, Laser B, Krug LM, Yorke E, Sima CS, et al. Pleural intensity-modulated radiotherapy for malignant pleural mesothelioma. Int J Radiat Oncol Biol Phys. 2012;83:1278–83.

26. Chance WW, Rice DC, Allen PK, Tsao AS, Fontanilla HP, Liao Z, et al. Hemithoracic intensity modulated radiation therapy after pleurectomy/decortication for malignant pleural mesothelioma: toxicity, patterns of failure, and a matched survival analysis. Int J Radiat Oncol Biol Phys. 2015;91:149–56.

27. Shaikh F, Zauderer MG, von Reibnitz D, Wu AJ, Yorke ED, Foster A, et al. Improved outcomes with modern lung-sparing trimodality therapy in patients with malignant pleural mesothelioma. J Thorac Oncol. 2017;12(6):993–1000.

28. De Graaf-Strukowska L, Van der Zee J, Putten W, Senan S. Factors influencing the outcome of radiotherapy in malignant mesothelioma of the pleura-a single institution experience with 189 patients. Int J Radiat Oncol Biol Phys. 1999;43:511–6.

29. International Commission on Radiation Units and Measurements (ICRU) Report 50, prescribing, recording and reporting photon beam therapy. Bethesda: ICRU Publications; 1993.

30. International Commission on Radiation Units and Measurements (ICRU) Report 62, Prescribing, Recording and Reporting Photon Beam Therapy (Supplement to ICRU Report 50). Bethesda, ICRU Publications; 1999.Treasure T et al.: Lancet Oncol. 2011;12: 763–72.

31. Gupta V, Krug LM, Laser B, Hudka K, Flores R, Rush VW, et al. Patterns of local and nodal failure in malignant pleural mesothelioma after extrapleural pneumonectomy and photon-electron-radiotherapy. J Thorac Oncol. 2009;4:746–50.

32. Chi A, Liao Z, Nguyen NP, Howe C, Gomez D, Jang SY, et al. Intensity-modulated radiotherapy after extrapleural pneumonectomy in the combined-modality treatment of malignant pleural mesothelioma. J Thorac Oncol. 2011;6:1132–41.

第 9 篇

外科干预：
现状与未来展望

间皮瘤 TNM 分期及根治性手术的作用：胸膜外全肺切除术与保肺手术之争是否盖棺定论？

Nobuyuki Kondo and Seiki Hasegawa

【摘要】由于恶性间皮瘤手术的目的是减瘤，外科切除被认为是多学科综合治疗的一部分。根治性手术（curative intent surgery）有两种：胸膜外全肺切除术（extrapleural pneumonectomy, EPP）和保留肺的肉眼下切除术，两者均为高侵袭性以及高风险性手术。

胸膜间皮瘤的分期系统是基于对 IASLC 建立的国际大型数据库的分析结果进行修订的。现在的第 8 版 TNM 分期是从 2017 年开始实行的。根据该分期系统评估，临床分期的预后预测将被提高。

在能达到肉眼下完全切除的手术中，EPP 或保留肺的肉眼下切除不再是简单的选择。术后生活质量也是采取手术的重要考虑因素。我们正向从保留肺实质的最小切除范围到最大限度地切除同侧肺及周围器官努力，这取决于肿瘤侵袭程度。

【关键词】根治性手术；胸膜外全肺切除术；保留肺的肉眼下切除术；胸膜切除术 / 剥脱术；TNM 分期

1　概述

由于在治疗上没有达成一致的共识，恶性胸膜间皮瘤的治疗方法尚未达成共识。目前的方法倾向于：根据每例患者疾病的特点和分期，通过多学科团队评估，以制定最佳策略。

对于 MPM，不管采用何种手术，真正的根治都是不可能的。因此，手术被认为是

N. Kondo (✉) · S. Hasegawa
Department of Thoracic Surgery, Hyogo College of Medicine,
Nishinomiya city, Hyogo, Japan
e-mail: kondon@hyo-med.ac.jp

多学科综合治疗的一部分。

有两种类型的根治性手术：胸膜外全肺切除术（extrapleural pneumonectomy，EPP）和保留肺的肉眼下切除术［胸膜切除术 / 剥脱术（pleurectomy/decortication）、P/D］，这两种手术都是高侵入性和高风险性手术。

关于这两种手术方法的优劣尚有争议，但现在有一项共识是，大多数手术指征是应给予保留肺的肉眼下切除（P/D）[1]。

最近，MPM 治疗的效果有所提升，但还不令人满意。过去不能信赖的临床诊断方法也发生了变化。自 2017 年以来，分期系统已修订至第 8 版 [2]，肿瘤厚度及肿瘤体积等新概念引入到 T 分期的评估 [3]。

2 手术治疗的 TNM 分期

肿瘤分期是大多数实体肿瘤一项最重要的预后评估因素。然而，由于 MPM 肿瘤的特点，难以准确分期。由于以前的第 7 版 TNM 分期使用的主要是来自小的单中心的回顾性系列的数据，因此该分期系统的许多局限性非常明显 [4]（表 27.1）。

TNM 系统基于对 IASLC 建立的一个国际大型数据库的分析做出了更新。2016 年，MPM 的第 8 版 TNM 分期对分期系统中的几项不同要素进行了重点推荐 [2]（表 27.2）。

表 27.1 第 7 版 TNM 分期

第 7 版		定义	
T	T1a	肿瘤仅累及同侧壁层胸膜	
	T1b	肿瘤仅累及同侧壁层和部分脏层胸膜	
	T2	肿瘤累及同侧胸膜（壁层或脏层），并侵犯：	膈肌 肺实质 *脏层胸膜融合性肿瘤
	T3	肿瘤累及同侧胸膜（壁层或脏层），并侵犯：	胸内筋膜 纵隔脂肪 胸壁：单发，可切除 心包（非跨壁侵犯）
	T4	肿瘤累及同侧胸膜（壁层或脏层），并侵犯：	腹膜 纵隔器官（食管、气管、心脏、大血管） 胸壁；弥漫性或多灶性，不能切除的 对侧胸膜 椎体

续表

第 7 版		定义	
N	NXR	淋巴结不能评估	
	N0	无局部淋巴结转移	
	N1	转移至：	同侧：肺门、支气管肺
	N2	转移至：	同侧：心下，气管旁，主肺动脉，食管旁
	N3	转移至：	对侧 锁骨上
M	M0	无远处转移	
	M1	远处转移	

表 27.2　第 8 版 TNM 分期

第 8 版	定义		
T	T1	肿瘤仅累及同侧壁层或脏层胸膜	
	T2	肿瘤累及同侧胸膜（壁层或脏层），并且侵犯：	膈肌 肺实质
	T3	肿瘤累及同侧胸膜（壁层或脏层），并且侵犯：	胸内筋膜 纵隔脂肪 胸壁：单发，可切除 心包（非跨壁侵犯）
	T4	肿瘤累及同侧胸膜（壁层或脏层），并且侵犯：	腹膜 纵隔器官（食管、气管、心脏、大血管） 胸壁：弥漫性或多灶性，不能切除的 对侧胸膜
N	NX	淋巴结不能评估	
	N0	无局部淋巴结转移	
	N1	转移至：	同侧
	N2	转移至：	对侧 锁骨上
M	M0	无远处转移	
	M1	远处转移	

2.1 MPM 的第 8 版 TNM 分期中的 T 要素

基于对数据库的修订，第 8 版的主要改变是将 T1a 和 T1b 亚类归为单一的 T1 类别。这意味着肿瘤既侵犯壁层胸膜又侵犯脏层胸膜与肿瘤局限于壁层胸膜之间不再有任何区别[3]。

该修订的另一个贡献是支持肿瘤厚度或肿瘤体积能作为预后因素的概念[5]。MPM 化疗后的胸膜厚度是一个独立的预后因素[6]。

未来的工作应致力于肿瘤测量数据的前瞻性收集，以进一步完善 MPM 中的 T 要素。

2.2 N 要素

对于 N 要素，IASLC 数据库的生存分析体现了 MPM 和肺癌之间淋巴引流模式的解剖差异。在第 8 版中，基于之前 pN1 和 pN2 患者的生存之间没有差异的事实，它们被合并为 N1 类别。那么，之前的 N3 疾病顺移为新的 N2 疾病。

从这些结果来看，MPM 患者的生存受其独特解剖位置的影响，这与肺癌不同[2, 7]。

2.3 M 要素

M 要素未重新定义。第 8 版中只有涉及 M1 疾病被视为 IV 期，而第 7 版中 T4 和 N3 疾病也被纳入 IV 期（表 27.3）。

表 27.3　第 8 版与第 7 版的 TNM 分期比较

第 8 版分期	T* 第 7 版	N* 第 7 版	M	第 7 版分期
Ⅰ A	1a	0	0	Ⅰ A
	1b	0	0	Ⅰ B
	2	0	0	Ⅱ
Ⅰ B	2	0	0	
	3	0	0	Ⅲ
Ⅱ	1a, 1b, 2	1	0	
Ⅲ A	3	1	0	
Ⅲ B	1a, 1b, 2	2	0	
	3	2	0	
	4	0, 1, 2	0	Ⅳ
	任意 T	3	0	
Ⅳ	任意 T	任意 N	1	

3　根治性手术

3.1　手术的作用

手术在 MPM 的诊断、分期和治疗中均起重要作用。与其他实体性肿瘤相比，MPM 的根治性手术非常特殊。

首先，MPM 是一种弥漫性生长的癌症，不能确保手术边缘。正因如此，手术的目标是肉眼下完全切除（macroscopic complete resection, MCR）[8, 9]。

第二，单纯手术效果不佳，手术的地位是多学科治疗的组成部分。正因如此，在各项指南中，手术治疗都被纳入到与化疗或放疗相结合的多学科治疗 [10]。

第三，风险收益低。既然肿瘤在单侧胸腔内广泛扩散，就需要大的开胸手术、广泛的胸膜切除，并同时切除周围组织。

最后，即使采用现有模式，也很难确定术前临床分期。病理分期经常上调，临床分期不能反映预后。这是临床分期难以用于 MPM 的高风险手术的一项因素 [4]。

3.2　根治性手术指征

最新的指南是在国际间皮瘤兴趣组（International Mesothelioma Interest Group, IMIG）的会议纪要中阐述的 [9]。

与会者的共识如下：对于患者组织学确定为 MPM 时，手术作为多学科治疗的方式，当预估能达到 MCR 时，手术是有指征的。

肉瘤样亚型或进展期的患者是手术禁忌证，因为切除后有显著性预后不佳 [4, 11]。

基于 IASLC 的分析，TNM 分期第 8 版中的 N1 疾病并非绝对禁忌证，纵隔淋巴结是 MPM 的"局部"淋巴结 [7]。

在建立可靠的细胞学诊断证据之前，仍建议组织学诊断确认 [12]。

总之，MPM 手术应针对可切除疾病、上皮样组织类型和体能状态良好的选择性患者。

3.3　MPM 的两种手术选择

治疗 MPM 有两种手术选择。

胸膜外全肺切除术（EPP）和保留肺的肉眼下切除术。后者通常被称为胸膜切除 / 剥脱术（P/D）。"剥脱术"这个名字模仿了慢性脓胸，但这两种手术步骤大相径庭。

3.3.1　胸膜外全肺切除术（EPP）

EPP 作为 MPM 根治性手术是由 Butchart 在 1976 年报道的。手术过程包括整块切除壁层胸膜和脏层胸膜、同侧肺，必要时要切除半侧膈肌和 / 或心包。虽然最初的围手术期死亡率高达31%，但在过去的40年里，围手术期并发症和死亡率均有显著改善。

切除一侧肺可以更有效地控制局部病变。也就是说，可以进行高剂量放射治疗，而不用担心放射性肺炎的风险。

1999年，Sugarbaker DJ等人报道，接受EPP手术并结合多学科治疗的上皮样亚型N0疾病患者的5年生存率为46%，30天死亡率为3.8%。据报道，该数据较之前显著降低[15]。

EPP的优点包括：手术过程高度标准化，MCR相对容易实现，并且由于没有同侧肺，放射毒性小，因此可以进行术后放疗。据估计，作为多学科综合治疗的一部分，这些优势扩大了切除范围并可改善预后。然而，在进行EPP手术后的患者和未进行手术的患者之间的比较时，未见观察到显著性差异[16]。

缺点是，由于这种手术是牺牲肺的手术，将近50%的围手术期发病率，安全性较差，生活质量下降。与膈肌和心包重建相关的并发症不容忽视[17]。

3.3.2 保留肺的肉眼下切除术（胸膜切除/剥脱术，P/D）

由于EPP手术几乎没有不明确之处，外科医生都能理解。另一方面，保肺手术，即P/D有各种模式、意图和命名，尚未统一。P/D一词由Rusch于1993年首次发表，但关于P/D的困惑持续了一段时间[18]。IASLC和IMIG在2011年联合发表的共识报告定义如下[19]。

（1）扩大P/D：壁层和脏层胸膜切除术，切除所有大体肿瘤，同时切除膈肌和/或心包。

（2）P/D：壁层和脏层胸膜切除术，切除所有大体肿瘤，而不切除膈肌和心包。

（3）部分胸膜切除术：为诊断或姑息的目的而进行的部分壁层胸膜和/或脏层胸膜切除。

在这里，从肉眼下完全切除的角度出现了以下两个问题。（1）是否要切除无肉眼可见病变的脏层胸膜。有一种观点是，如果没有肉眼可见的肿瘤，胸膜可以保留，另一种观点是，脏层胸膜应该完全切除，因为应该有镜下肿瘤。两种立场并存。（2）如果肿瘤浸润肺实质，联合切除肺是必要的。当需要行肺实质切除时，外科手术怎么做？

2019年，NCI–IASLC–MARF联合工作组着手形成基于MPM手术治疗的国际共识，将这些问题纳入其中[20]。

P/D的优点是保留了同侧肺实质，因此可应用于心肺功能储备有限的患者，术后附加化疗更可行。通过保留肺来维持术后生活质量是保肺切除术获得的主要优势[21]。

另外，P/D的潜在缺点是手术时间较长，减瘤能力低于EPP。特别对于进展期MPM患者，P/D的根本性和有效性是主要的争议之一。此外，保存的肺实质长时间漏气是P/D的一种独特并发症[22, 23]。

3.4 肉眼下完全切除（MCR）的定义

现在，MCR 的定义应该重新确定。在胸膜恶性肿瘤没有切缘的情况下，肉眼下切除，换句话说，减瘤是手术切除的目的，这是目前的共识。MCR 是一种不能说没有残留的肿瘤细胞的处境。

因此，如果能做到 MCR，肺实质 / 膈肌 / 心包趋于保留。另外，全部切除也只能对同侧肺实质 / 膈肌 / 心包进行 R0 切除。考虑到手术安全和术后生活质量的重要性，采取的意向是清晰的。

4 胸膜外全肺切除术与保留肺肉眼下切除术（P/D）之争

目前还没有直接比较 P/D 与 EPP 的随机对照试验。因此，没有明确的证据表明这些手术的优劣[24]。

手术应根据可治愈性、安全性、术后生活质量和术后结果实行个体化方案。切除同侧肺的 EPP 比保留肺实质的 P/D 的减瘤效率更高。然而，目前尚不确定这种差异是否与术后生存的差异相平行。

根据 Cao 等人对手术风险的系统性综述，EPP 患者的手术相关死亡率（P/D：2.9% vs EPP：6.2%）和围手术期发病率（P/D：27.9% vs EPP：62.0%）均显著增高[25]。

术后生活质量也是采用手术的一项重要选择因素。全肺切除术后 EPP 患者的生活质量降低明显低于肺保留手术。这在手术后和复发时治疗强度的差异中得到了体现。换句话说，P/D 在术后和复发后进行充分治疗是适合的。

术后生存也被提到：P/D 的中位总生存期为 13 ～ 29 个月，EPP 的中位总生存期为 12 ～ 22 个月，P/D 趋于首选。

然而，近年来采用 EPP 还是 P/D 的争论有所减少。随着术后生存和生活质量方面支持 P/D 的数据增加，西方主要中心已将可切除的 MPM 手术方法从 EPP 转向到 P/D[26-29]。

目前，很少有经验丰富的大中心优先使用 EPP 作为获得 MCR 的手术技术。

5 结论

从 2017 年开始，MPM 分期系统就已修订为第 8 版，预计基于临床分期的预后预测将得以提高。在未来，诸如最大肿瘤厚度和肿瘤体积等新概念将被引入到仍然不可靠的 T 要素中。

手术作为多学科治疗的一部分，有两种方法可以达到 MCR：EPP 和保留肺切除术（P/D）。自 2011 年 IMIG 的共识报告以来，MCR 经历了关于选择 EPP 还是 P/D 之争，已不再是一个简单的选择。为了达到 MCR，国际上已经开始向着始于保留肺和周围器官并根据疾病范围增加必要性切除的方向前进。

参考文献

1. Wolf AS, Flores RM. Current treatment of mesothelioma: extrapleural pneumonectomy versus\ pleurectomy/decortication. Thoracic surgery clinics. 2016;26(3):359–75. https://doi.org/10.1016/j.thorsurg.2016.04.003.
2. Berzenji L, Van Schil PE, Carp L. The eighth TNM classification for malignant pleural mesothelioma. Translational lung cancer research. 2018;7(5):543–9. https://doi.org/10.21037/tlcr.2018.07.05.
3. Nowak AK, Chansky K, Rice DC, Pass HI, Kindler HL, Shemanski L, et al. The IASLC mesothelioma staging project: proposals for revisions of the t descriptors in the forthcoming eighth edition of the tnm classification for pleural mesothelioma. Journal of thoracic oncology: official publication of the International Association for the Study of Lung Cancer. 2016;11(12):2089–99. https://doi.org/10.1016/j.jtho.2016.08.147.
4. Rusch VW, Giroux D, Kennedy C, Ruffini E, Cangir AK, Rice D, et al. Initial analysis of the international association for the study of lung cancer\ mesothelioma database. Journal of thoracic oncology : official publication of the International\ Association for the Study of Lung Cancer. 2012;7(11):1631–9. https://doi.org/10.1097/JTO.0b013e31826915f1.
5. Rusch VW, Gill R, Mitchell A, Naidich D, Rice DC, Pass HI, et al. A multicenter study of volumetric computed tomography for staging malignant pleural mesothelioma. The Annals of thoracic surgery. 2016;102(4):1059–66. https://doi.org/10.1016/j.athoracsur.2016.06.069.
6. Hashimoto M, Takeuchi J, Takuwa T, Kuroda A, Nakamura A, Nakamichi T, et al. Pleural thickness after neoadjuvant chemotherapy is a prognostic factor in malignant pleural mesothelioma. The Journal of thoracic and cardiovascular surgery. 2019;157(1):404–13. https://doi.org/10.1016/j.jtcvs.2018.09.106.
7. Rice D, Chansky K, Nowak A, Pass H, Kindler H, Shemanski L, et al. The IASLC mesothelioma staging project: proposals for revisions of the n descriptors in the forthcoming eighth edition of the TNM classification for pleural mesothelioma. Journal of thoracic oncology: official publication of the International Association for the Study of Lung Cancer. 2016;11(12):2100–11. https://doi.org/10.1016/j.jtho.2016.09.121.
8. Sugarbaker DJ. Macroscopic complete resection: the goal of primary surgery in multimodality therapy for pleural mesothelioma. Journal of thoracic oncology : official publication of the International Association for the Study of Lung Cancer. 2006;1(2):175–6.
9. Rusch V, Baldini EH, Bueno R, De Perrot M, Flores R, Hasegawa S, et al. The role of surgical cytoreduction in the treatment of malignant pleural\ mesothelioma: meeting summary of the International Mesothelioma Interest Group\ Congress, September 11-14, 2012, Boston, MA. The Journal of thoracic and cardiovascular surgery. 2013;145(4):909–10. https://doi.org/10.1016/j.jtcvs.2013.01.039.
10. Ricciardi S, Cardillo G, Zirafa CC, Carleo F, Facciolo F, Fontanini G, et al. Surgery for malignant pleural mesothelioma: an international guidelines review. J Thorac Dis. 2018;10(Suppl 2):S285–S92. https://doi.org/10.21037/jtd.2017.10.16.
11. Verma V, Ahern CA, Berlind CG, Lindsay WD, Shabason J, Sharma S, et al. Survival by histologic subtype of malignant pleural mesothelioma and the impact of surgical resection on overall

survival. Clin Lung Cancer. 2018;19(6):e901–e12. https://doi.org/10.1016/j.cllc.2018.08.007.

12. Hjerpe A, Ascoli V, Bedrossian CW, Boon ME, Creaney J, Davidson B, et al. Guidelines for the cytopathologic diagnosis of epithelioid and mixed-type malignant mesothelioma. Complementary statement from the International Mesothelioma Interest Group, also endorsed by the International Academy of Cytology and the Papanicolaou Society of Cytopathology. Acta Cytol. 2015;59(1):2–16. https://doi.org/10.1159/000377697.

13. Flores RM, Krug LM, Rosenzweig KE, Venkatraman E, Vincent A, Heelan R, et al. Induction chemotherapy, extrapleural pneumonectomy, and postoperative high-dose\ radiotherapy for locally advanced malignant pleural mesothelioma: a phase II\ trial. Journal of thoracic oncology : official publication of the International\ Association for the Study of Lung Cancer. 2006;1(4):289–95.

14. Sugarbaker DJ, Richards WG, Bueno R. Extrapleural pneumonectomy in the treatment of epithelioid malignant pleural mesothelioma: novel prognostic implications of combined N1 and N2 nodal involvement based on experience in 529 patients. Ann Surg. 2014;260(4):577–80; discussion 80-2. https://doi.org/10.1097/SLA.0000000000000903.

15. Sugarbaker DJ, Flores RM, Jaklitsch MT, Richards WG, Strauss GM, Corson JM, et al. Resection margins, extrapleural nodal status, and cell type determine postoperative long-term survival in trimodality therapy of malignant pleural mesothelioma: results in 183 patients. The Journal of thoracic and cardiovascular surgery. 1999;117(1):54–63.; discussion -5. https://doi.org/10.1016/s0022-5223(99)70469-1.

16. Treasure T, Internullo E, Fiorentino F, Van Raemdonck D, Van Schil P, Decamp M, et al. A survey of opinions and beliefs concerning surgery for malignant pleural mesothelioma amongst 802 members of the European Association for Cardio-Thoracic Surgery (EACTS), the European Society of Thoracic Surgeons (ESTS) and the Society of Thoracic Surgeons (STS). Interact Cardiovasc Thorac Surg. 2011;12(3):341–6. https://doi.org/10.1510/icvts.2010.251488.

17. Weder W, Stahel RA, Bernhard J, Bodis S, Vogt P, Ballabeni P, et al. Multicenter trial of neo-adjuvant chemotherapy followed by extrapleural pneumonectomy in malignant pleural mesothelioma. Ann Oncol. 2007;18(7):1196–202. https://doi.org/10.1093/annonc/mdm093.

18. Rusch VW. Pleurectomy/decortication and adjuvant therapy for malignant mesothelioma. Chest. 1993;103(4 Suppl):382S–4S. https://doi.org/10.1378/chest.103.4_supplement.382s.

19. Rice D, Rusch V, Pass H, Asamura H, Nakano T, Edwards J, et al. Recommendations for uniform definitions of surgical techniques for malignant\ pleural mesothelioma: a consensus report of the international association for the\ study of lung cancer international staging committee and the international\ mesothelioma interest group. Journal of thoracic oncology : official publication of the International\ Association for the Study of Lung Cancer. 2011;6(8):1304–12. https://doi.org/10.1097/JTO.0b013e3182208e3f.

20. Friedberg JS, Culligan MJ, Tsao AS, Rusch V, Sepesi B, Pass HI, et al. A proposed system toward standardizing surgical-based treatments for malignant\ pleural mesothelioma, from the joint national cancer institute-international\ association for the study of lung cancer-mesothelioma applied research foundation\ taskforce. Journal of thoracic oncology : official publication of the International\ Association for the Study of Lung Cancer. 2019;14(8):1343–53. https://doi.org/10.1016/j.jtho.2019.04.029.

21. Friedberg JS, Culligan MJ, Mick R, Stevenson J, Hahn SM, Sterman D, et al. Radical pleurectomy and intraoperative photodynamic therapy for malignant pleural mesothelioma. The Annals of thoracic surgery. 2012;93(5):1658–65; discussion 65-7. https://doi.org/10.1016/j.athoracsur.2012.02.009.

22. Flores RM, Pass HI, Seshan VE, Dycoco J, Zakowski M, Carbone M, et al. Extrapleural pneumonectomy versus pleurectomy/decortication in the surgical management of malignant pleural mesothelioma: results in 663 patients. The Journal of thoracic and cardiovascular surgery. 2008;135(3):620–6., 6 e1-3. https://doi.org/10.1016/j.jtcvs.2007.10.054.

23. Flores RM. Pleurectomy decortication for mesothelioma: the procedure of choice when pos-

sible. The Journal of thoracic and cardiovascular surgery. 2016;151(2):310–2. https://doi. org/10.1016/j.jtcvs.2015.10.036.

24. Hasegawa S. Extrapleural pneumonectomy or pleurectomy/decortication for malignant pleural\ mesothelioma. General thoracic and cardiovascular surgery. 2014;62(9):516–21. https:// doi.org/10.1007/s11748-014-0389-7.

25. Cao C, Tian D, Park J, Allan J, Pataky KA, Yan TD. A systematic review and meta-analysis of surgical treatments for malignant\ pleural mesothelioma. Lung cancer (Amsterdam, Netherlands). 2014;83(2):240–5. https://doi.org/10.1016/j.lungcan.2013.11.026.

26. Lang-Lazdunski L, Bille A, Lal R, Cane P, McLean E, Landau D, et al. Pleurectomy/decortication is superior to extrapleural pneumonectomy in the\ multimodality management of patients with malignant pleural mesothelioma. Journal of thoracic oncology : official publication of the International\ Association for the Study of Lung Cancer. 2012;7(4):737–43. https://doi. org/10.1097/JTO.0b013e31824ab6c5.

27. Bolukbas S, Eberlein M, Schirren J. Prospective study on functional results after lung-sparing radical pleurectomy in\ the management of malignant pleural mesothelioma. Journal of thoracic oncology : official publication of the International\ Association for the Study of Lung Cancer. 2012;7(5):900–5. https://doi.org/10.1097/JTO.0b013e31824de2dc.

28. Nakas A, Martin Ucar AE, Edwards JG, Waller DA. The role of video assisted thoracoscopic pleurectomy/decortication in the therapeutic management of malignant pleural mesothelioma. Eur J Cardiothorac Surg. 2008;33(1):83–8. https://doi.org/10.1016/j.ejcts.2007.09.039.

29. Hasegawa S, Kondo N, Matsumoto S, Takuwa T, Hashimoto M, Kuroda A, et al. Surgical risk and survival associated with less invasive surgery for malignant pleural mesothelioma. Semin Thorac Cardiovasc Surg. 2019;31(2):301–9. https://doi.org/10.1053/j.semtcvs.2019.01.010.

第28章

手术和辅助或新辅助放疗的选择：放疗联合保肺手术有什么作用？

Fumihiro Tanaka and Kazue Yoneda

【摘要】恶性胸膜间皮瘤（MPM）是一种局部侵袭性疾病。尽管根治性手术，不管是非肺保留手术（胸膜外全肺切除术）或肺保留手术（胸膜切除术 / 剥脱术）都可以实现肉眼下完全切除（MCR），但仅靠手术通常不足以做到局部疾病控制。辅助或新辅助放疗（RT）联合手术可潜在降低局部复发率，尽管没有关于明确的证据表明其使用对患者的生存有强劲获益的报道。非肺保留手术（EPP）后辅助半胸放疗可提供给某些身体状况良好的患者。在 EPP 之前行新辅助治疗，对有两个完整肺的整个半胸给予高剂量放疗而不造成明显的肺毒性是一项技术挑战。然而，现代放疗技术，如调强放疗（intensity-modulated RT, IMRT）已使 EPP 前的新辅助放疗成为可能。肺保留手术的应用呈增长态势，这与其较低的手术发病率和死亡率有关。对于接受肺保留手术的患者，辅助半胸 IMRT 的毒性可接受，并可提供有利的生存。尽管这些结果看似有前景，但由于其潜在的肺毒性风险，无论是 EPP 前的新辅助 IMRT 还是 P/D 后的辅助 IMRT 均尚处于实验性状态，只应在经验丰富的中心进行，最好有临床试验的背景。在此，我们对 MPM 辅助或新辅助放疗联合手术治疗的现状和未来前景进行综述。

【关键词】恶性胸膜间皮瘤（MPM）；外科手术；胸膜外全肺切除术（EPP）；胸膜切除术 / 剥脱术（P/D）；放疗

F. Tanaka(✉)· K. Yoneda

Second Department of Surgery (Chest surgery), University of Occupational and Environmental Health, Kitakyushu, Japan

e-mail: ftanaka@med.uoeh-u.ac.jp

1　概述

恶性胸膜间皮瘤（MPM）根治性手术［包括胸膜外全肺切除术（EPP）或肺保留手术（如胸膜切除术 / 剥脱术（P/D）］的治疗目标是达到肉眼下完全切除（MCR）。单纯手术不能提供有利的预后，应作为联合化疗和放疗（RT）的多学科综合治疗的一部分进行[1]。MPM 是一种局部侵袭性疾病，术后经常局部复发，并与预后不良有关。虽然辅助放疗或新辅助放疗潜在地有助于改善局部疾病控制[2]，但它可能会损害肺、心脏和食道等周围器官而与显著的毒性相关。当肺完好时，对整个胸膜表面进行毒性可接受的高剂量放疗可能是技术挑战。相应地，放疗通常是在 EPP 完全切除同侧肺后进行。几项回顾性和前瞻性研究显示，术后辅助半胸放疗可以降低 EPP 后的局部复发率[3-6]，但没有关于显示疗效的随机对照研究的报道。

最近，因为肺保留手术与较低的手术发病率和死亡率有关，该术式已被推荐用于获得 MCR[7-11]。越来越多的患者接受肺保留手术，这可能提示对双肺完整的患者有进一步行辅助或新辅助放疗的必要性。近年来随着放疗技术的进步，如肺保护调强放疗（IMRT），使接受肺保留手术的患者进行高剂量放疗成为可能[12-15]。在此，我们对可切除 MPM 的辅助或新辅助放疗联合手术治疗的现状和未来前景进行综述。

2　EPP 后辅助性半胸放疗

高剂量半胸放疗是指对整个同侧半胸进行放疗（＞ 40Gy）[16, 17]。大量回顾性和前瞻性研究表明，辅助半胸放疗可降低 EPP 术后的局部复发率，但没有关于显示术后放疗疗效的随机对照试验的报道[3-6, 11]。例如，一项对国家癌症数据库的倾向匹配分析显示，术后放疗显著改善了 I ～ II 期手术患者的生存（HR=0.52；P=0.035）[2]。在纪念斯隆 – 凯特琳医院进行的一项单臂 II 期研究中，在 EPP 后接受辅助半胸放疗（54Gy，每天 30 次，每次 1.8Gy）的 54 名患者中，仅 7 例（13%）术后局部复发[6]。在 II 期研究中，远处转移是术后最常见的复发形式（仅远处复发 55%；远处和局部复发 9%），这表明增加有效的全身放疗对改善预后是必要的[6]。

相应地，新辅助化疗后 EPP 然后辅助半胸放疗的三模式治疗的 II 期研究已经开展[18-23]（表 28.1）。然而，只有 40% ～ 71% 的患者实际完成了包括术后辅助放疗在内的整个三模式治疗，而每个符合条件的患者都有比较好的器官功能，并已纳入了每项临床试验。这些结果表明，EPP 后的辅助半胸放疗可能仅适用于日常临床实践中的选择性患者。间皮瘤和根治性手术（The Mesothelioma and Radical Surgery, MARS）试验是评估随机化患者接受或不接受 EPP 的可行性的一项前瞻性研究[24]。在完成以铂为基础的

表 28.1　针对可切除恶性胸膜间皮瘤（MPM）的辅助性半胸放疗（RT）、新辅助化疗和胸膜外全肺切除（EPP）多模式治疗的前瞻性 II 期研究

作者 & 年份 [参考文献]	新辅助化疗	辅助放疗	完全 EPP	通过 EPP 达到 MCR	完成整个治疗过程	MST（月）	手术死亡
Rea 2007 [18]	CG 3 ~ 4 个周期	45Gy（1.8Gy/fr）	81%（17/21）	NS	71%（15/21）	25.5	0%
Weder 2007（SAKK17/00）[19]	CG 3 个周期	50 ~ 60Gy（2Gy/fr）	74%（45/61）	61%（37/61）	59%（36/61）	19.8	2.2%（1/45）
Krug 2009 [20]	CP 4 个周期	54Gy（1.8Gy/fr）	70%（54/77）	NS	52%（40/77）	16.8	3.7%（2/54, 30 天）
Van Schil 2010（EORTC08031）[21]	CP 3 个周期	54Gy（1.8Gy/fr）	72%（42/58）	69%（40/58）	64%（37/58）	18.4	6.5%（3/46, 30 天）
Federico 2013 [22]	CP 3 个周期	54Gy（1.8Gy/fr）	76%（41/54）	NS	64%（37/58）	15.5	4.4%（2/45, 30 天）
Hasegawa 2016（JMIG0601）[23]	CP 3 个周期	54Gy（1.8Gy/fr）	71%（30/42）	71%（30/42）	40%（17/42）	19.9	3%（1/33, 30 天） 12%（4/33, 90 天）

RT：放疗；EPP：胸膜外全肺切除术；MPM：恶性胸膜间皮瘤；MCR：肉眼下完全切除；MST：总生存时间中位数；CG：顺铂加卡铂；CP：顺铂加培美曲塞；
NS：未提供；SAKK：瑞士临床癌症研究组；EORTC：欧洲癌症治疗研究组织；JMIG：日本间皮癌兴趣组

化疗后，患者被随机分配接受或不接受 EPP，然后进行半胸放疗。虽然比较两组间的生存率未列入计划范畴，但与非 EPP 组相比，EPP 组的预后较差（中位总生存时间，EPP 组为 14.4 个月，非 EPP 组为 19.5 个月；HR=2.75，95%CI：1.21 ～ 3.93；P=0.016）。由于 MARS 试验不是一项评估 EPP 生存获益的随机研究，因此这些进行 EPP 的阴性结果极具争议性[25]。然而，自从 MARS 试验[24] 和一些显示肺保留手术有利结果的回顾性研究被报道后[7-11]，EPP 在可切除 MPM 的应用逐渐减少[12-15]。

SAKK17/04 试验是一项新辅助化疗和 EPP 伴或不伴术后辅助半胸放疗的两部分 II 期研究[26, 27]。在第 1 部分中，患者接受 3 个周期的新辅助化疗，包括顺铂联合培美曲塞，然后进行 EPP，评估化疗后 EPP 达成 MCR 的可行性。在第 1 部分达到 MCR 的 96 例（60%）患者中，54 例患者被纳入第 2 部分以评估辅助放疗的效果，并随机分配（1：1）是否接受高剂量半胸放疗。进入放疗组的 27 例患者中有 25 例（93%）完成了术后放疗，中位剂量为 55.9Gy。非放疗组的中位局部无复发生存期为 7.6 个月，放疗组为 9.4 个月，这表明术后半胸放疗没有显著性临床获益[26]。

半胸放疗通常采用三维（3D）适形技术[5, 11, 28]，这可能导致肺炎等严重毒性，由于剂量不均匀性，可能无法向靶区提供足够的放疗。另外，IMRT 技术已经被开发出来，可以克服这些剂量学的限制[28-31]。事实上，一项对 63 例 EPP 后接受 IMRT 的回顾性研究显示，只有 3 例（5%）放射区术后复发[32]。此外，一项对 38 名在新辅助化疗后 EPP 然后再接受 3D 适形放疗（3D-CRT, n=24）或 IMRT（n=14）的患者进行的回顾性研究显示，使用 IMRT 的局部复发率较低（IMRT 组 14.3% vs 3D-CRT 组 41.7%）[33]。然而，如果没有仔细控制放疗剂量，应注意与 IMRT 相关的致命性肺炎的潜在风险[30, 31, 34, 35]。Allen 及其同事报告，13 例在 EPP 后接受 IMRT 治疗的患者中有 6 例（46%）发生了致命性肺炎[34]。Rice 和同事也报告了 EPP 后 IMRT 后的高死亡率（37%）。在该研究中，致命的肺毒性与对侧肺的放疗剂量相关，而肺受量 20Gy（V_{20Gy}）是肺相关死亡的一个重要危险因素[35]。因此，强烈建议在 EPP 后，尽量减少对侧肺的放射剂量，最好 V_{20Gy} < 5%[31]。随着减少对侧肺辐射剂量的经验的增加和技术的改进，EPP 后的 IMRT 可提供极好的局部控制和可接受的毒性，但应该在更有经验的中心实施。

3　新辅助性半胸放疗后进行 EPP

半胸放射治疗主要是在 EPP 前进行新辅助治疗。事实上，一项单中心前瞻性 I/II 期研究（放疗后间皮瘤手术，Surgery for Mesothelioma After Radiation Therapy, SMART）显示，短程加速高剂量低分割半胸放疗（5 ～ 7 天内 25Gy/5fx）后进行 EPP 是可行的，因为它与有利的预后（中位总生存期 36 个月）和可接受的毒性（发病率 39%，3 ～ 5 级并发症；总治疗相关死亡率 4.8%）有关 [36、37]。作者还揭示，接受新辅助化疗后 EPP 的患者与接受新辅助加速半胸放疗后 EPP 的患者之间的手术风险没有显著差异（90 天手术死亡率分别为 6.2% 和 3.2%）[38]。然而，由于只有单中心的研究报道，这种潜在的高风险策略仍是实验性的，并应在经验丰富的中心实施，最好是在临床试验的背景下进行。

4　肺保留手术后辅助放疗

肺保留手术（如 P/D）后的放疗具有挑战性，因为它与放射性肺炎的显著风险相关，特别是在完整的病变同侧肺中。纪念斯隆 – 凯特琳癌症中心的研究人员率先采用了这种潜在的高风险治疗策略。他们首次在这种情况下使用 3D-CRT，但未能显示 P/D 术后放疗的疗效，因为 P/D 术后的残留疾病不能根除 [16]。因此，他们采用 IMRT 来提供最佳剂量的放疗。在一项回顾性研究中，他们展示了对两个完整肺患者的半胸进行胸膜 IMRT 的可行性（3 级或更严重肺炎的发病率为 20%）[39]。基于这些有前景的结果，他们启动了一项 II 期研究，将半胸调强胸膜放疗（intensity–modulated pleural radiation therapy, IMPRINT）作为 MPM 患者肺保留多学科治疗的一部分 [40]。27 例接受 IMPRINT 治疗的患者中有 2 例（7%）出现了 3 级放射性肺炎，没有患者出现 4 级或 5 级毒性。中位无进展生存期和总生存期分别为 12.4 个月和 23.7 个月。此后，在一项回顾性分析中，他们还分析了 P/D 后分别采用常规技术或 IMRT 技术辅助放疗患者的治疗结果 [41]。结果显示，患者预后显著性获益（中位总生存期：IMRT 组 20.2 个月，常规放疗组 12.3 个月；P=0.001），IMRT 组食管毒性更低（2 级或以上食管炎，23% *vs* 47%；P=0.0007）。肺毒性无显著差异（2 级或更严重的肺炎，26% *vs* 35%；P=0.17）。因此，对于接受肺保留手术患者，可提供辅助的半胸 IMRT。然而，这种具有潜在毒性的方案应在经验丰富的中心进行，最好是在临床试验的背景下进行。

5　结论

表 28.2 列出了各种指南对辅助放疗或新辅助放疗的推荐 [42-45]。综上所述，由于在一项随机对照研究中缺乏明确证据显示其安全性和有效性，放疗联合手术、EPP 或肺保留手术尚未作为治疗标准。在日常临床实践中，体能状态良好、器官功能充足的选择性患者才能给予 EPP 术后辅助半胸放疗。由于致命性放射性肺炎的潜在高风险，肺保留手术（如 P/D）后的辅助放疗只能在有经验的中心进行，最好是在临床试验的背景下进行。在日常临床实践中，不应在手术前进行新辅助放疗，因为这种高风险策略仍处于实验阶段 [46]。

表 28.2　恶性胸膜间皮瘤（MPM）手术联合辅助或新辅助放疗（RT）推荐

指南			
JLCS（2018）[42]	JSCO（2018）[43]	NCCN（2018）[44]	ESMO（2018）[45]
EP 术后辅助放疗			
• 接受 EPP 的患者可接受半胸辅助放疗	• 半胸辅助放疗可提供给接受非肺保留手术（EPP）的患者，最好是在经验丰富的中心进行	• 对于接受 EPP 的可切除 MPM 患者，建议对 PS 良好的患者进行辅助放疗，以改善局部控制	• 放疗可以作为手术或化疗 – 手术后辅助治疗，以降低局部失败率。然而，没有证据表明它是一种标准治疗方法
肺保留手术后辅助放疗			
• P/D 后使用放疗没有可用的明确证据	• 半胸辅助调强放疗可提供给进行肺保留减瘤术（P/D 或扩大 P/D）的患者 • 这种有潜在毒性的方案只能在经验丰富的中心进行，最好是在临床试验的背景下进行	• 当疾病切除有限或没有切除时，在肺完整的情况下给予整个半胸高剂量放疗并未显示出显著的生存益处，且毒性显著 • 在这种情况下，通常不推荐 P/D 之后放疗 • P/D 后的半胸调强放射治疗可以在有使用这些方法经验和专家的中心考虑使用	
新辅助放疗后 EPP			
	• 非肺保留手术（EPP）的患者可提供半胸新辅助放疗 • 这种潜在毒性方案仍处于实验阶段，只能在经验丰富的中心进行临床试验		
新辅助放疗后肺保留手术（P/D）			
	• 由于可能导致严重的肺毒性，新辅助放疗不推荐用于肺保留性减瘤手术的患者		

指南			
JLCS（2018）[42]	JSCO（2018）[43]	NCCN（2018）[44]	ESMO（2018）[45]
辅助或新辅助放疗			
• 对于 EPP 后的辅助放疗，可提供 3D-CRT 或 IMRT	• 对于辅助性或新辅助性半胸放疗，可提供 3D 或 IMRT，并遵守器官风险的指南 • 质子治疗可以考虑在有丰富经验的中心进行，最好是在临床试验的背景下进行	• 关于放疗的推荐应由具有 MPM 处理经验的放射肿瘤学家提出 • 可以接受使用 IMRT 或常规光子 / 电子放疗的 CT 模拟引导计划 • 调强放射治疗是一种很有前途的技术，它可以实现更为适形的高剂量放射治疗，并改善对半胸的覆盖剂量。IMRT 或其他现代技术（如导航螺旋刀放疗或质子疗法）只能在有经验的中心或协议中使用。应用 IMRT 时，应严格遵守 NCI 和 ASTRO/ACR IMRT 指南	• 在进行术后放疗时，必须提前进行严格限制，以避免对邻近器官产生毒性，并应使用特殊的规避周围正常组织的技术

RT：放疗；MPM：恶性胸膜间皮瘤；JLCS：日本肺癌协会；ASCO：美国临床肿瘤学会；NCCN：美国国家综合癌症网络；ESMO：欧洲临床肿瘤学会；EPP：胸膜外全肺切除术；P/D：胸膜切除 / 剥脱术；IMRT：调强放射疗法；3D-CRT：三维适形放射治疗；NCI：国家癌症研究所；ASTRO：美国放射肿瘤学学会；ACR：美国放射学会

参考文献

1. Rusch V, Baldini EH, Bueno R, De Perrot M, Flores R, Hasegawa S, Klepetko W, Krug L, Lang-Lazdunski L, Pass H, Weder W, Sugarbaker DJ, Participants in the 2012 International Mesothelioma Interest Group Congress. The role of surgical cytoreduction in the treatment of malignant pleural mesothelioma: meeting summary of the International Mesothelioma Interest Group Congress, September 11–14, 2012, Boston, Mass. J Thorac Cardiovasc Surg. 2013;145(4):909–10.

2. Nelson DB, Rice DC, Mitchell KG, Tsao AS, Vaporciyan AA, Antonoff MB, Hofstetter WL, Walsh GL, Swisher SG, Roth JA, Gomez DR, Mehran RJ, Sepesi B. Defining the role of adjuvant radiotherapy for malignant pleural mesothelioma: a propensity-matched landmark analysis of the National Cancer Database. J Thorac Dis. 2019;11(4):1269–78.

3. Gomez DR, Hong DS, Allen PK, et al. Patterns of failure, toxicity, and survival after extrapleural and hemithoracic intensity-modulated radiation therapy for malignant pleural mesothelioma. J Thorac Oncol. 2013;8:238–45.

4. Rice DC, Stevens CW, Correa AM, et al. Outcomes after extrapleural pneumonectomy and intensity-modulated radiation therapy for malignant pleural mesothelioma. Ann Thorac Surg. 2007;84:1685–92.

5. Yajnik S, Rosenzweig KE, Mychalczak B, et al. Hemithoracic radiation after extrapleu-

ral pneumonectomy for malignant pleural mesothelioma. Int Radiat Oncol Biol Phys. 2003;56:1319–26.

6. Rusch VW, Rosenzweig K, Venkatraman E, et al. A phase II trial of surgical resection and adjuvant high-dose hemithoracic radiation for malignant pleural mesothelioma. J Thorac Cardiovasc Surg. 2001;122:788–95.

7. Verma V, Ahern CA, Berlind CG, et al. National Cancer database report on pneumonectomy versus lung-sparing surgery for malignant pleural mesothelioma. J Thorac Oncol. 2017;11:1504–14.

8. Cao C, Tian D, Park J, Allan J, Pataky KA, Yan TD. A systematic review and meta-analysis of surgical treatments for malignant pleural mesothelioma. Lung Cancer. 2014;83(2):240–5.

9. Taioli E, Wolf AS, Flores RM. Meta-analysis of survival after pleurectomy decortication versus extrapleural pneumonectomy in mesothelioma. Ann Thorac Surg. 2015;99(2):472–80.

10. Batirel HF, Metintas M, Caglar HB, Ak G, Yumuk PF, Yildizeli B, Yuksel M. Adoption of pleurectomy and decortication for malignant mesothelioma leads to similar survival as extrapleural pneumonectomy. J Thorac Cardiovasc Surg. 2016;151(2):478–84.

11. Kindler HL, Ismaila N, Armato SG III, Bueno R, Hesdorffer M, Jahan T, Jones CM, Miettinen M, Pass H, Rimner A, Rusch V, Sterman D, Thomas A, Hassan R. Treatment of Malignant Pleural Mesothelioma: American Society of Clinical Oncology Clinical Practice Guideline. J Clin Oncol. 2018;36(13):1343–73.

12. Rimner A, Zauderer MG, Gomez DR, Adusumilli PS, Parhar PK, Wu AJ, Woo KM, Shen R, Ginsberg MS, Yorke ED, Rice DC, Tsao AS, Rosenzweig KE, Rusch VW, Krug LM. Phase II Study of Hemithoracic Intensity-Modulated Pleural Radiation Therapy (IMPRINT) as part of Lung-Sparing Multimodality Therapy in patients with Malignant Pleural Mesothelioma. J Clin Oncol. 2016;34(23):2761–8.

13. Shaikh F, Zauderer MG, von Reibnitz D, Wu AJ, Yorke ED, Foster A, Shi W, Zhang Z, Adusumilli PS, Rosenzweig KE, Krug LM, Rusch VW, Rimner A. Improved outcomes with Modern Lung-Sparing Trimodality Therapy in patients with Malignant Pleural Mesothelioma. J Thorac Oncol. 2017;12(6):993–1000.

14. MacRae RM, Ashton M, Lauk O, Wilson W, O'Rourke N, Simone CB II, Rimner A. The role of radiation treatment in pleural mesothelioma: highlights of the 14th International Conference of the International Mesothelioma Interest Group. Lung Cancer. 2019;132:24–7.

15. Gomez DR, Rimner A, Simone CB II, Cho BCJ, de Perrot M, Adjei AA, Bueno R, Gill RR, Harpole DH Jr, Hesdorffer M, Hirsch FR, Jackson AA, Pass HI, Rice DC, Rusch VW, Tsao AS, Yorke E, Rosenzweig K. The use of radiation therapy for the treatment of Malignant Pleural Mesothelioma: expert opinion from the National Cancer Institute Thoracic Malignancy Steering Committee, International Association for the Study of Lung Cancer, and Mesothelioma Applied Research Foundation. J Thorac Oncol. 2019;14(7):1172–83.

16. Gupta V, Mychalczak B, Krug L, Flores R, Bains M, Rusch VW, Rosenzweig KE. Hemithoracic radiation therapy after pleurectomy/decortication for malignant pleural mesothelioma. Int J Radiat Oncol Biol Phys. 2005;63(4):1045–52.

17. Perrot M, Wu L, Wu M, Cho BCJ. Radiotherapy for the treatment of malignant pleural mesothelioma. Lancet Oncol. 2017;18(9):e532–42.

18. Rea F, Marulli G, Bortolotti L, Breda C, Favaretto AG, Loreggian L, Sartori F. Induction chemotherapy, extrapleural pneumonectomy (EPP) and adjuvant hemi-thoracic radiation in malignant pleural mesothelioma (MPM): feasibility and results. Lung Cancer. 2007;57(1):89–95.

19. Weder W, Stahel RA, Bernhard J, Bodis S, Vogt P, Ballabeni P, Lardinois D, Betticher D, Schmid R, Stupp R, Ris HB, Jermann M, Mingrone W, Roth AD, Spiliopoulos A, Swiss Group for Clinical Cancer Research. Multicenter trial of neo-adjuvant chemotherapy followed by extrapleural pneumonectomy in malignant pleural mesothelioma. Ann Oncol. 2007;18(7):1196–202.

20. Krug LM, Pass HI, Rusch VW, Kindler HL, Sugarbaker DJ, Rosenzweig KE, Flores R,

Friedberg JS, Pisters K, Monberg M, Obasaju CK, Vogelzang NJ. Multicenter phase II trial of neoadjuvant pemetrexed plus cisplatin followed by extrapleural pneumonectomy and radiation for malignant pleural mesothelioma. J Clin Oncol. 2009;27(18):3007–13.

21. Van Schil PE, Baas P, Gaafar R, Maat AP, Van de Pol M, Hasan B, Klomp HM, Abdelrahman AM, Welch J, van Meerbeeck JP, European Organisation for Research and Treatment of Cancer (EORTC) Lung Cancer Group. Trimodality therapy for malignant pleural mesothelioma: results from an EORTC phase II multicentre trial. Eur Respir J. 2010;36(6):1362–9.

22. Federico R, Adolfo F, Giuseppe M, Lorenzo S, Martino DT, Anna C, Adriano P, Gino C, Francesca R, Matteo C, Gbenga K, Paolo M, Francesco F. Phase II trial of neoadjuvant pemetrexed plus cisplatin followed by surgery and radiation in the treatment of pleural mesothelioma. BMC Cancer. 2013;13:22. https://doi.org/10.1186/1471-2407-13-22.

23. Hasegawa S, Okada M, Tanaka F, Yamanaka T, Soejima T, Kamikonya N, Tsujimura T, Fukuoka K, Yokoi K, Nakano T. Trimodality strategy for treating malignant pleural mesothelioma: results of a feasibility study of induction pemetrexed plus cisplatin followed by extrapleural pneumonectomy and postoperative hemithoracic radiation (Japan Mesothelioma Interest Group 0601 Trial). Int J Clin Oncol. 2016;21(3):523–30.

24. Treasure T, Lang-Lazdunski L, Waller D, Bliss JM, Tan C, Entwisle J, Snee M, O'Brien M, Thomas G, Senan S, O'Byrne K, Kilburn LS, Spicer J, Landau D, Edwards J, Coombes G, Darlison L, Peto J, trialists MARS. Extra-pleural pneumonectomy versus no extra-pleural pneumonectomy for patients with malignant pleural mesothelioma: clinical outcomes of the Mesothelioma and Radical Surgery (MARS) randomised feasibility study. Lancet Oncol. 2011;12(8):763–72.

25. Weder W, Stahel RA, Baas P, Dafni U, de Perrot M, McCaughan BC, Nakano T, Pass HI, Robinson BW, Rusch VW, Sugarbaker DJ, van Zandwijk N. The MARS feasibility trial: conclusions not supported by data. Lancet Oncol. 2011;12(12):1093–4.

26. Stahel RA, Riesterer O, Xyrafas A, Opitz I, Beyeler M, Ochsenbein A, Früh M, Cathomas R, Nackaerts K, Peters S, Mamot C, Zippelius A, Mordasini C, Caspar CB, Eckhardt K, Schmid RA, Aebersold DM, Gautschi O, Nagel W, Töpfer M, Krayenbuehl J, Ribi K, Ciernik IF, Weder W. Neoadjuvant chemotherapy and extrapleural pneumonectomy of malignant pleural mesothelioma with or without hemithoracic radiotherapy (SAKK 17/04): a randomised, international, multicentre phase 2 trial. Lancet Oncol. 2015;16(16):1651–8.

27. Riesterer O, Ciernik IF, Stahel RA, Xyrafas A, Aebersold DM, Plasswilm L, Mahmut Ozsahin E, Zwahlen DR, Nackaerts K, Zimmermann F, Sabrina Stark L, Weder W, Krayenbuehl J, Swiss Group for Clinical Cancer Research (SAKK). Pattern of failure after adjuvant radiotherapy following extrapleural pneumonectomy of pleural mesothelioma in the SAKK 17/04 trial. Radiother Oncol. 2019;138:121–5.

28. Cramer G, Simone CB II, Busch TM, Cengel KA. Adjuvant, neoadjuvant, and definitive radiation therapy for malignant pleural mesothelioma. J Thorac Dis. 2018;10(Suppl 21):S2565–73.

29. Zhu XR, Prado K, Liu HH, Guerrero TM, Jeter M, Liao Z, Rice D, Forster K, Stevens CW. Intensity-modulated radiation therapy for mesothelioma: impact of multileaf collimator leaf width and pencil beam size on planning quality and delivery efficiency. Int J Radiat Oncol Biol Phys. 2005;62(5):1525–34.

30. Chi A, Liao Z, Nguyen NP, Howe C, Gomez D, Jang SY, Komaki R. Intensity-modulated radiotherapy after extrapleural pneumonectomy in the combined-modality treatment of malignant pleural mesothelioma. J Thorac Oncol. 2011;6(6):1132–41.

31. Rosenzweig KE. Current readings: improvements in intensity-modulated radiation therapy for malignant pleural mesothelioma. Semin Thorac Cardiovasc Surg. 2013;25(3):245–50.

32. Rice DC, Stevens CW, Correa AM, Vaporciyan AA, Tsao A, Forster KM, Walsh GL, Swisher SG, Hofstetter WL, Mehran RJ, Roth JA, Liao Z, Smythe WR. Outcomes after extrapleural pneumonectomy and intensity-modulated radiation therapy for malignant pleural mesothelioma. Ann Thorac Surg. 2007;84(5):1685–92.

33. Buduhan G, Menon S, Aye R, Louie B, Mehta V, Vallières E. Trimodality therapy for malig-

nant pleural mesothelioma. Ann Thorac Surg. 2009;88(3):870–5.

34. Allen AM, Czerminska M, Jänne PA, Sugarbaker DJ, Bueno R, Harris JR, Court L, Baldini EH. Fatal pneumonitis associated with intensity-modulated radiation therapy for mesothelioma. Int J Radiat Oncol Biol Phys. 2006;65(3):640–5.

35. Rice DC, Smythe WR, Liao Z, Guerrero T, Chang JY, McAleer MF, Jeter MD, Correa A, Vaporciyan AA, Liu HH, Komaki R, Forster KM, Stevens CW. Dose-dependent pulmonary toxicity after postoperative intensity-modulated radiotherapy for malignant pleural mesothelioma. Int J Radiat Oncol Biol Phys. 2007;69(2):350–7.

36. Cho BC, Feld R, Leighl N, Opitz I, Anraku M, Tsao MS, Hwang DM, Hope A, de Perrot M. A feasibility study evaluating surgery for Mesothelioma after radiation therapy: the "SMART" approach for resectable malignant pleural mesothelioma. J Thorac Oncol. 2014;9(3):397–402.

37. de Perrot M, Feld R, Leighl NB, Hope A, Waddell TK, Keshavjee S, Cho BC. Accelerated hemithoracic radiation followed by extrapleural pneumonectomy for malignant pleural mesothelioma. J Thorac Cardiovasc Surg. 2016;151(2):468–73.

38. Mordant P, McRae K, Cho J, Keshavjee S, Waddell TK, Feld R, de Perrot M. Impact of induction therapy on postoperative outcome after extrapleural pneumonectomy for malignant pleural mesothelioma: does induction-accelerated hemithoracic radiation increase the surgical risk? Eur J Cardiothorac Surg. 2016;50(3):433–8.

39. Rosenzweig KE, Zauderer MG, Laser B, Krug LM, Yorke E, Sima CS, Rimner A, Flores R, Rusch V. Pleural intensity-modulated radiotherapy for malignant pleural mesothelioma. Int J Radiat Oncol Biol Phys. 2012;83(4):1278–83.

40. Rimner A, Zauderer MG, Gomez DR, Adusumilli PS, Parhar PK, Wu AJ, Woo KM, Shen R, Ginsberg MS, Yorke ED, Rice DC, Tsao AS, Rosenzweig KE, Rusch VW, Krug LM. Phase II Study of Hemithoracic Intensity-Modulated Pleural Radiation Therapy (IMPRINT) as part of Lung-Sparing Multimodality Therapy in patients with Malignant Pleural Mesothelioma. J Clin Oncol. 2016;34(23):2761–8.

41. Shaikh F, Zauderer MG, von Reibnitz D, Wu AJ, Yorke ED, Foster A, Shi W, Zhang Z, Adusumilli PS, Rosenzweig KE, Krug LM, Rusch VW, Rimner A, Wu AJ, Yorke ED, Foster A. Improved outcomes with modern lung-sparing trimodality therapy in patients with malignant pleural mesothelioma. J Thorac Oncol 2017;12(6):993–1000.

42. The Japan Lung Cancer Society. Guidelines for diagnosis and treatment of the lung cancer. Tokyo: Kanahara-shuppann; 2018. p. 301–5.

43. Kindler HL, Ismaila N, Armato SG III, Bueno R, Hesdorffer M, et al. Treatment of malignant pleural mesothelioma: American Society of Clinical Oncology clinical practice guideline.

44. NCCN Clinical Practice Guidelines in Oncology. Malignant Pleural Mesothelioma. Version 1. 2020. https://www.nccn.org/professionals/physician_gls/pdf/mpm.pdf. Accessed 12 Jan 2020.

45. Bass P, Fennell D, Kerr KM, van Schill PE, Haas RL, Peters S. Malignant pleural mesothelioma: ESMO clinical practice guidelines for diagnosis, treatment and follow-up. Ann Oncol. 2015;26(supplement 5):v31–9.

46. Tsao AS, Lindwasser OW, Adjei AA, Adusumilli PS, Beyers ML, Blumenthal GM, Bueno R, Burt BM, Carbone M, Dahlberg SE, de Perrot M, Fennell DA, Friedberg J, Gill RR, Gomez DR, Harpole DH Jr, Hassan R, Hesdorffer M, Hirsch FR, Hmeljak J, Kindler HL, Korn EL, Liu G, Mansfield AS, Nowak AK, Pass HI, Peikert T, Rimner A, Robinson BWS, Rosenzweig KE, Rusch VW, Salgia R, Sepesi B, Simone CB II, Sridhara R, Szlosarek P, Taioli E, Tsao MS, Yang H, Zauderer MG, Malik SM. Current and future management of Malignant Mesothelioma: a consensus report from the National Cancer Institute Thoracic Malignancy Steering Committee, International Association for the Study of Lung Cancer, and Mesothelioma Applied Research Foundation. J Thorac Oncol. 2018;13(11):1655–67.

第 29 章

间皮瘤的局部治疗和手术干预：加强局部控制疗法的作用如何？

Takao Morohoshi

【摘要】与全身化疗相比，腔内化疗能将药物递送给残留肿瘤细胞，并且毒性较小。此外，为了提高手术的局部效果，建议术中附加局部治疗。这些术中附加治疗方法包括术中加热化疗（HITHOC）、术中加热聚维酮碘（PVP-I）和光动力治疗（PDT）。

MesoVATS 试验对胸腔镜下减瘤和部分胸膜切除术与滑石胸膜固定术在局部疼痛缓解和控制胸腔积液引起的其他症状方面的疗效进行了比较。研究人员得出结论，胸腔镜下部分胸膜切除术（VATS partial pleurectomy, VAT-PP）和滑石胸膜固定术之间的生存无显著差异。VAT-PP 有更多并发症、更长的住院时间和更昂贵的费用。VAT-PP 可能只起到解决肺受限的状况。

【关键词】腔内化疗；胸内热化疗（HITHOC）；减瘤手术；各类附加局部治疗

1 概述：胸内 / 腔内治疗

尽管恶性胸膜间皮瘤（MPM）的标准治疗方法仍然是使用铂类和抗叶酸药物进行化疗，但结果并不令人满意，中位生存期仅为 12 个月。

在过去的十年或二十年中，一些报告表明，包括手术在内的多学科综合治疗可以显著改善一些选择性患者的生存 [1-5]。

手术的作用是切除所有的大体肿瘤，实现肉眼下完全切除（MCR）。为了提高手术的局部效果，建议术中额外局部区域 / 胸膜腔内治疗，方法如下：

T. Morohoshi (✉)
Division of Surgery, Chest Disease Center, Yokosuka–Kyosai Hospital, Yokosuka, Japan

2 腔内化疗

腔内化疗（Intracavitary chemotherapy, IC）是一种旨在杀死胸腔表面残留的肿瘤细胞的综合治疗，包括细胞减灭术和追加化疗。与全身化疗相比，它为 EPP 或 P/D 后的局部控制提供了一些益处，包括改善对残余肿瘤细胞的药物递送，以及更低的毒性。

20 世纪 80 年代，IC 作为卵巢癌顺铂的给药方式的安全性和可行性得到了证实[6]。

20 世纪 90 年代，发表了几篇关于恶性胸膜间皮瘤胸腔内化疗药代动力学的报道[7-9]。

28 例 MPM 患者接受了一种新的治疗方法，将手术切除与术后立即进行的顺铂和丝裂霉素胸腔内化疗相结合，28 例患者中有 23 例接受了术后 3 ~ 5 周的序贯全身化疗[8]。在该组中，23 名患者未观察到 3 级或 4 级毒性。Rusch 等人得出结论，这种短期但积极的综合治疗方案总体上耐受性良好，总生存与之前报道的多学科综合治疗方法一样好或更好，但需要其他策略来改善局部控制。

Lerza 等人研究了 10 例恶性积液患者在胸腔内顺铂（CDDP）和卡铂（CBDCA）同时给药，研究 CDDP 和 CBDCA 的药代动力学。测定血浆和胸腔液中的 CDDP 和 CBDCA 含量。与单独静脉注射 CDDP 相比，胸腔内联合应用 CDDP 和 CBDCA 可延长两种药物的残留时间（MRT）。从毒性和骨髓抑制角度来看，胸腔内注射 CDDP 和 CBDCA 的耐受性良好[9]。

3 高温胸腔内化疗（hyperthermic intrathoracic chemotherapy, HITHOC）

热疗在增加药物渗入肿瘤细胞和通过改变细胞膜通透性来增强其细胞毒性作用方面起着关键作用。

高温胸腔内化疗（HITHOC）是胸膜肿瘤减瘤术后进行的另一种附加治疗。不同的研究探讨了单独使用顺铂或与其他蒽环类药物联合使用进行 HITHOC 的药代动力学[10, 11]。

1999 年，Ratto 等人[10]报道了一项研究，该研究旨在观察包括手术、顺铂（100mg/m^2）进行胸膜腔灌注（60 分钟）、热疗（41.5℃）和术后放射治疗（胸壁切口 55Gy）的多学科综合治疗的可行性、安全性和药代动力学。高温灌注后，局部组织中的铂浓度/灌注比值往往高于常温灌注。他们得出的结论是，这种多学科方法是可行的，在药代动力学上是有利的，并且足够安全，可以进行进一步的临床研究。

顺铂是标准化疗药物，推荐浓度为 150 ~ 175mg/m^2 体表面积。高温胸腔内灌注的前提是高温（41 ~ 42℃）使化疗药能够穿透肿瘤细胞，广泛的胸部手术后有限的心脏毒性也是 HITHOC 的一个优势。

对 13 例减瘤术后接受了阿霉素（25 ～ 54mg/m²）和顺铂（65 ～ 120mg/m²）进行 HITHOC 治疗的 MPM 患者监测心脏毒性，未观察到临床心力衰竭或治疗相关死亡 [11]。

Matsuzaki 等人的研究揭示了 HITHOC 诱导细胞凋亡的部分辅助作用 [12]。

在 21 世纪初，发表了 22 例 I 期 MPM 患者减瘤术后使用顺铂和阿霉素进行高温胸腔内化疗的初步报道。13 例（65%）患者无手术死亡率，但并发症发病率显著升高，包括支气管胸膜瘘、膈肌破裂、伤口裂开、持续漏气和乳糜胸。中位随访时间为 14 个月。中位生存期为 11 个月，1 年生存率为 42%。他们的结论是，生存数据不那么令人鼓舞 [13]。

2006 年报道的另一项 44 例 MPM 患者的 P/D 后 HITHOC 的 I ～ II 期研究，术后死亡率高，无复发生存率低 [14]。

Sugarbaker 和他的同事比较了减瘤手术（EPP 或 P/D）术后立即使用或不使用 HITHOC 的结果。HITHOC 组 EPP 患者 53 例，P/D 19 例，非 HITHOC 组 EPP 患者 21 例，P/D 10 例。HITHOC 治疗的患者复发间隔显著延长（HITHOC 组：27.1 个月，非 HITHOC 组：12.8 个月），生存时间显著改善，分别为 35.3 个月和 22.8 个月 [15]。

至于外科手术，P/D 结合 HITHOC，然后进行全身化疗和 / 或放疗似乎比 EPP 结合 HITHOC 然后辅助治疗更好 [16, 17]。Ishibashi 等人比较了两种不同手术方法（EPP 或 P/D）均结合顺铂 HITHOC 后的无病间隔（DFI），并注意到 P/D 后 DFI 显著提高 [16]。

在早期 MPM 的治疗中采用保留肺和膈肌的方法结合 HITHOC 的 10 年经验，使有希望的长期疗效且肺和膈肌功能的理想保留成为可能 [17]。Bertoglio 及其同事报告了胸膜切除术和部分剥脱术后使用顺铂（80mg/m²）和阿霉素（25mg/m²）进行 HITHOC，然后辅助化疗（顺铂和培美曲塞）治疗早期（I ～ II）MPM 方案的结果 [18]。

4　恶性胸膜间皮瘤的局部控制手术和减瘤术

对于晚期恶性胸膜间皮瘤（MPM）患者，肿瘤侵袭胸壁导致疼痛难忍、大量胸腔积液等症状难以控制，这时切除肿瘤及部分胸膜切除术可能有效。

一些研究人员 [19, 20] 报道，VATS 胸膜切除术在大多数病例中是可行的，并且可以独立地提高晚期 MPM 患者的生存率 [19]。但是，对于无法切除的 MPM，减瘤手术在症状控制方面有着良好的作用，然而，该手术应选择那些上皮细胞类型 MPM 和没有体重明显减轻的患者 [20]。

Nakas 等人报道，63 例 65 岁以上的患者接受了 MPM 的治疗性手术。13 例患者接受 EPP, 8 例根治性 P/D, 42 例 VATS P/D（胸膜切除术 / 剥脱术）。尽管两组间的总平均生存率（EPP 和 VATS P/D）没有显著差异，但 VATS P/D 组的术后住院时间和 30 天死亡率显著低于 EPP 组。他们的结论是："在 MPM 的治疗策略中应考虑 VATS P/D，而不是 EPP 或根治性 P/D"[21]。

　　然而，与英国 MPM 患者的滑石粉胸膜固定术相比，MesoVATS 试验是一项关于 VATS 胸膜切除术 / 剥脱术去除肿瘤的随机试验，它得出了以下结论：VATS P/D（VAT-PP：肿瘤部分胸膜切除术）与滑石胸膜固定术相比，不能提高生存率，但也可能对解决术后几个月萎陷肺的复张有作用[22]。此外，MesoVATS 试验没有按分期或研究后系统治疗的数量报告生存亚组分析，这可能会影响总生存结果（图 29.1a–c）。

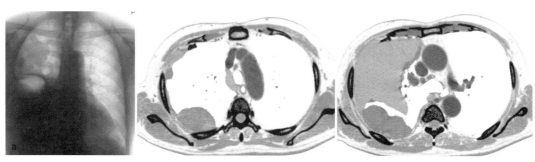

影像显示右胸有巨大肿瘤、间皮瘤和大量的胸腔积液。

术后10天　　　　　　　　　术后3个月（1）　　　　　　　术后3个月（2）

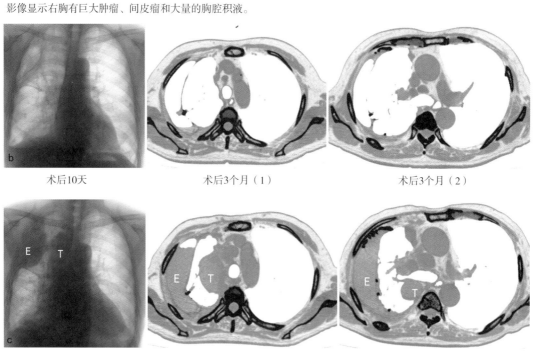

术后8个月的影像。E：胸腔积液；T：肿瘤。

图 29.1　VATS-PP（胸腔镜部分胸膜切除术）治疗间皮瘤的病例报告：74 岁，男性，因气短和右胸痛就诊于当地医院。CT 引导下穿刺活检诊断为双相间皮瘤（a）。病人被转诊到作者的医院，他接受了电视胸腔镜肿瘤切除术和部分胸膜切除术，并行滑石粉胸膜固定术。在手术后的几个月内，他没有出现气短（b）。但在术后 7～10 个月，他一直有呼吸困难和胸痛等症状（c）。后来由于双相间皮瘤复发，他在手术后 10 个月死亡

5　复发性肿瘤的其他附加术中操作和手术

5.1　滑石粉胸膜固定术

滑石粉胸膜固定术是将粉状或浆体滑石粉［$Mg_3Si_4O_{10}(OH)_2$］注入胸膜腔。滑石粉浆的成功率（完全和部分反应）为 81% ~ 100%[23]。Rena 等人研究了非手术切除的 MPM 患者胸膜滑石粉撒粉后对持续肺复张的预后影响[24]。172 例患者中有 146 例表现为完全肺复张，撒滑石粉后持续肺复张且无积液复发，患者虽没有临床分期和其他临床指标的改变，但肺复张和无积液复发本身就是预测未经手术切除的 MPM 患者长期生存的有利因素。

5.2　聚维酮碘

聚维酮碘（PVP-I）已经被用作防腐剂几十年了，此外，它还被用于防止结直肠癌、乳腺癌和肝癌切除后的肿瘤细胞种植。Opitz 等人[25]已经发现 PVP-I 对间皮瘤细胞有直接的细胞毒性作用，在体外可诱导间皮瘤细胞坏死。PVP-I 对 MPM 细胞系的体外研究表明，PVP-I 通过产生活性氧中间产物，包括可能导致抗肿瘤反应的炎症反应，从而导致细胞坏死。

Lang-Lazdunski 等人[26]在体内、术中、胸膜腔内使用加热的 PVP-I。102 例患者接受了 P/D 和 PVP-I 高温胸腔灌洗，再行胸壁预防性放疗（21Gy）和全身化疗。他们在 40 ~ 41℃ 15 分钟条件下制备 10%PVP-I 无菌水溶液。总中位生存期为 32 个月，5 年生存率为 23.1%。上皮样间皮瘤中位生存期和 5 年生存率分别为 35.0 个月和 30.7%。R0-R1 切除的中位生存期为 45.0 个月，而 R2 切除为 17.4 个月（P=0.0001）。他们的结论是，P/D、聚维酮碘温热胸腔灌洗、预防性胸壁放疗和全身化疗是一种安全且耐受性良好的多模式疗法。

5.3　光动力疗法（Photodynamic therapy, PDT）

PDT 是一种利用光敏剂和光产生单线态氧的非电离辐射疗法。自 20 世纪 90 年代以来，PDT 已成为治疗胸部恶性肿瘤的热门方法。PDT 只能用于 EPP 和根治性胸膜切除术后。最初，患者被给予一种无毒的光敏剂，通常是卟吩姆钠或间 - 四羟基苯基二氢卟酚（m-THPC）替莫泊芬，随后在氧气存在的情况下被特定波长的可见光激活。该反应产生单线态氧，这是一种高活性形式的氧，被认为是 PDT 诱导致瘤细胞死亡的许多机制的主要效应物。PDT 中可以改变的不同元素并因此可调节其效果的能力使 PDT 成为一种有趣的、灵活的且可定制的 MPM 治疗方式。Pass 及其同事进行了评估 PDT 对 MPM 益处的第一个 III 期试验[27]。Friedberg 及其同事多年来对 PDT 技术进行了改进，使光敏性并发症几乎为零，但发病率和死亡率与未经 PDT 治疗的患者相似[28]。与 PDT

相关的穿透深度也是术中操作的理想选择：PDT可穿透照射表面以下几毫米，该深度非常适合于到达减瘤术后的镜下残留肿瘤，但还不足以伤及肺，可以防止对底层肺实质的损伤[29]。Friedberg 等[30] 报道了 PDT 在 MPM 管理中的应用：2005—2013 年，90 例患者接受了扩大胸膜切除术（EPD）并联合术中 PDT 以及术前和 / 或术后化疗。所有患者术前均诊断为上皮亚型，其中 17 例在 EPD 后被证实为混合组织型。对 73 例单纯上皮亚型患者进行分析。所有患者均接受 EPD 和 PDT 治疗，92% 也接受了化疗。存活患者的中位随访时间为 5.3 年。73 例患者均行了肉眼下完全切除术。30 天死亡率为 3%，90天死亡率为 3%。73 例患者（AJCC III/IV 期占 89.9%，N2 疾病占 69%，中位肿瘤体积550ml）中位总生存期和无病生存期分别为 3 年和 1.2 年。19 例无淋巴结转移的患者（AJCC III/IV 期占 74%，中位肿瘤体积 325ml）中位总生存期和无病生存期分别为 7.3 年和 2.3 年。总生存率大约是无病生存率的三倍，总生存率的提高可能与 PDT 有关。PDT 的作用机制尚不清楚，但希望能通过一项正在进行的随机试验来确定。

由于试验数量少，有经验的中心有限，术中 PDT 治疗 MPM 未被列入标准治疗，只应考虑进行设计良好的临床试验。

6 结论：加强局部控制方法的作用如何？

尽管结果很有希望，但目前尚无高质量的证据，而且需要进行随机对照试验以确定腔内治疗的确切作用，并使该技术标准化。

参考文献

1. Lang-Lazdunski L, Bille A, Lal R, et al. Pleurectomy/decortication is superior to extrapleural pneumonectomy in the multimodality management of patients with malignant pleural meso-thelioma. J Thorac Oncol. 2012;7:737–43.
2. Sugarbaker DJ, Richards WG, Bueno R. Extrapleural pneumonectomy in the treatment of epithelioid malignant pleural mesothelioma: novel prognostic implications of combined N1 and N2 nodal involvement based on experience in 529 patients. Ann Surg. 2014;260:577–80.
3. Cao C, Tian D, Park J, et al. A systematic review and meta-analysis of surgical treatments for malignant pleural mesothelioma. Lung Cancer. 2014;83:240–5.
4. Taioli E, Wolf AS, Flores RM. Meta-analysis of survival after pleurectomy decortication versus extrapleural pneumonectomy in mesothelioma. Ann Thorac Surg. 2015;99:472–80.
5. Maggioni C, Barletta G, Rijavec E, et al. Advances in treatment of mesothelioma. Expert Opin Pharmacother. 2016;17:1197–205.
6. Lopez JA, Krikorian JG, Reich SD, et al. Clinical pharmacology of intraperitoneal cisplatin. Gynecol Oncol. 1985;20:1–9.
7. Rusch V, Niedzwiecki D, Tao Y, Menendez-Botet C, Dnistrian A, Kelsen D, et al. Intrapleural cisplatin and mitomycin for malignant mesothelioma following pleurectomy: pharmacokinetic studies. J Clin Oncol. 1992;10:1001–6.

8. Rusch V, Saltz L, Venkatraman E, et al. A phase II trial of pleurectomy/decortication followed by intrapleural and systemic chemotherapy for malignant pleural mesothelioma. J Clin Oncol. 1994;12:1156–63.

9. Lerza R, Vannozzi MO, Tolino G, et al. Carboplatin and cisplatin pharmacokinetics after intrapleural combination treatment in patients with malignant pleural effusion. Ann Oncol. 1997;8:385–91.

10. Ratto GB, Civalleri D, Esposito M, et al. Pleural space perfusion with cisplatin in the multimodality treatment of malignant mesothelioma: a feasibility and pharmacokinetic study. J Thorac Cardiovasc Surg. 1999;117:759–65.

11. de Bree E, van Ruth S, Schotborgh CE, et al. Limited cardiotoxicity after extensive thoracic surgery and intraoperative hyperthermic intrathoracic chemotherapy with doxorubicin and cisplatin. Ann Surg Oncol. 2007;14:3019–26.

12. Matsuzaki Y, Tomita M, Shimizu T, et al. Induction of apoptosis by intrapleural perfusion hyperthermo-chemotherapy for malignant pleural mesothelioma. Ann Thorac Cardiovasc Surg. 2008;14:161–5.

13. van Ruth S, Baas P, Haas RL, et al. Cytoreductive surgery combined with intraoperative hyperthermic intrathoracic chemotherapy for stage I malignant pleural mesothelioma. Ann Surg Oncol. 2003;10:176–82.

14. Richards WG, Zellos L, Bueno R, et al. Phase I to II study of pleurectomy/decortication and intraoperative intracavitary hyperthermic cisplatin lavage for mesothelioma. J Clin Oncol. 2006;24:1561–7.

15. Sugarbaker DJ, Gill RR, Yeap BY, et al. Hyperthermic intraoperative pleural cisplatin chemotherapy extends interval to recurrence and survival among low-risk patients with malignant pleural mesothelioma undergoing surgical macroscopic complete resection. J Thorac Cardiovasc Surg. 2013;145:955–63.

16. Ishibashi H, Kobayashi M, Takasaki C, et al. Interim results of pleurectomy/decortication and intraoperative intrapleural hyperthermic cisplatin perfusion for the patients with malignant pleural mesothelioma intolerable to extrapleural pneumonectomy. Gen Thorac Cardiovasc Surg. 2015;63:395–400.

17. Ambrogi MC, Bertoglio P, Aprile V, et al. Diaphragm and lung-preserving surgery with hyperthermic chemotherapy for malignant pleural mesothelioma: a 10-year experience. J Thorac Cardiovasc Surg. 2018;155:1857–66.

18. Bertoglio P, Ambrogi MC, Chella A, et al. Is less also better? A single-institution experience on treatment of early stage Malignant Pleural Mesothelioma. Eur J Surg Oncol. 2017;43:1365–71.

19. Halstead JC, Lim E, Venkateswaran RM, et al. Improved survival with VATS pleurectomy-decortication in advanced malignant mesothelioma. Eur J Surg Oncol. 2005;31:314–20.

20. Martin-Ucar AE, Edwards JG, Rengajaran A, et al. Palliative surgical debulking in malignant mesothelioma. Predictors of survival and symptom control. Eur J Cardiothorac Surg. 2001;20:1117–21.

21. Nakas A, Martin UAE, Edwards JG, et al. The role of video assisted thoracoscopic pleurectomy/decortication in the therapeutic management of malignant pleural mesothelioma. Eur J Cardiothorac Surg. 2008;33:83–8.

22. Rintoul RC, Ritchie AJ, Edwards JG, et al. Efficacy and cost of video-assisted thoracoscopic partial pleurectomy versus talc pleurodesis in patients with malignant pleural mesothelioma (MesoVATS): an open-label, randomised, controlled trial. Lancet. 2014;20(384):1118–27.

23. Roberts ME, Neville E, Berrisford RG, et al. Management of a malignant pleural effusion: British Thoracic Society Pleural Disease Guideline 2010. Thorax. 2010;65(Suppl 2):32–40.

24. Rena O, Boldorini R, Papalia E, et al. Persistent lung expansion after pleural talc poudrage in non-surgically resected malignant pleural mesothelioma. Ann Thorac Surg. 2015;99:1177–83.

25. Opitz I, Sigrist B, Hillinger S, et al. Taurolidine and povidone-iodine induce different types of cell death in malignant pleural mesothelioma. Lung Cancer. 2007;56:327–36.

26. Lang-Lazdunski L, Bille A, Papa S, et al. Pleurectomy/decortication, hyperthermic pleu-

ral lavage with povidone-iodine, prophylactic radiotherapy, and systemic chemotherapy in patients with malignant pleural mesothelioma: a 10-year experience. J Thorac Cardiovasc Surg. 2015;149:558–65.

27. Pass HI, Temeck BK, Kranda K, et al. Phase III randomized trial of surgery with or without intraoperative photodynamic therapy and postoperative immunochemotherapy for malignant pleural mesothelioma. Ann Surg Oncol. 1997;4:628–33.

28. Friedberg JS, Culligan MJ, Mick R, et al. Radical pleurectomy and intraoperative photodynamic therapy for Malignant Pleural Mesothelioma. Ann Thorac Surg. 2012;93:1658–67.

29. Simone CB II, Cengel KA. Photodynamic therapy for lung cancer and Malignant Pleural Mesothelioma. Semin Oncol. 2014;41:820–30.

30. Friedberg JS, Simone CB II, Culligan MJ, et al. Extended pleurectomy-decortication-based treatment for advanced stage Epithelial Mesothelioma Yieldinnng a median survival of nearly three years. Ann Thorac Surg. 2012;103:912–9.